INFLAMMATORY BOWEL DISEASE

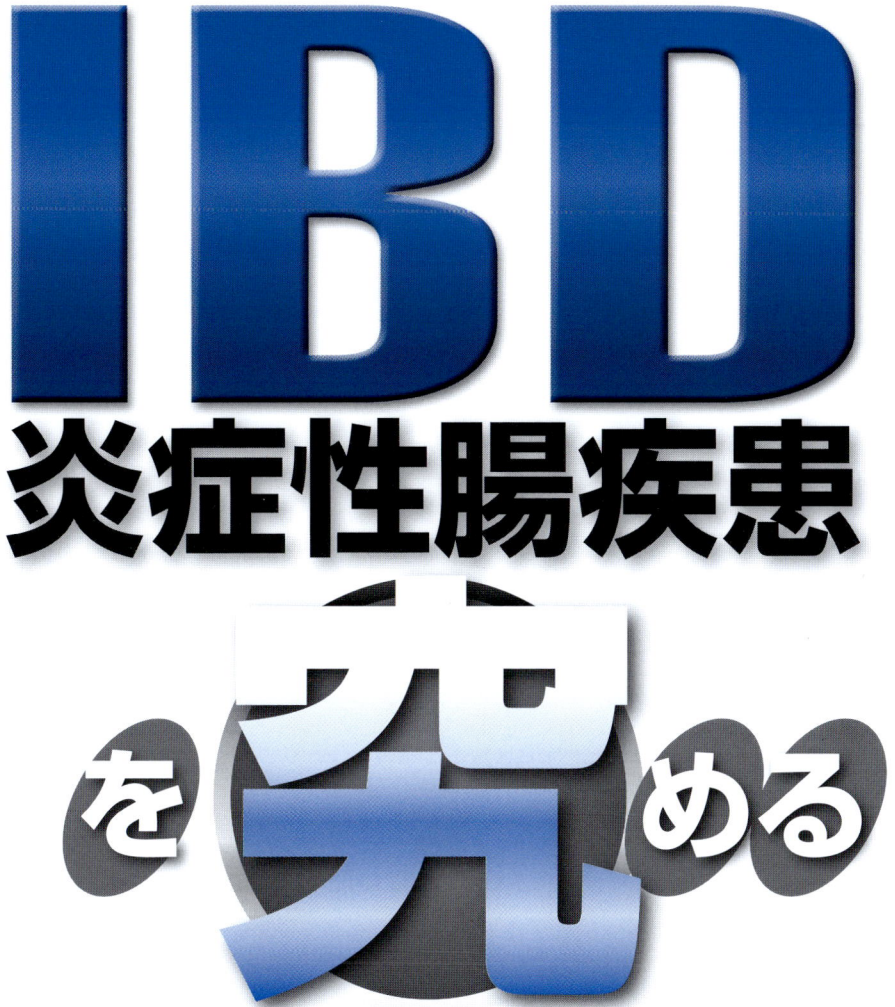

IBD
炎症性腸疾患
を究める

■編集
渡辺 守
東京医科歯科大学大学院
医歯学総合研究科消化器病態学教授

MEDICAL VIEW

本書では，厳密な指示・副作用・投薬スケジュール等について記載されていますが，これらは変更される可能性があります．本書で言及されている薬品については，製品に添付されている製造者による情報を十分にご参照ください．

Mastering of Inflammatory Bowel Disease
(ISBN 978-4-7583-1172-4 C3047)

Editor : Mamoru Watanabe

2011.11.1 1st ed

ⓒMEDICAL VIEW, 2011
Printed and Bound in Japan

Medical View Co., Ltd.
2-30 Ichigayahonmuracho, Shinjyukuku, Tokyo, 162-0845, Japan
E-mail ed @ medicalview.co.jp

IBDを究める
炎症性腸疾患

はじめに

　炎症性腸疾患（IBD）は，これまで日本においては比較的稀な疾患と考えられ，厚生労働省難治性疾患，いわゆる難病に指定されている。しかしながら，近年，患者数は増加の一途をたどり，2009年度特定疾患医療受給者証交付件数で，潰瘍性大腸炎12万人，クローン病3万人，合わせて15万人に達している。これは専門医のみで対応できる患者数を遙かに超えており，今やIBDを専門としない消化器内科医，消化器外科医，一般内科医，さらには研修医の先生も患者さんを診ざるを得ない時代に入っている。

　IBDを診療する上での最近の話題は，過去25年間ほとんど変化がなかったIBDに対する治療の考え方が，この5年間で劇的に変わってきたことである。最も重要なものは，「粘膜治癒」，即ち「潰瘍を治すことが病気の再燃を防ぐ上で大切だ」という考え方の導入である。IBDの治療は，これまでは症状を改善すれば良いという臨床的効果のみを考えていた。この考え方が大きく変わりはじめており，再発予防には内視鏡的に良くする「粘膜治癒」が必要であることがわかってきた。これは「治療目標」の劇的な変化であり，初めて，炎症性腸疾患のnatural historyが変えられ，早く強力に治療すれば完全治癒させる可能性があるのでは，という考え方に繋がっている。

　このような内科的薬物療法の進歩を考えると，IBDは本当に治りにくい病気なのであろうか。IBDは確かに慢性・原因不明・根治療法がないが，これは他のほとんどの病気，生活習慣病も同じである。患者の70％以上は「適切な現在の」内科的および外科的治療で，寛解に導けることが示されている。またIBDは難治例に対しても，最近の病気の仕組み解明の研究成果が直接，治療法に結び付いてきた数少ない疾患である。将来，完全治癒が期待できる可能性がある病気であることを理解して戴きたい。

　しかし，IBDの実際の診療に当たっては大きな問題点が残されていた。日本においてもこの5年間，新しい薬物療法が次々に登場し，色々

な雑誌，単行本はもとより，診療ガイドラインさえ，発刊される時期には既に改訂が必要なくらい，変化してきたからである。幸い，その流れは一段落し，これから3年は今の治療が最新治療となる。またこの10年，常に新しい話題を提供してきた基礎研究も一段落した感があり，病態解明および新規治療法に直結する成果は限定的になってきた。その今の時期に「タイミングよく」発刊された本書は，IBDの診療に関係する可能性のある全ての医師，医学生，医療関係者にとって役立つものとなると考えている。しかも，本書はIBD専門医を対象としてIBDの全てを詳細に書いて戴いているが，IBDを専門としない先生にとっても，新しい情報を与えている点で，これまでの本とは一線を画している。

　本書の作成にあたっては，私が班長をさせて戴いている厚生労働科学研究費補助金難治性疾患克服研究事業「難治性炎症性腸管障害に関する調査研究」班の分担研究者，および研究協力者の多くの先生にご尽力戴いた。いずれも今後，日本のIBD臨床，研究をリードすべき先生がその情熱を傾けて書かれたもので，まさに「IBDがここに究まった」書籍と誇れる書になったと確信している。私の恩師である班会議の前班長の慶應義塾大学消化器内科日比紀文教授から脈々と流れ続けてきた日本における世界標準を越えた病態解明と，世界標準となった治療の集大成として，熟読して戴ければ幸いである。

　最後になるが，本書の刊行にあたり，ご尽力を戴いたメジカルビュー社編集部のスタッフの方々，殊に宮澤進氏に深謝致したい。特別な思いが詰まった本書を，IBD診療に役立てて戴ければこれ以上の幸せはない。

　2011年9月

東京医科歯科大学大学院医歯学総合研究科消化器病態学
教授　**渡辺　守**

目　次

Ⅰ．炎症性腸疾患の疫学
罹患率，有病率，家族内発症　　　　　　　　　桑原絵里加，朝倉敬子，武林　亨　12
長期予後　　　　　　　　　　　　　　　　　　　　　　　　　檜沢一興，飯田三雄　18

Ⅱ．炎症性腸疾患の病因・病態
疾患関連遺伝子　　　　　　　　　　　　　　　　　　　　　　　　　　　木内喜孝　26
環境因子　　　　　　　　　　　　　　　　　　　　　　　　　　　　　　光山慶一　33
腸内細菌　　　　　　　　　　　　　　　　　　　　　　　　　　　　　　安藤　朗　40
腸管免疫　　　　　　　　　　　　　　　　　　　　　　　　　　　　　　金井隆典　45
組織修復・再生　　　　　　　　　　　　　　　那須野正尚，有村佳昭，今井浩三　51

Ⅲ．炎症性腸疾患の診断
潰瘍性大腸炎
　診断基準と重症度　　　　　　　　　　　　　　　　　　　　　　　　　　松井敏幸　58
　内視鏡診断　　　　　　　　　　　　　　　　　　　　　　　　　　　　　岩男　泰　66
クローン病
　診断基準と重症度　　　　　　　　　　　　　　　　　　　　　藤谷幹浩，高後　裕　72
　大腸内視鏡　　　　　　　　　　　　　　　　　　　　　　　　藤岡　審，松本主之　79
　小腸内視鏡（バルーン内視鏡・カプセル内視鏡）　　渡辺憲治，山上博一，荒川哲男　86
　他の画像診断法（CT，MRI，腹部超音波）　　　　　　　　　　　　　　　玄　世鋒　93
潰瘍性大腸炎・クローン病の鑑別疾患　　　　　　　大川清孝，上田　渉，青木哲哉　102
炎症性腸疾患の病理診断　　　　　　　　　　　　　　　　　　　　　　田中正則　111
炎症性腸疾患診断に有用なバイオマーカー　　　　　上野義隆，田中信治，茶山一彰　122

Ⅳ．炎症性腸疾患の内科的治療
潰瘍性大腸炎治療（総論）　　　　　　　　　　　　　　　　　　　　　　松本譽之　130
クローン病治療（総論）　　　　　　　　　　　　　　　　　　　　　　　鈴木康夫　140
各治療法
　5-ASA製剤　　　　　　　　　　　　　　　　　　　　　　　　長沼　誠，渡辺　守　146
　栄養療法　　　　　　　　　　　　　　　　　　　　　　　　　　　　　　辻川知之　152
　ステロイド　　　　　　　　　　　　　　　　　　　　　　　　　　　　　長堀正和　157

免疫調節薬（6MP/AZA）	本谷　聡，山下真幸，田中浩紀，今村哲理	162
シクロスポリン・タクロリムス	仲瀬裕志，松浦　稔，千葉　勉	169
血球成分除去療法	福永　健，松本譽之	174
抗TNFα製剤（インフリキシマブ/アダリムマブ）	伊藤裕章	181
現在開発中の治療法	久松理一	189
治療指針（コンセンサス/ガイドライン）	井上　詠，岩男　泰，日比紀文	196
内視鏡的バルーン拡張術	砂田圭二郎，山本博徳	202

V. 炎症性腸疾患の外科的治療

潰瘍性大腸炎に対する外科治療	杉田　昭，小金井一隆，木村英明	212
クローン病の外科的治療	渡辺和宏，小川　仁，佐々木　巖	222
クローン病肛門病変に対する外科治療	二見喜太郎，東　大二郎	230
pouchitisの診断と治療法	池内浩基，内野　基，松岡宏樹	238

VI. 炎症性腸疾患に伴う合併症

腸管外合併症	石黒　陽，櫻庭裕丈，福田眞作	246
炎症性腸疾患に合併する感染症	岡崎和一，栗島亜希子，大宮美香	254
炎症性腸疾患における発癌機構とサーベイランス	端山　軍，松田圭二，渡邉聡明	260

VII. 炎症性腸疾患患者の管理の実際

妊娠を希望する患者	国崎玲子，高橋恒男	268
小児	余田　篤	273
高齢者	高本俊介，三浦総一郎	277
食事および生活指導	山本章二朗，三池　忠，山路卓巳	280
アメリカにおける炎症性腸疾患治療の実際	桜庭　篤	284

潰瘍性大腸炎治療指針（平成22年度改訂）	292
クローン病治療指針（平成22年度改訂）	296
索引	299

執筆者一覧

編　集
渡辺　　守　　東京医科歯科大学大学院医歯学総合研究科消化器病態学教授

執　筆（掲載順）
桑原　絵里加　　慶應義塾大学医学部衛生学公衆衛生学
朝倉　敬子　　慶應義塾大学医学部衛生学公衆衛生学
武林　　亨　　慶應義塾大学医学部衛生学公衆衛生学教授
檜沢　一興　　公立学校共済組合九州中央病院消化器内科部長
飯田　三雄　　公立学校共済組合九州中央病院病院長
木内　喜孝　　東北大学高等教育開発推進センター准教授
光山　慶一　　久留米大学医学部内科学講座消化器内科部門准教授
安藤　　朗　　滋賀医科大学大学院医学系研究科感染応答・免疫調節部門消化器免疫分野教授
金井　隆典　　慶應義塾大学医学部消化器内科准教授
那須野　正尚　　札幌医科大学第一内科
有村　佳昭　　札幌医科大学第一内科講師
今井　浩三　　東京大学医科学研究所先端医療研究センター癌制御分野分野長
松井　敏幸　　福岡大学筑紫病院消化器内科教授
岩男　　泰　　慶應義塾大学医学部内視鏡センター講師
藤谷　幹浩　　旭川医科大学内科学講座消化器血液腫瘍制御内科学分野准教授
高後　　裕　　旭川医科大学内科学講座消化器血液腫瘍制御内科学分野教授
藤岡　　審　　九州大学大学院医学研究院病態機能内科学
松本　主之　　九州大学大学院医学研究院病態機能内科学講師
渡辺　憲治　　大阪市立大学大学院医学研究科消化器内科学講師
山上　博一　　大阪市立大学大学院医学研究科消化器内科学講師
荒川　哲男　　大阪市立大学大学院医学研究科消化器内科学教授
玄　　世鋒　　国家公務員共済組合連合会東京共済病院消化器内科
大川　清孝　　大阪市立十三市民病院病院長
上田　　渉　　大阪市立十三市民病院消化器内科副部長
青木　哲哉　　大阪市立十三市民病院栄養部長・消化器内科副部長
田中　正則　　弘前市立病院医療局長兼臨床検査科科長
上野　義隆　　広島大学大学院医歯薬学総合研究科内視鏡医学
田中　信治　　広島大学大学院医歯薬学総合研究科内視鏡医学教授
茶山　一彰　　広島大学大学院医歯薬学総合研究科消化器・代謝内科学教授
松本　譽之　　兵庫医科大学内科学下部消化管科主任教授
鈴木　康夫　　東邦大学医療センター佐倉病院内科教授
長沼　　誠　　東京医科歯科大学大学院医歯学総合研究科消化管先端治療学講師
渡辺　　守　　東京医科歯科大学大学院医歯学総合研究科消化器病態学教授
辻川　知之　　滋賀医科大学総合内科学講座教授
長堀　正和　　東京医科歯科大学大学院医歯学総合研究科消化器病態学
本谷　　聡　　札幌厚生病院IBDセンター主任部長
山下　真幸　　札幌厚生病院IBDセンター医長

田中　浩紀	札幌厚生病院IBDセンター医長
今村　哲理	札幌厚生病院副院長・IBDセンター長
仲瀬　裕志	京都大学医学部附属病院内視鏡部講師
松浦　稔	京都大学大学院医学研究科消化器内科学
千葉　勉	京都大学大学院医学研究科消化器内科学教授
福永　健	兵庫医科大学内科学下部消化管科講師
伊藤　裕章	医療法人錦秀会インフュージョンクリニック院長
久松　理一	慶應義塾大学医学部消化器内科講師
井上　詠	慶應義塾大学医学部内視鏡センター講師
日比　紀文	慶應義塾大学医学部消化器内科教授
砂田圭二郎	自治医科大学光学医療センター講師
山本　博徳	自治医科大学光学医療センター教授
杉田　昭	横浜市立市民病院副病院長
小金井一隆	横浜市立市民病院外科部長
木村　英明	横浜市立大学附属市民総合医療センター・炎症性腸疾患(IBD)センター准教授
渡辺　和宏	東北大学病院胃腸外科
小川　仁	東北大学病院胃腸外科講師
佐々木　巖	東北大学病院胃腸外科教授
二見喜太郎	福岡大学筑紫病院外科准教授
東　大二郎	福岡大学筑紫病院外科講師
池内　浩基	兵庫医科大学炎症性腸疾患センター・下部消化管外科教授
内野　基	兵庫医科大学炎症性腸疾患センター・下部消化管外科講師
松岡　宏樹	兵庫医科大学炎症性腸疾患センター・下部消化管外科
石黒　陽	弘前大学医学部附属病院光学療診療部准教授
櫻庭　裕丈	弘前大学医学部消化器血液内科
福田　眞作	弘前大学医学部消化器血液内科教授
岡崎　和一	関西医科大学内科学第三講座(消化器肝臓内科)教授
栗島亜希子	関西医科大学内科学第三講座(消化器肝臓内科)
大宮　美香	関西医科大学内科学第三講座(消化器肝臓内科)
端山　軍	帝京大学医学部外科
松田　圭二	帝京大学医学部外科准教授
渡邉　聡明	帝京大学医学部外科教授
国崎　玲子	横浜市立大学附属市民総合医療センター・炎症性腸疾患(IBD)センター准教授
高橋　恒男	横浜市立大学附属市民総合医療センター・総合周産期母子医療センター教授
余田　篤	大阪医科大学小児科講師
高本　俊介	防衛医科大学校内科
三浦総一郎	防衛医科大学校内科教授
山本章二朗	宮崎大学医学部内科学講座消化器血液学分野
三池　忠	宮崎大学医学部内科学講座消化器血液学分野
山路　卓巳	宮崎大学医学部内科学講座消化器血液学分野
桜庭　篤	The University of Chicago, Inflammatory Bowel Disease Center

I
炎症性腸疾患の疫学

1. 炎症性腸疾患の疫学

罹患率, 有病率, 家族内発症

桑原絵里加, 朝倉敬子, 武林　亨　慶應義塾大学医学部衛生学公衆衛生学

POINT

◆近年のIBDの有病率は欧米ではプラトーに達しているがアジアでは増加してきている。
◆日本では潰瘍性大腸炎（ulcerative colitis；UC），クローン病（Crohn's disease；CD）とも男性に多く，年齢は30歳代に多く分布している。
◆家族内発症は日本，韓国，中国は同程度で，欧米より少ない。

炎症性腸疾患の増加

- 潰瘍性大腸炎（UC）は1875年，英国のWilksとMoxonによる報告が初めてとされる[1]。日本では1928年に初めて報告され，1960年代から増加したといわれる。クローン病（CD）は1932年，米国のCrohnらにより初めて報告され[2]，日本では1970年代以降急激に増加してきた。UCは1975年，CDは1976年から厚生労働省指定の特定疾患治療研究対象に指定されている。
- 特定疾患医療受給者証を申請する際に提出する臨床調査個人票は，2001年より毎年，電子化されている。個人票を用いた解析の問題点として，
　①電子化されているものは全体の50％前後である点
　②すべてのIBD患者が難病申請をしているわけではない点
　③寛解者が含まれている可能性や診断困難例がある点
などが挙げられるが，これほど例数の多いIBD患者データは他に例がなく，両疾患の日本における実態を把握するには重要なデータと考えられる。
- 電子化済み臨床調査個人票データより，年齢調整有病率をはじめとした記述疫学指標を算出し，これらと諸外国の報告を比較した。

罹患率

- 日本で1991年に実施された全国疫学調査によれば，UCは1.95（男性2.23，女性1.68；人口10万人あたり），CDは0.51（男性0.71，女性0.32；同）と推定さ

れている[3]。

- 厚生労働省特定疾患対策研究事業の一環として各患者に交付される特定疾患医療受給者証の交付件数は，2疾患が特定疾患に指定されてから常に増加しており（図1），2009年度末の時点でUC 113,306人，CD 30,891人となっている[4]。罹患率も増加しているものと予測される。
- 医療受給者証の新規申請者の中には，長期寛解後の再発例や発症から数年経過して申請した例が含まれるため，罹患率を推定できるデータとは言い難い。最近の罹患率を推定できるデータは存在しない。新規発症例を把握できるような調査が望まれる。
- 海外の報告例では[5,6]，北米，北欧，英国で高く，南欧，アジア，途上国で低いとされる。
- 10万人あたりUCの罹患率は欧米で8.1～14.3であり，韓国は3.08，香港で0.4であった。CDの罹患率は欧米で4.1か～14.6，韓国で1.34，香港で0.25であった（表1）[6]。
- 2疾患とも，罹患率には民族によっても差があり，特にユダヤ人では2～4倍高く，さらにユダヤ人の中でも東欧系ユダヤ人に多くみられる。
- 移民の調査では，同じ民族でも居住地によって罹患率や有病率が異なることが知られている[5]。

有病率

- 1991年の全国疫学調査によれば，UCで18.12（男性18.70，女性18.17；人口10万人あたり），CDで5.85（男性7.94，女3.83；同）と推定されている[3]。
- 2005年の個人票の電子化率が85％以上の都道府県データを用いた調査（UC 26府県，CD 25府県が対象）では，年齢調整有病率はUCで63.6，CDで21.2であった[6]。

図1　特定疾患医療受給者証の推移

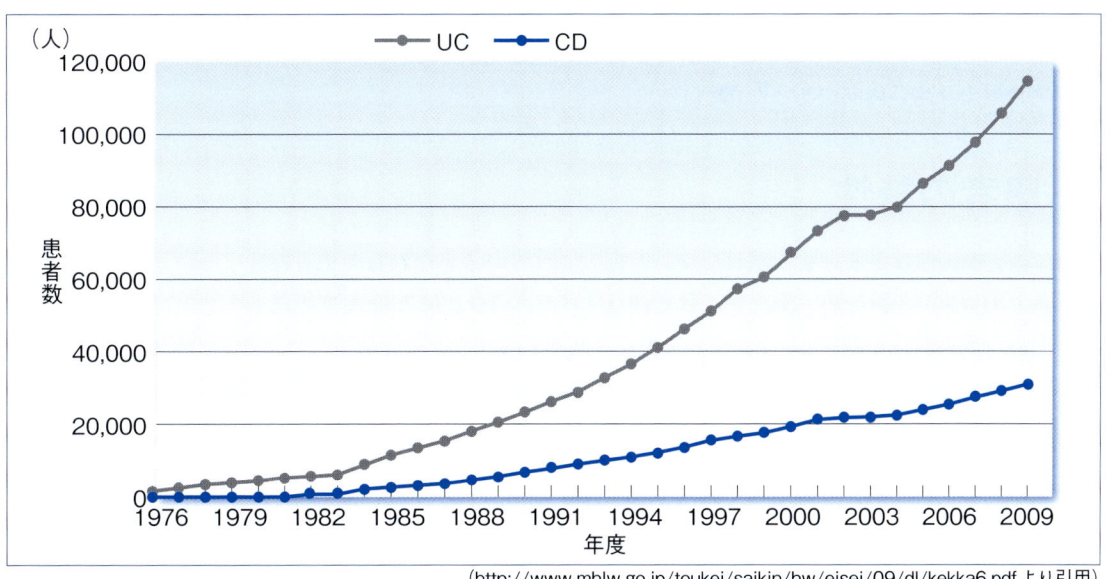

(http://www.mhlw.go.jp/toukei/saikin/hw/eisei/09/dl/kekka6.pdfより引用)

表1 UC，CDの各国の罹患率と有病率

国	地域	報告者	報告年	UC 罹患率*	UC 有病率*	CD 罹患率*	CD 有病率*
アジア							
中国	香港	Lok KH	2007			0.25**	2.7**
中国	香港	Lok KH	2008	0.4	6.99		
韓国	ソウル	Yang SK	2007	1.51	30.87	0.53	11.24
日本	UC：26府県	朝倉	2009		63.6		
	CD：25府県		2009				21.2
欧米							
米国	33州	Kappelman MD	2007	小児28, 成人238		小児43, 成人201	
米国	ミネソタ州	Loftus CG	2007	8.8	214	7.9	174
デンマーク	コペンハーゲン	Langholz E	1991	8.1	161		
デンマーク	コペンハーゲン	Munkholm P	1992			4.1	54
カナダ	マニトバ州	Bernstein CN	1999	14.3	169.7	14.6	198.5
スウェーデン	ストックホルム	Lapidus A	2006			8.3	213

*罹患率，有病率とも人口10万人対
**未調整，他は性・年齢調整済
(Asakura K, et al: Prevalence of ulcerative colitis and Crohn's disease in Japan. J Gastroenterol 2009; 44(7): 659-65. より引用改変)

- 同様に2008年度の電子化データ（UC 22府県，CD 21府県が対象）から年齢調整有病率を算出したところUC 80.2（男性84.2，女性71.7；人口10万人あたり），CD 26.0（男性35.9，女性15.4；同）であり，有病率の上昇が伺える。
- 欧米における有病率は1940年ころから増加していたが，この30年ではプラトーに達し，アジアや途上国ではなお増加中といわれている[6,7]。
- 近年の有病率は，欧米ではUC，CDとも50〜200であり，韓国，香港などアジア地域より高い傾向にあった（表1）[6]。

患者の特性

臨床調査個人票はさまざまな項目について記入されている。それらの患者特性のうち，男女比，年齢分布，重症度，臨床像（UCのみ）について2008年度の電子化データの解析結果を挙げる。

UC
- 男女比は男：女＝1：0.87で男性がやや多い。韓国では0.94：1と女性にやや多く，欧米では1：1という報告がみられる[8〜10]。
- 年齢分布は男女とも35歳に大きなピークがあり，次いで55歳に小さなピーク

がみられた（図2）。
- 重症度は，UCの臨床調査個人票ではTruelove and Witts' criteriaが使用されている。新規申請例では軽症と中等症が，更新申請例では軽症が多い（図3）。
- 臨床経過は新規例では初回発作が多く，更新例では再燃寛解型が多くみられた（図4）。

CD
- 男女比は男：女＝1：0.44で韓国と同程度であった。欧米では女性に多い[8〜10]。
- 年齢分布は，20〜40歳代に多く，男女とも30歳代にピークがみられた。中央値は男性36.0歳，女性37.0歳であった。
- 重症度はCDの臨床調査個人票ではindex of inflammatory bowel disease

図2 年齢階級別の臨床個人票電子化データ数

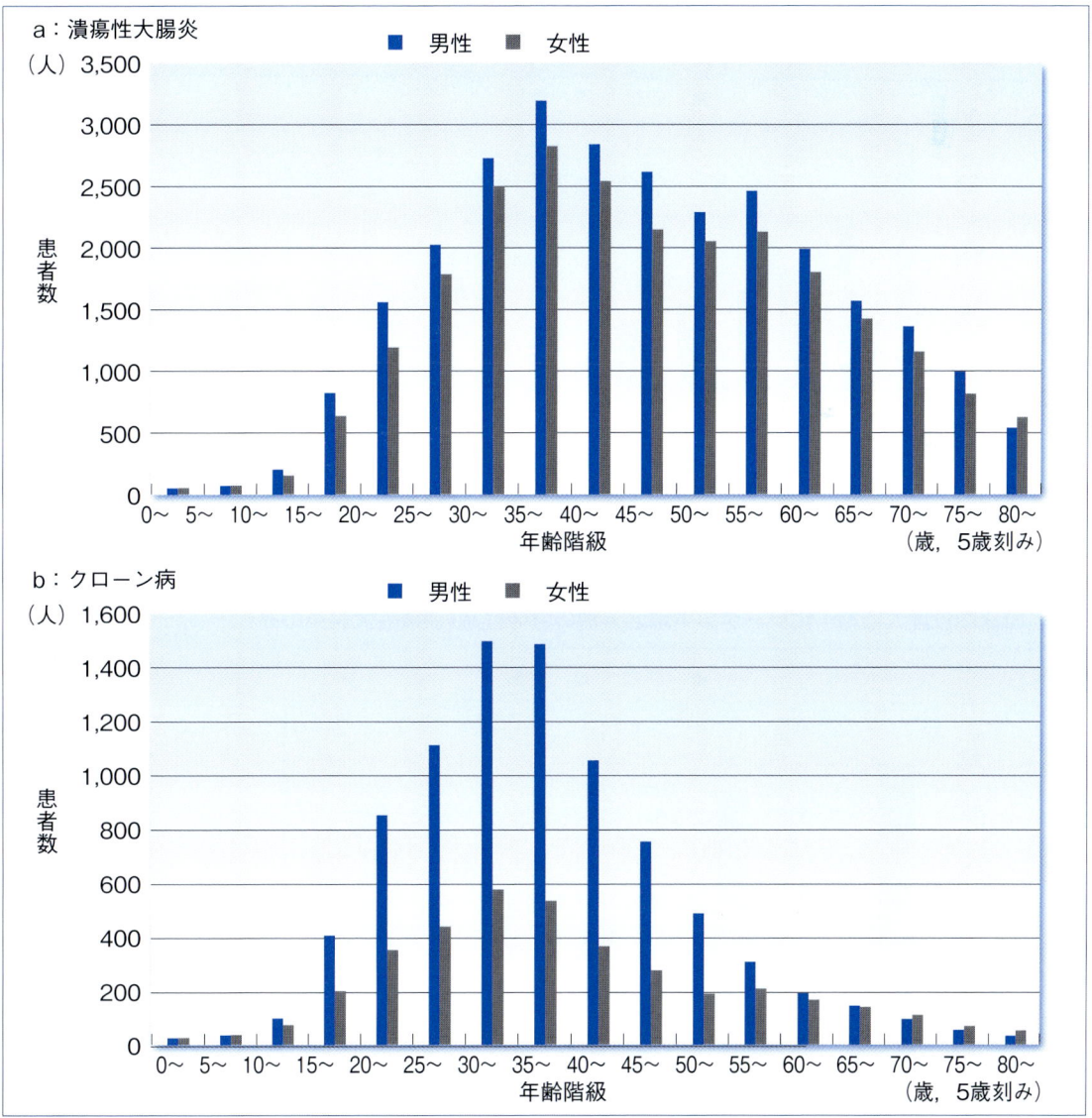

図3 臨床調査個人票電子化データの申請区分別重症度

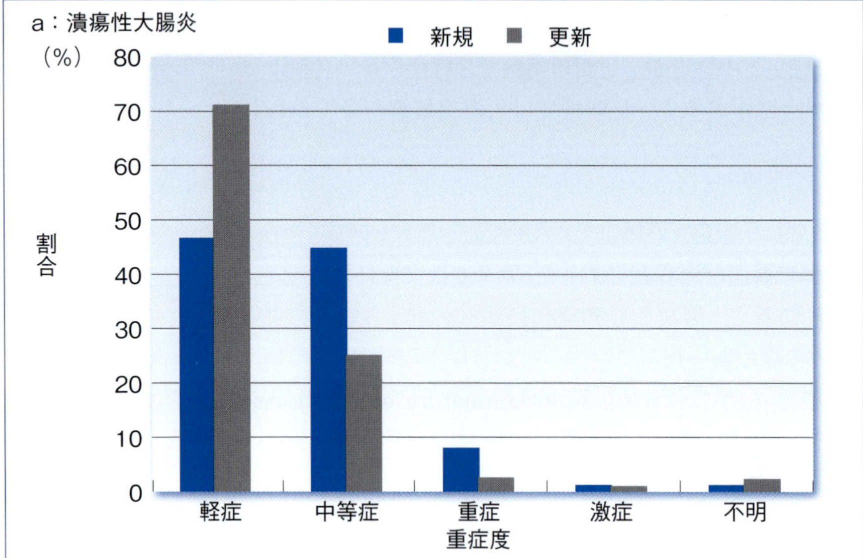

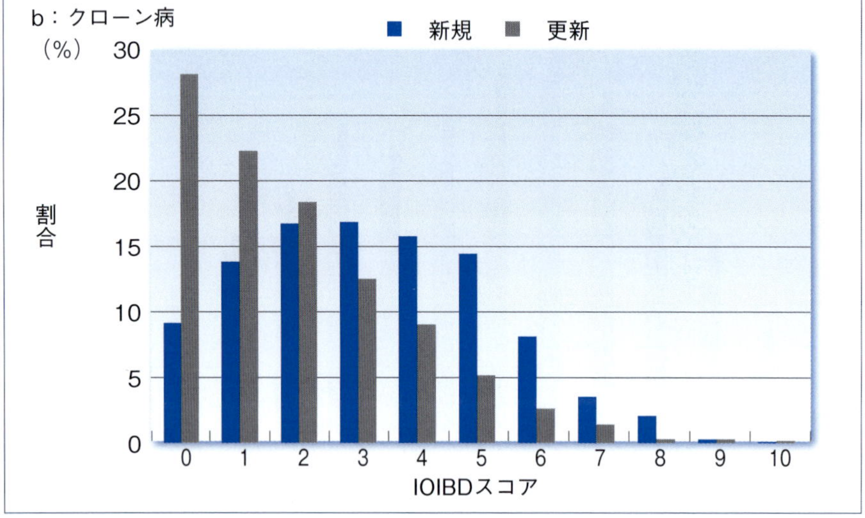

a：潰瘍性大腸炎

b：クローン病

図4 臨床調査個人票電子化データの申請区分別の臨床経過（潰瘍性大腸炎のみ）

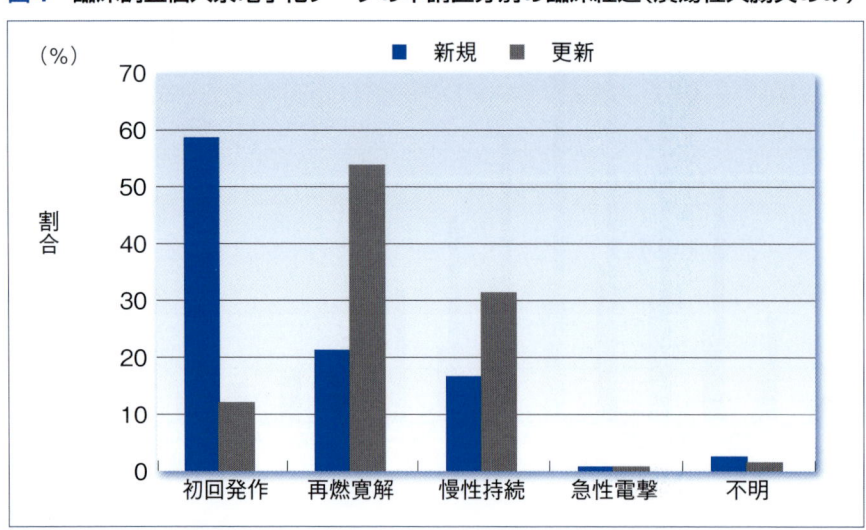

(IOIBD) scoreが使用され，新規申請例では1〜5点が多く，更新申請例では0点が最多で28％であった。

家族内発症

- 1930年代から，IBDには家族集積性が認められることが報告されてきた[11]。
- 家族歴はIBD発症の独立したリスクファクターに挙げられている。
- UCとCDでは，CDにより遺伝的素因が大きいとされる。
- 双生児の調査において，一致率は一卵性双生児の場合CDで37.3％，UCで10％であり，二卵性双生児の場合CDで7％，UCで3％であった[5]。
- 日本では，1995年KitahoraらによってUC患者がUCの家族歴をもつ割合は1.8％と報告された[12]。
- 臨床調査個人票の電子化データ（2008年）から家族内発症の割合を算出したところ，UC患者がUCの家族歴をもつ割合は2.8％，CDの家族歴をもつ割合は0.36％であった。CD患者がCDの家族歴をもつ割合は2.7％で，UCの家族歴をもつ割合は1.4％であった。
- 欧米では第一度近親者にCD患者がいる場合，CDを発症する割合は2.2〜16.2％，UC患者がいる場合にUCを発症する割合は5.2〜22.5％である[11]。韓国ではUCが2.01％，CDが1.51％[13]，中国ではUCが1.48％[14]という報告がみられる。日本におけるIBDの家族内発症の割合は欧米より低い。
- 男女別にみると，UC患者にUCの家族歴がある場合，ない場合と比べ女性の比率が多く，男：女＝1：1.12となる。CD患者では男女比は1：0.43であり，家族歴がない場合と有意差はみられなかった。
- 家族歴をもつ患者の特性については，わが国ではKitahoraらによってUCで発症年齢が早くなるという報告がみられる[12]。今後，重症度や合併症などの詳細な解析が待たれる。

文献

1) Wilks S, Moxon W: Lectures on Pathological Anatomy. London, 1875, p408.
2) Crohn BB, Ginzgurg D, Oppenheimer GD: Regional Iietis.A pathologic and clinical entity. JAMA 1932; 99: 1323-29.
3) 守田則一，ほか：IBDの全国疫学調査（第1報・第2報）：潰瘍性大腸炎の疫学的研究．厚生省難治性炎症性腸管障害調査研究班平成4年度研究報告書, 1992.
4) http://www.mhlw.go.jp/toukei/saikin/hw/eisei/09/dl/kekka6.pdf
5) Baumgart DC, Carding SR: Inflammatory bowel disease: cause and immunobiology. Lancet 2007; 369(9573): 1627-40.
6) Asakura K, Nishiwaki Y, Inoue N, et al: Prevalence of ulcerative colitis and Crohn's disease in Japan. J Gastroenterol 2009; 44(7): 659-65.
7) Loftus CG, Loftus EV Jr, Harmsen WS, et al: Update on the incidence and prevalence of Crohn's disease and ulcerative colitis in Olmsted County, Minnesota, 1940-2000. Inflamm Bowel Dis 2007; 13(3): 254-61.
8) Kim ES, Kim WH: Inflammatory Bowel Disease in Korea: Epidemiological, Genomic, Clinical, and Therapeutic Characteristics. Gut Liver 2010; 4(1): 1-14.
9) Bernstein CN, Wajda A, Svenson LW, et al: The epidemiology of inflammatory bowel disease in Canada: a population-based study. Am J Gastroenterol 2006; 101(7): 1559-68.
10) Molinié F, Gower-Rousseau C, Yzet T, et al: Opposite evolution in incidence of Crohn's disease and ulcerative colitis in Northern France(1988-1999). Gut 2004; 53(6): 843-8.
11) Russell RK, Satsangi J: IBD: a family affair. Best Pract Res Clin Gastroenterol 2004; 18(3): 525-39.
12) Kitahora T, Utsunomiya T, Yokota A: Epidemiological study of ulcerative colitis in Japan: Incidence and familial occurrence. The Epidemiology Group of the Research Committee of Inflammatory Bowel Disease in Japan. J Gastroenterol 1995; 30 (supple 8): 5-8.
13) Park JB, Yang SK, Byeon JS: Familial occurrence of inflammatory bowel disease in Korea. Inflamm Bowel Dis 2006; 12: 1146-51.
14) Jiang XL, Cui HF: An analysis of 10218 ulcerative colitis cases in China. World J Gastroenterol 2002; 8: 158-61.

1. 炎症性腸疾患の疫学

長期予後

檜沢一興　公立学校共済組合九州中央病院消化器内科
飯田三雄　公立学校共済組合九州中央病院

POINT

◆ 潰瘍性大腸炎は10年で15％が手術となり，全大腸炎型ほど活動性が高く発癌率も高いが，死亡率は一般住民と有意差はない。
◆ Crohn病は10年で半数が手術となり，さらに経年的に活動性が進行し死亡率も高い。
◆ 炎症性腸疾患は免疫調節薬やサイトカイン療法の早期導入により，長期予後の改善が期待されている。

IBDの自然史と予後解析

- 潰瘍性大腸炎（ulcerative colitis；UC）とクローン病（Crohn's disease；CD）に大別される炎症性腸疾患の予後には多くの因子が関与する[1〜5]。特に自然史は治療介入の影響があるため不明な点が多い。1950年代に重症UCの発症時死亡率は33％と高率であった[4]。プラセボ比較試験導入後はプラセボ群の解析にてIBDの自然治癒率は10％，症状の自然改善率は20〜30％と推定されている[3〜5]。
- 自然史の解明には限界があるが，米国Olmsted，デンマークCopenhagen，北欧IBSEN（Inflammatory Bowel South-Eastern Norway），欧州ECIBD（European Collaborative Study Group On Inflammatory Bowel Disease）などではコホート研究による予後解析が進められている。
- 再燃率，入院率，手術率，死亡率などを指標に，臨床像，内科的治療，悪性腫瘍，社会的背景，さらに最近では疾患関連遺伝子からも予後が検討されている。
- サイトカイン療法の早期導入により長期予後の改善が期待されているが，その適応決定の指標となる予後予測は重要な課題である。

潰瘍性大腸炎の長期経過

罹患範囲
- 発症時の罹患範囲は直腸炎型(40〜50％)，左側大腸炎型(30〜40％)，全大腸炎型(20〜30％)に大別される[4]。欧米の報告では発症5年後に直腸炎型の30％が口側に病変が拡大し，その10％が全大腸炎型に進展した[6]。
- 病変範囲が広いほど活動性は高く治療抵抗性である。

重症度
- わが国での登録では初診時に65％が軽症，30％が中等症，5％が重症である[7]。
- 松井ら[8]の検討では初診時重症度が低いほど活動性は経年的に低くなり，軽症および中等症発症例で5年後に活動性を認めた比率は60％であった(図1)。

臨床病型
- 臨床経過は初回発作型(20％)，再燃寛解型(50〜70％)，慢性持続型(5％)に分けられる[6]。
- 10年後の累積再発率は約70％で，特に発症1年以内の再発例は以後も再発を繰り返す傾向にある[9]。

手術率
- 欧米のコホート研究にて全大腸切除率は発症1年で10％，2年で4％，以後は1年ごとに1％増加する[10]。
- わが国の報告でも10年後の累積手術率は15％であり，特に全大腸炎型は5年で30％，10年で40％と高率であった[11]。しかし発症5年以内の非手術例は以

図1 潰瘍性大腸炎の初診時重症度別長期経過

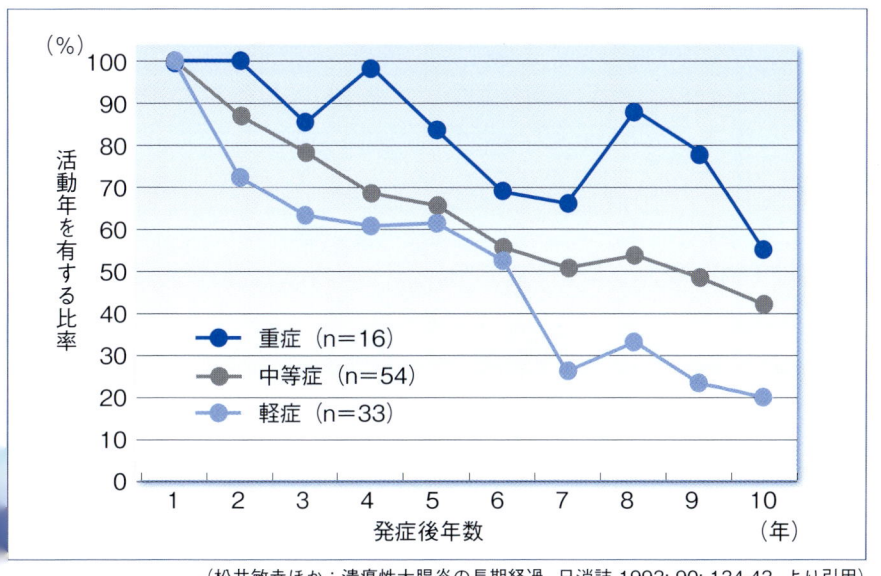

(松井敏幸ほか：潰瘍性大腸炎の長期経過. 日消誌 1993; 90: 134-43. より引用)

後も手術になるリスクがきわめて低い[12]。この期間の内科的治療が重要といえる。

内科的治療介入

- ステロイドは本症の治療のうえで重要な薬剤である。Faubionら[7]の検討でも短期的には84％で治療効果が得られている。しかし1年後にステロイドを減量中止できた例は49％のみで，29％は手術，4％は死亡，22％はステロイド依存性となっていた(図2)。全体的にはUCの1/3が発症時にステロイド治療を要し，その半数がステロイド依存性となる。このため感染症を含む多くの合併症が問題となっている。
- ステロイド抵抗性の重症UCに対してシクロスポリン(cyclosporin)の有効率は70～80％と高い。しかし短期的に効果があっても3年後には50％，7年後には88％が手術を要していた[14]。
- 白血球除去療法やタクロリムス(tacrolimus)，最近ではインフリキシマブ(infliximab；IFX)の寛解導入効果が報告されているが，長期の寛解維持効果に関しては不明である。
- アザチオプリン(azathiopurin；AZA)と6MPはUCの再発率を23％減少させ，メタ解析でも寛解維持効果が立証された[15]。
- 5-アミノサリチル酸製剤(5-ASA)も寛解維持に有効であり，炎症性発癌に対しても予防効果が報告されている[16]。

悪性腫瘍

- UCにおいて大腸癌の発生は発症10年で2％，20年で8％，30年で18％と経年的に増加する[17]。特に15歳未満の若年発症，全大腸炎型，原発性硬化性胆管炎の合併，大腸癌家族歴がリスク要因である。

図2　ステロイドによる炎症性腸疾患の治療経過

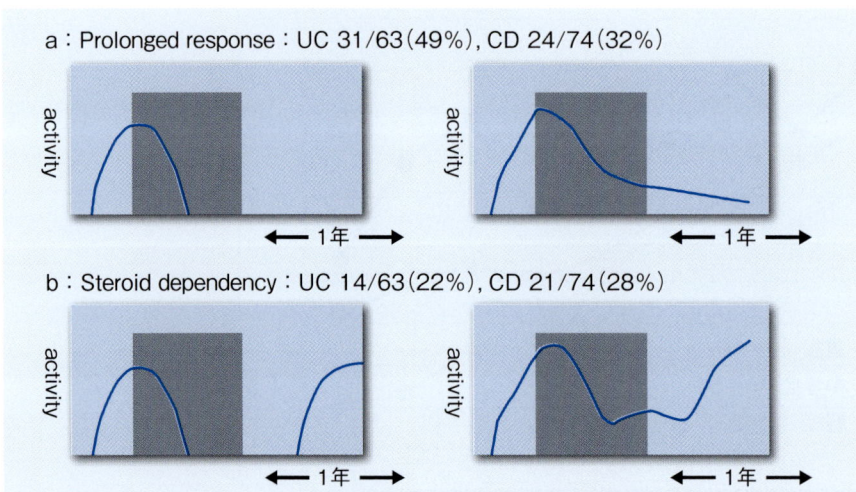

(Faubion WA, et al: The natural history of corticosteroid therapy for inflammatory bowel disease: a population-based study. Gastroenterology 2001; 121: 255-60. より引用)

- わが国の報告でも発症後8〜10年で大腸癌が増加しており，累積発生率は発症10年で2％，15年で6％であった[8]。

死亡率
- 術後早期合併症のため発症早期の生存率は期待値より低いが，その後の実測生存率は一般と変わらない。
- 代表的なコホート研究のメタ解析にて，UCの標準化死亡率（standardized mortality ratio：SMR）は1.1［95％CI, 0.9－1.2］で一般住民と差はなかった（表1）。UC自体による死亡は17％であり，他に肝胆道疾患や呼吸器疾患が死因となっている[1]。
- 5-ASAによる発癌抑制効果とサーベイランスにより大腸癌の死亡者は減少している[4]。

クローン病の長期経過

罹患範囲
- CDは罹患部位により小腸型，大腸型，小腸大腸型に大別され頻度は各々が約3割を占める。
- 長期経過により病変の進展はあっても罹患部位による病型に変化はない[5]。
- 痔瘻は直腸病変に合併することが多いが，先行発症する例が2〜5％ある[4]。以後は経年的に増加し，累積罹患率は発症1年で12％，10年で21％，20年後は26％になる[18]。

重症度
- 欧米の報告では発症1年後に50〜65％が寛解状態であったが，15〜25％は軽度活動期で10〜30％は高度活動期であった[4]。
- 10〜15年以上の長期経過では10〜13％が寛解を維持していたが，67〜73％は再燃活動性で13〜20％は持続活動性であった[4]。

表1 コホート研究による潰瘍性大腸炎の標準化死亡率

報告者	調査地	調査期間	症例	観察年	SMR［95％ CI］
Jess	Olmsted, USA	1940〜2004	378	14	0.8［0.6－1.0］
Persson	Stockholm, Sweden	1955〜1984	1,573	—	1.4［1.2－1.5］
Winter	Copenhagen, Denmark	1962〜1997	1,160	17	1.1［0.9－1.2］
Ekborm	Uppsala, Sweden	1965〜1983	2,509	—	1.4［1.2－1.5］
Masala	Florence, Italy	1978〜1992	689	15	0.7［0.6－0.9］
Farrokhyar	Leeds, UK	1978〜1986	356	—	1.0［0.8－1.4］
Höie	Europe	1991〜1993	775	10	1.1［0.9－1.4］

SMR：standardized mortality ratio
(Langholz E; Current trends in inflammatory bowel disease: the natural history. Ther Adv Gastroenterol 2010; 3: 77-86. より引用)

臨床病型

- Vienna分類では腸管病変を炎症型（非狭窄非穿孔），狭窄型，瘻孔型に分類している。
- Cosnesら[19]の報告では診断時85％が炎症型でも，20年後には88％が狭窄型か瘻孔型へ進展していた（図3）。
- IFX導入以前の累積再燃率は高く，CDは経年的に病変が進行すると推定される。

手術率

- 手術においても発症10年後の累積手術率は40～50％で，生涯手術率は80％以上になる[3]。
- 再手術率も初回手術5年後は16％だが，10年後は28％で15年後には35％に上昇する[5]。特に瘻孔型では手術率が高く術後再発も多い。

内科的治療介入

- ステロイドは短期的な症状改善効果に優れるが再発が多い。Faubionら[13]の検討ではステロイド投与1年後も寛解が維持できた症例は32％で，28％がステロイド依存性になっていた（図2）。UCと同様にステロイドは長期予後を改善する効果はない。
- 寛解維持にはAZA/6MPが有効である。ステロイド治療後AZA/6MPの継続で15カ月後の寛解維持率は7％から42％に改善した[3]。ステロイド必要量も減少したことから小児への投与も推奨されている。しかし免疫調節薬の使用率は1983年以後2002年まで5年ごとのコホート集団で13％から56％に増加したが，手術率に改善はみられていない[20]。

図3 クローン病の長期経過における病態推移

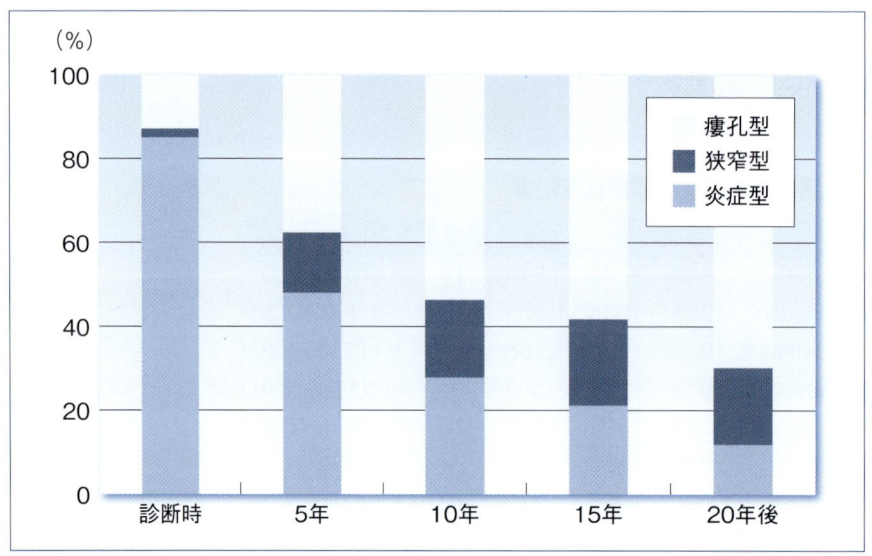

（Cosnes J, et al: Long-term evolution of disease behavior of Crohn's disease. Inflamm Bowel Dis 2002; 8: 244-50. より引用）

- 一方IFXは1993年の報告以降，ACCENT1/2 trialにて優れた寛解導入効果に続く寛解維持効果が立証された．さらに安全な完全ヒト型抗TNF-α抗体であるアダリムマブ(adalimumab)も，2006年のCLASSIC-Ⅰ trialと2007年のCHARM trialにて有効性が確認された．特に最近では寛解維持における粘膜治癒(mucosal healing；MH)の重要性が指摘されている．IFX治療例の中でも粘膜治癒に至ったMH群は非MH群に比較して2年後の入院率は59％から42％に減少し，手術率は38％から14％に低下した[21]．

悪性腫瘍

- メタ解析による悪性腫瘍の標準化発生率(standardized incidence ratio；SIR)は大腸癌が1.9[1.4－2.5]で，結腸癌は2.5[1.7－3.5]と高いが直腸癌は1.4[0.8－2.6]と差はなかった[22]．
- 小腸癌のSIRは27[15－49]ときわめて高いが発生数自体は少ない．
- 消化管以外では皮膚癌や肺癌のリスクは高いが，薬剤関与が危惧されている悪性リンパ腫の発生率は一般住民と有意差はなかった[23]．

死亡率

- Canavanら[2]はメタ解析にてCDのSMRを1.5[1.3－1.7]と算出した．死亡率は過去30年で低下傾向にあるが減少率に有意差はなく，SMRはいまだに一般住民より高い(表2)．
- CD自体による死亡は25～40％であり，他に肝胆道疾患，消化管癌，肺癌が死因となっている[4]．
- 今後は早期の抗TNFα抗体投与による長期予後の改善が期待されている．

表2　コホート研究によるクローン病の標準化死亡率

報告者	調査地	調査期間	症例	観察年	SMR[95% CI]
Jess	Olmsted, USA	1940～2001	314	13	1.2[0.9－1.6]
Persson	Stockholm, Sweden	1955～1984	1,251	—	1.5[1.3－1.7]
Jess	Copenhagen, Denmark	1962～1997	374	17	1.3[1.0－1.6]
Ekborm	Uppsala, Sweden	1965～1983	1,655	—	1.6[1.4－1.9]
Masala	Florence, Italy	1978～1992	231	15	1.5[1.1－2.1]
Card	GPRD, UK	1987～？	5,960	3.6	1.7[1.5－2.0]
Wolters	Europe	1991～1993	371	10	1.9[1.3－2.5]

GPRD：Gereral Practice Reserch Database
(Langholz E; Current trends in inflammatory bowel disease: the natural history. Ther Adv Gastroenterol 2010; 3: 77-86. より引用)

文 献

1) Jess T, Gamborg M, Munkholm P, et al: Overall and cause-specific mortality in ulcerative colitis: meta-analysis of population-based inception cohort studies. Am J Gastroenterol 2007; 102: 609-17.
2) Canavan C, Abrams KR, Mayberry JF: Meta-analysis: mortality in Crohn's disease. Aliment Pharmacol Ther 2007; 25: 861-70.
3) Vermeire S, van Assche G, Rutgeerts P: Review article: altering the natural history of Crohn's disease-evidence for and against current therapies. Aliment Pharmacol Ther 2007; 25: 3-12.
4) Langholz E: Current trends in inflammatory bowel disease: the natural history. Ther Adv Gastroenterol 2010; 3: 77-86.
5) Peyrin-Biroulet L, Loftus EV, Colombel JF, Sandborn WJ: The natural history of adult Crohn's disease in population-based cohorts. Am J Gastroenterol 2010; 105: 289-97.
6) Henriksen M, Jahnsen J, Lygren I, et al: Ulcerative colitis and clinical course: results of a 5-year population-based follow-up study (the IBSEN study). Inflamm Bowel Dis 2006; 12: 543-50.
7) Asakura K, Nishiwaki Y, Inoue N, et al: Prevalence of ulcerative colitis and Crohn's disease in Japan. J Gastroenterol 2009; 44: 659-65.
8) 松井敏幸, 飯田三雄, 末兼浩史ほか: 潰瘍性大腸炎の長期経過. 日消誌 1993; 90: 134-43.
9) Höie O, Wolters F, Riis L, et al: Ulcerative colitis: patient characteristics may predict 10-yr disease recurrence in a European-wide population-based cohort. Am J Gastroenterol 2007; 102: 1-10.
10) Langholtz E, Munkholm P, Davidsen M, Binder V: Course of ulcerative colitis: analysis of changes in disease activity over years. Gastroenterology 1994; 107: 3-11.
11) Hiwatashi N, Yao T, Watanabe H, et al: Long-term follow-up study of ulcerative colitis in Japan. J Gastroenterol 1995; 30(suppl 8): 13-6.
12) Rioux K: What is the prognosis of ulcerative colitis? Inflamm Bowel Dis 2008; 14: S52-S53.
13) Faubion WA, Loftus EV, Harmsen WS, et al: The natural history of corticosteroid therapy for inflammatory bowel disease: a population-based study. Gastroenterology 2001; 121: 255-60.
14) Artz J, D'Haens G, Zeegers M, et al: Long-term outcome of treatment with intravenous cyclosporine in patients with severe ulcerative colitis. Inflamm Bowel Dis 2004; 10: 73-8.
15) Gisbert JP, Linares PM, Mcnicholl AG, et al: Meta-analysis: the efficacy of azathioprine and mercaptopurine in ulcerative colitis. Aliment Pharmacol Ther 2009; 30: 126-37.
16) Levine JS, Burakoff R: Chemoprophylaxis of colorectal cancer in inflammatory bowel disease: current concepts. Inflamm Bowel Dis 2007; 13: 1293-8.
17) Eaden JA, Abrams KR, Mayberry JF: The risk of colorectal cancer in ulcerative colitis: a meta-analysis. Gut 2001; 48: 526-35.
18) Schwartz DA, Loftus EV, Tremaine WJ, et al: The natural history of fistulizing Crohn's disease in Olmsted County, Minnesota. Gastroenterology 2002; 122: 875-80.
19) Cosnes J, Cattan S, Blain A, et al: Long-term evolution of disease behavior of Crohn's disease. Inflamm Bowel Dis 2002; 8: 244-50.
20) Cosnes J, Nion-Larmurier I, BeaugerieL, et al: Impact of the increasing use of immunosuppressants in Crohn's disease on the need for intestinal surgery. Gut 2005; 54: 237-41.
21) Schnitzler F, Fidder H, Ferrante M, et al: Mucosal healing predicts long-term outcome of maintenance therapy with infliximab in Crohn's disease. Inflamm Bowel Dis 2009; 15: 1295-1301.
22) Jess T, Gamborg M, Matzen P, et al: Increased risk of intestinal cancer in Crohn's disease: a meta-analysis of population-based cohort studies. Am J Gastroenterol 2005; 100: 2724-9.
23) Jess T, Winther KV, Munkholm P, et al: Intestinal and extra-intestinal cancer in Crohn's disease: follow-up of a population-based cohort in Copenhagen County, Denmark. Aliment Pharmacol Ther 2004; 19: 287-93.

II
炎症性腸疾患の病因・病態

2. 炎症性腸疾患の病因・病態

疾患関連遺伝子

木内喜孝　東北大学高等教育開発推進センター

POINT
◆ 炎症性腸疾患は，発症に複数の遺伝因子（感受性遺伝子）と環境因子が関与する多因子疾患である。
◆ ゲノムワイド相関解析の結果，99カ所の炎症性腸疾患感受性ゲノム領域が同定される。
◆ 特定された感受性候補遺伝子から，炎症性腸疾患，クローン病，潰瘍性大腸炎の発症に関与するdisease pathwayが明らかになる。炎症性腸疾患に関与するdisease pathwayとして「IL23シグナル異常」，クローン病では「細胞内細菌の処理異常」，潰瘍性大腸炎では「消化管上皮におけるバリア機能異常」が挙げられる。

炎症性腸疾患発症には遺伝因子が関与

- 欧米を中心とした疫学調査により，炎症性腸疾患は家族内集積を示すことが明らかとなっている。その程度を示す指標である同胞罹患相対危険率（λs：λs＝同胞間の罹患率÷一般集団の罹患率）は，クローン病，潰瘍性大腸炎においてそれぞれ20〜40，10〜20であり，高血圧の3，統合失調症の7〜8と比較しても高い値を示している。
- 遺伝的背景がほぼ同一と考えられる一卵性双生児間の双方発症率は，二卵性双生児の双方発症率よりも高いことが挙げられている。
- 後述するが，遺伝学的解析により既に感受性遺伝子が複数同定されている。

炎症性腸疾患感受性遺伝子同定の歴史

- 1980年〜：**候補遺伝子解析**。機能がある程度解明された遺伝子について，疾患との相関が認められないか解析した。この解析で炎症性腸疾患と*HLA*領域との相関が報告された。
- 1990年〜：マクロサテライトをマーカーとした，**罹患同胞対連鎖解析**が行われ，IBD1〜9までのゲノム連鎖領域が特定される。その後，IBD1領域よりクローン病最初の感受性遺伝子*NOD2*（nucleotide binding and oligomerization

domain containing protein 2）が同定される（それ以外の連鎖領域からは，特定された領域が広大なため，感受性遺伝子同定までは至っていない）。

- 2000年～：ヒトゲノム計画，ハップマップ計画，1,000人ゲノム計画などの国際共同研究により，ヒトゲノム塩基配列，ヒトゲノム構造，遺伝子数，個人間のゲノムの違いなどの概略が判明。
- 2005年～：前述の情報を基にマーカーにsingle nucleotide polymorphism（SNP）を用いた全ゲノム相関解析が開始され，2011年4月の時点で99カ所の炎症性腸疾患感受性ゲノム領域が同定されている。全ゲノム相関解析は仮説を必要としない網羅的解析であることより，研究者ごとのバイアスがかからない客観的な結果が得られることが特徴である[1]。

全ゲノム相関解析が明らかにしたこと

- 全ゲノム相関解析で99カ所の領域を特定されたことにより，炎症性腸疾患は多因子疾患であることが裏付けられた[2～4]。
- クローン病，潰瘍性大腸炎の疾患感受性領域として，それぞれ71，47カ所の領域が特定された。またクローン病，潰瘍性大腸炎の両疾患に共通の疾患感受性領域として少なくとも28領域が特定された。これらの結果より，感受性遺伝子には炎症性腸疾患に共通するもの，クローン病，潰瘍性大腸炎に特異的なものがあることが判明した。このことは，感受性遺伝子からみても両疾患の病因・病態は共通する部分もあるが，違う部分もあることが示された（図1）。
- 特定された99カ所のゲノム領域は，前述した連鎖領域に比較し狭いため，領

図1　炎症性腸疾患の感受性遺伝子

炎症性腸疾患感受性遺伝子として99遺伝子が同定されている。クローン病の感受性遺伝子として71遺伝子，潰瘍性大腸炎の感受性遺伝子として47遺伝子，共通の感受性遺伝子として28遺伝子が同定されている。
これらの感受性遺伝子より，炎症性腸疾患に共通のdisease pathwayとして「IL23シグナル異常」，クローン病特異的disease pathwayとして「細胞内細菌の処理異常」，潰瘍性大腸炎特異的disease pathwayとして「消化管上皮におけるバリア機能異常」が推測されている。

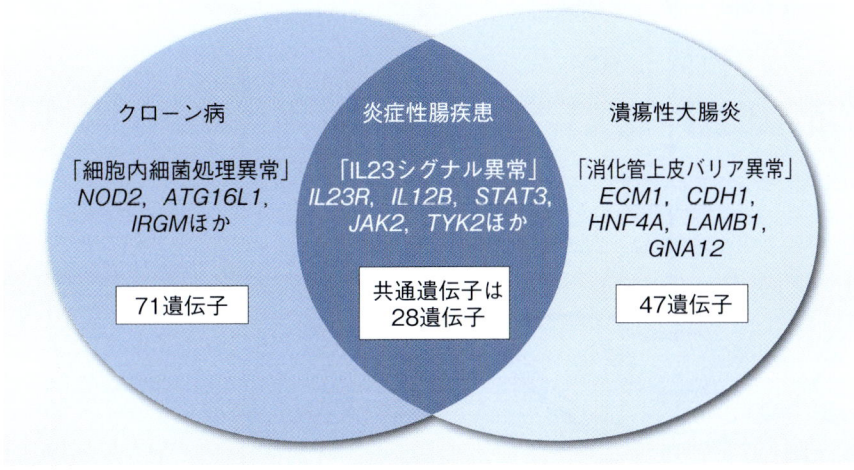

域内の感受性遺伝子候補の推測が可能であり，それぞれの領域における感受性遺伝子候補がすでに推定されている（遺伝子が存在しない領域もある）。
- 多数挙げられた感受性遺伝子候補をみてみると，ある特定の機能に関連した遺伝子が複数認められていることに気がつく．これらの事実は，炎症性腸疾患，クローン病，潰瘍性大腸炎はある特定の機能（disease pathway）に異常が存在することで発症してくることを示している．

全ゲノム相関解析が示したdisease pathway

- クローン病，潰瘍性大腸炎に共通したdisease pathwayとして，「IL23シグナル異常」が挙げられる．感受性遺伝子候補のうち，少なくとも*IL23R*（interleukin-23 receptor），*IL12B*（interleukin 12B），*STAT3*（signal transducer and activator of transcription 3），*JAK2*（Janus kinase 2），*TYK2*（tyrosine kinase 2）の5遺伝子がIL23シグナル関連分子をコードする遺伝子である（図2）．なお*IL23R*は，原因不明の炎症性疾患である乾癬，強直性脊椎炎においても感受性遺伝子として同定されている．
- クローン病のdisease pathwayとして「**細胞内細菌処理異常**」が挙げられている．このpathwayに関与する遺伝子として，細胞質菌体成分のセンサー分子*NOD2*，細胞質内細菌処理システムであるオートファジー関連分子*ATG16L1*（autophagy-related protein 16-1），*IRGM*（immunity-related GTPase family M）が挙げられる．
- 潰瘍性大腸炎のdisease pathwayとして「**消化管上皮バリア異常**」が挙げられて

図2　Th17細胞におけるIL23シグナル経路
IL23シグナル経路を示したが，青字が炎症性腸疾患の感受性遺伝子を示している．多くのシグナル構成分子が感受性遺伝子となっていることがわかる．

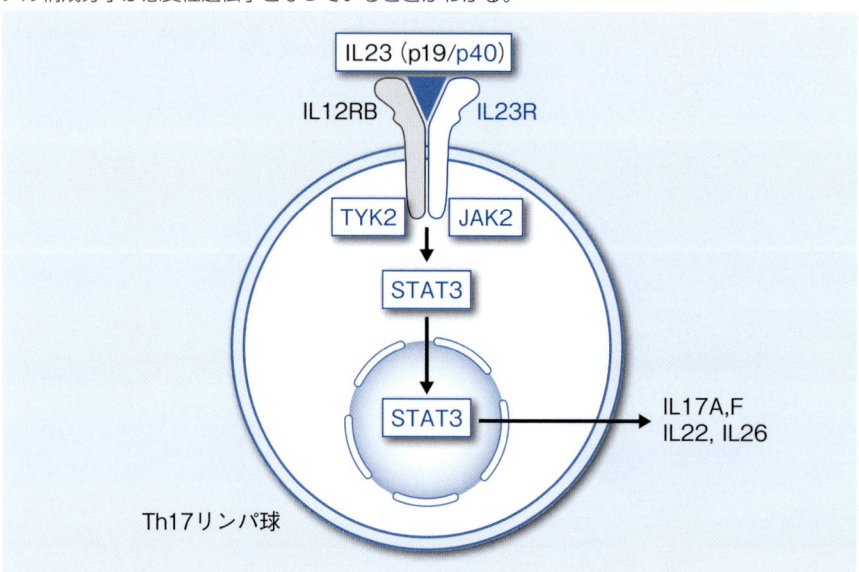

いる．このpathwayに関与する遺伝子として，*ECM1*(extracellular matrix protein 1), *CDH1*(cadherin 1), *HNF4A*(hepatocyte nuclear factor 4α), *LAMB1*(laminin, beta 1), *GNA12*(guanine nucleotide binding protein alpha 12)が挙げられる．

IL23シグナル異常と炎症性腸疾患

- モデル動物における解析および炎症性腸疾患に対する抗IL12B抗体の良好な治療成績より，Th17リンパ球が炎症性腸疾患の病態に強く関与していることがすでに知られていた．
- IL23レセプターからのシグナルは，Th17リンパ球の初期分化には重要な役割を担っていないが，炎症性サイトカインであるIL17，IFN-γの産生に大きく影響する．
- 相関が確認された*IL23R* rs11209026多型(G1142A)の疾患抵抗性アリルAからは，alternative splicingによりIL23レセプターの膜貫通ドメインが欠如したsoluble IL23レセプターができる．soluble IL23レセプターは，通常のIL23レセプターと競合してリガンドであるIL23と結合するため，IL23レセプターからのシグナルを減弱させ，疾患抵抗性に働いている(図3)．

細胞内細菌処理異常(*NOD2*)とクローン病

- 最初に同定された感受性遺伝子*NOD2*は，細菌に対する細胞質受容体であり，

図3 *IL23R*遺伝子多型の機能

炎症性腸疾患と相関する*IL2s3R*遺伝子多型rs11209026多型(G1142A)は，アリルA(疾患抵抗性アリル)でalternative splicingにより膜貫通ドメインが削除されたSoluble IL23レセプターができる．通常のIL23レセプターと競合するため，シグナルの調節異常がでる．

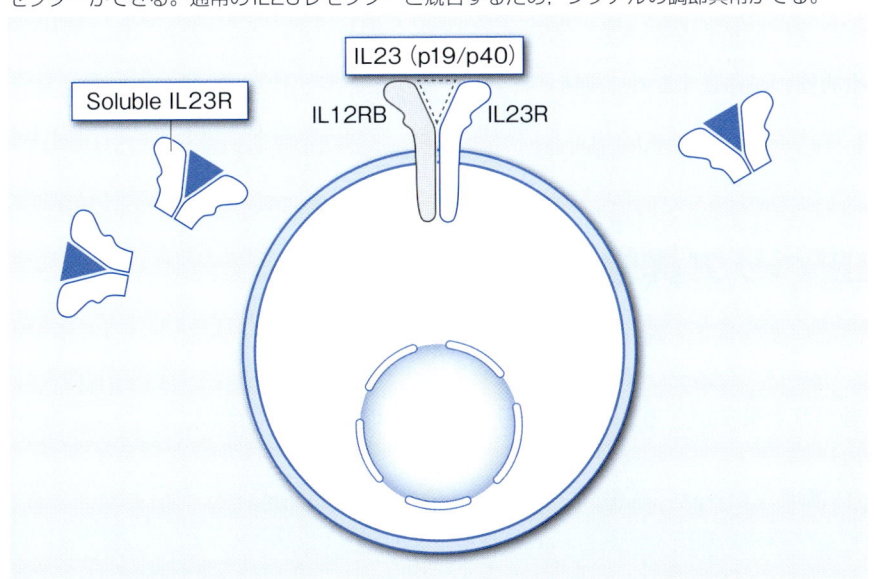

細菌由来のペプチドグリカン，特にムラミルジペプチドと結合することでシグナルを下流に送る働きをしている。
- クローン病と相関を示した3種類の多型（R702W，G908R，L1007fsinsC）は，すべてムラミルジペプチド結合部位であるleucine rich repeatおよびその周辺領域に存在し，センサー機能に異常をもたらす。
- 白人の場合，3種類の多型のうちどれか1つでも保有していると2〜4倍，いずれかの組み合わせでも2つを保有していると20〜40倍，クローン病発症リスクが上昇する。
- NOD2からのシグナルはどのような生理的意義が存在し，どのようにクローン病発症に関与するのか，現在も不明な点が多い。現在4つの説が提唱されているが，そのなかでオートファジーに関することを次項に記述した[1]。

細胞内細菌処理異常（ATG16L1, IRGM1）とクローン病

- 全ゲノム相関解析の結果，クローン病の発症にはオートファジー関連分子（ATG16L1，IRGM）の異常が関与していることが明らかにされた。オートファジー（自食作用）は，細胞の自己成分をリソソームに運び分解する作用と定義される。真核生物の細胞に備えられた細胞内大規模分解・リサイクルシステムと考えられている。
- オートファジーが誘導されると最初に細胞質に隔離膜とよばれる二重膜構造が出現し，この構造が伸長・彎曲することで細胞質成分を完全に取り囲み（オートファゴゾーム），リソソームと融合することで細胞質成分を酵素で分解する（図4）。
- この細胞内システムが自然免疫システムの一部を担う働きをしていることが示されている。すなわち細胞質内に侵入した細菌が，侵入後効率よくオートファジーにて殺すシステムがあることが明らかにされた（抗菌オートファジー）。また前述のNOD2からのシグナルが抗菌オートファジーを誘導する（図5）。
- ATG16L1，IRGMに機能障害が存在すると，抗菌オートファジーが障害されることが明らかにされている。このようにクローン病発症には，細胞内細菌の処理異常が関与している[1]。

「消化管上皮バリア異常」と潰瘍性大腸炎

- 潰瘍性大腸炎の感受性遺伝子候補に，消化管上皮バリアに関与する遺伝子が複数（ECM1，CDH1，HNF4A，LAMB1，GNA12）含まれることが注目されている。しかし，消化管バリア異常がどのように潰瘍性大腸炎発症に結びつくのか不明である。
- HNF4Aは，細胞間接着に働くadherent junction，tight junction，desmosome構成分子の発現を調整している転写因子である。消化管上皮でHNF4Aをノッ

クアウトしたマウスでは，消化管の透過性亢進とDSS (dextran sodium sulphate) 腸炎の重症化が起こる．
● *CDH1* は E-cadherin をコードしている．E-cadherin は adherent junction の主

図4　飢餓時のオートファジー
最初に細胞質に隔離膜とよばれる二重膜構造が出現し，この構造が伸長・彎曲することで細胞質成分を完全に取り囲み（オートファゴソーム），リソソームと融合することで細胞質成分を酵素で分解する．

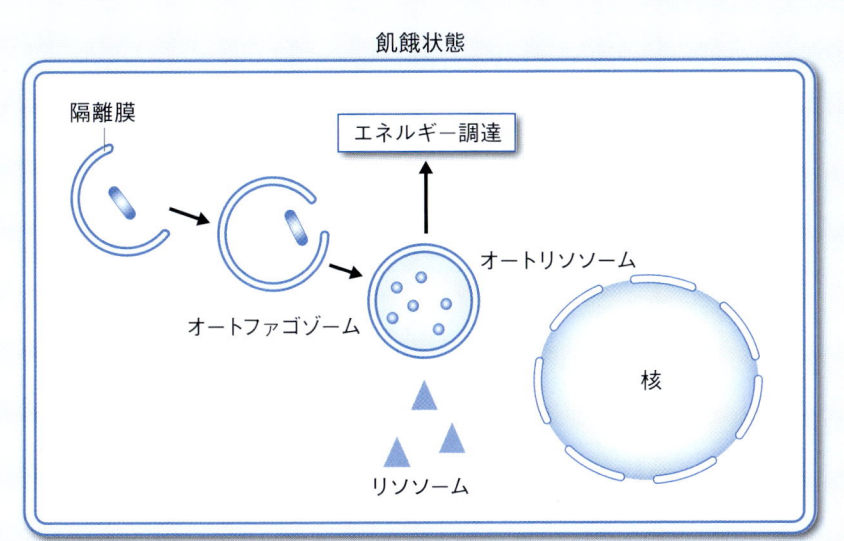

図5　抗菌オートファジー
細胞質内に細菌が侵入時，細胞膜に存在する *NOD2* が侵入を感知し，*ATG16L1* を細菌侵入部の細胞膜にリクルートし，オートファジーを誘導し，細菌を除去するシステム．

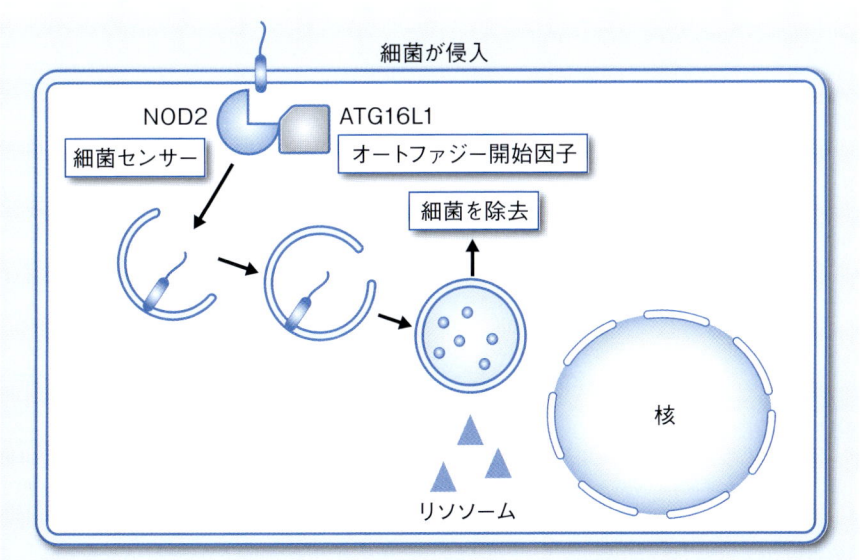

要構成分子であり，消化管上皮細胞間の細胞間接着を制御している。また同時に大腸癌の感受性遺伝子でもあり，潰瘍性大腸炎における発癌との関連で注目されている。
- *LAMB1*はlaminin beta 1 subunitをコードしている。Lamininは上皮基底膜に発現し消化管バリアに関与している。*GNA12*はtight junctionに関与する分子である。

感受性遺伝子と臨床

- すでに前述のdisease pathwayが特定され，今後も多くのdisease pathwayが特定されることが期待できる。それにより，従来とは異なった分子をターゲットとする治療薬の開発が期待できる。
- 予後予測，治療効果予測などのバイオマーカーとして，現在のところ感受性遺伝子の情報はあまり役立ちそうもない。これは，感受性遺伝子ひとつひとつの影響力が弱く，予測には向かないためである。

文献

1) 木内喜孝，高橋成一，下瀬川徹：疾患感受性遺伝子からみたクローン病．日本消化器病学会雑誌 2010; 107: 855-62.
2) Lees CW, Barrett JC, Parkes M, Satsangi J: New IBD genetics: common pathways with other diseases. Gut 2011; 17: 831-48.
3) Anderson CA, Boucher G, Lees CW, et al: Meta-analysis identifies 29 additional ulcerative colitis risk loci, increasing the number of confirmed associations to 47. Nat Genet 2011; 43: 246-52.
4) Franke A, McGovern DP, Barrett JC, et al: Genome-wide meta-analysis increases to 71 the number of confirmed Crohn's disease susceptibility loci. Nat Genet 2010; 42: 1118-25.

2. 炎症性腸疾患の病因・病態

環境因子

光山慶一　久留米大学医学部内科学講座消化器内科部門

POINT
Summary

　IBDは遺伝因子，免疫因子，環境因子が複雑に絡み合って発症する多因子疾患で，近年のIBD患者数の急激な増加には環境因子が深く関与していることが推測されている。環境因子としては，腸内細菌，虫垂切除，喫煙，食物，母乳栄養，衛生状態，薬物，ストレスなどが挙げられている。今後，IBDにおける環境因子の特定がなされ，IBDの病態解明から治療応用へと繋がっていくことが期待される。

◆IBDは遺伝因子，免疫因子，環境因子の絡み合いで発症する多因子疾患である。
◆近年のIBD患者数の急激な増加には，環境因子の深い関与が推測されている。
◆IBDの環境因子としては，腸内細菌，虫垂切除，喫煙，食物，母乳栄養，衛生状態，薬物，ストレスなどが挙げられている。

　IBDの病因は十分には解明されていないが，遺伝的素因により腸管の免疫機構が破綻し，その結果として何らかの環境因子に対する異常な免疫反応が生じ，腸管炎症が発症するものと考えられている。IBDの患者数はここ数十年間で急激な増加がみられることから，発症要因を遺伝因子だけで説明するのは困難で，食生活や衛生環境などの環境因子の変化が大きく影響しているものと推測されている[1]。また，同一民族でも先進国への移住によってIBDの罹患率が高くなることからも環境因子の重要性が示唆される。本項では，IBDの発症・増悪に関わる環境因子について概説する。

●腸内細菌

腸内細菌叢

　IBDは消化管のなかでも腸内細菌の特に豊富な遠位小腸や大腸に好発することから，腸内細菌叢がIBDの病態に関与している可能性が以前より指摘されていた[2]。IBD動物モデルの多くは無菌環境下では腸炎を発症せず，通常の飼育環境下で生

育させることで初めて腸炎が発症する。このことから，腸内細菌叢はIBDの重要な環境因子と考えられ，IBDでは腸内細菌叢に対する免疫応答の異常が存在することが示唆される。臨床的にも抗生物質やプロバイオティクスが有効なIBD症例が存在することより，IBDの発症には腸内細菌叢の撹乱（dysbiosis）が関与していることが示唆される。

腸管感染症

腸管感染症の既往がある場合には既往のない場合よりもIBD発症のリスクが高く，なかでも1年以内に発症するリスクがきわめて高いことが報告されている[3, 4]。腸管感染症のリスク因子としての影響は，クローン病（CD）のほうが潰瘍性大腸炎（UC）よりも大きいとする報告がほとんどである。先行する腸管感染症の重症度や起因菌の種類との関係については，まだ不明である。先行感染がIBD発症に関与する理由は明らかでないが，感染後の腸管免疫機構の破綻や，*NOD2*や*ATG16L1*などの遺伝子多型を背景とした易感染性などが関与している可能性がある。

虫垂切除

虫垂は腸管関連リンパ組織（gut-associated lymphatic tissue；GALT）のなかでも巨大なリンパ装置であるが，腸管免疫機構における役割はいまだ明らかでない。近年，虫垂切除が後のUC発症のリスクを低下させるという，興味深い知見が国内外より相次いで報告されている[5]。特に20歳未満で虫垂切除した場合でのUC発症リスクは低下するが，20歳以上で切除した場合にはリスクに影響を及ぼさない。また，UC発症後に虫垂切除を行った症例では，非切除例に比べて再燃率が低いことも報告されている。

虫垂切除とUCの病態との関連は明らかではないが，同じリンパ装置でも扁桃腺切除ではUCの発症を抑制できないことから，腸管免疫機構や腸内細菌叢が発症に関与していることが示唆される。その機序としては，
① 虫垂に存在する何らかの微生物もしくはそれに対する抗体がUCの発症に関わっている，
② 重要なGALTである虫垂を切除することで免疫系のバランスが変化し，UCが発症しにくくなる，
③ 急性虫垂炎にかかりやすい粘膜の免疫応答パターンが，UCを発症するのに必要な免疫応答のパターンと一致しない，
などの可能性が推測されている[6]。

一方，虫垂切除はCD発症のリスクを増加させる[7]。発症のリスクは虫垂切除後の期間に依存しており，虫垂切除後4年以内に発症するリスクが有意に高い。虫垂切除とCDの関連についても腸管免疫機構などの関与が考えられるが，発病間もないCDを正確に診断できずに虫垂炎と誤診されて虫垂切除が行われている場合もあり，みかけ上のリスクとなっている可能性も否定できない。

喫煙

UCでは，喫煙者の発症リスクは非喫煙者よりも低い[8, 9]。喫煙者では，UCに対する大腸切除術や原発性硬化性胆管炎合併のリスクも低い。その機序は明らかではないが，ニコチンが，
①末梢血単核球からのサイトカイン産生を抑制すること，
②ニコチン性アセチルコリン受容体を介し炎症を抑制すること，
③ムチン産生を促進すること，
④腸粘膜の微小循環血流を減少させること，
などが関与していると考えられている[10〜12]。

UCとは逆にCDにおいては，喫煙が発症リスクを増加させる[13]。非喫煙者に比べて過去の喫煙もCDのリスクとなる。小児期に親などの喫煙がある場合には，受動喫煙によってもリスクが増加する。興味深いことに，喫煙者では小腸型のCDが多く，手術の実施率や術後再発率が高い。このようにUCとCDとでは喫煙の影響が全く異なるが，その理由については明らかではない。UCの腸管では粘膜血流は増加し，CDの腸管では虚血性変化に伴って粘膜血流が低下しているとの報告がある。ニコチンは微小循環血流を減少させる作用を有しているが，UCとCDでの喫煙によるリスクの違いは，両疾患での微小循環動態が相反していることが一因と考えられている。

食物

腸管は絶えず食物に曝されているため，食物やその代謝物による腸粘膜への刺激や，腸内細菌叢の変化がIBD発症に影響を及ぼしている可能性がある。近年のわが国での患者数の急増からも，食生活の欧米化が発症に関与していることが示唆される。これまでの報告をまとめると，UCやCDの発症は脂肪，多価不飽和脂肪酸，ω-6脂肪酸，動物性蛋白の摂取でリスクが増加し，逆にUCは野菜，繊維の摂取で，CDは果物の摂取でリスクが低下していた[14〜18]。しかし，食物とIBD発症リスクの検討には多くの困難を伴うため，これまでに得られたデータのほとんどは後ろ向き症例対象研究に基づくものである。今後は，前向きコーホート研究での，より正確なリスク因子の解析が期待される。

母乳栄養

母乳栄養で養育された子供は，人工乳で養育された子供よりも将来IBDになるリスクは低いとされている[19]。最近のメタ解析では，母乳のCD発生を抑制する効果は母乳期間に関係し，母乳期間が3カ月以上の場合に発症リスクの有意な低下がみられた[20]。理由は明確ではないが，母乳中に含まれる成長因子が腸内細菌叢の安定化をもたらすことが一因ではないかとの指摘もある。

衛生状態

IBDはいわゆる先進国で多く発展途上国では少ないことや，社会経済的状況が高いほど発症リスクが高いという研究結果をもとに，衛生仮説という概念が提唱されている[21, 22]。わが国でも高度経済成長期以降の衛生環境の変化が，その後の患者数増加に繋がった可能性がある。衛生仮説とは，衛生状態の改善により小児期に微生物への曝露の機会が減少するために免疫制御機構の発達が阻害され，後に微生物に接触した際に異常な免疫反応を生じてIBDが発症するという仮説である。この異常な免疫反応には，微生物曝露の減少による制御性T細胞の質的・量的異常が関与する可能性が，最近報告されている[23]。

衛生状態に関与するいくつかの因子とIBDのリスクとの関連が報告されている[24, 25]。寄生虫感染，ヘリコバクター・ピロリ菌感染の減少がIBDの増加に関与していることが報告されている。冷蔵庫の普及がCD発症の増加に関与しているという指摘もある。最近の単変量解析の結果では，UCとCDのリスクを低下させる因子として家族構成者数，兄弟数，出産順位，ネコの飼育歴，農場育ち，滅菌不十分な牛乳の摂取などが挙げられている[26]。

薬物

経口避妊薬

経口避妊薬を使用している女性のCD発症のリスクは，使用しない女性の約2倍である[27, 28]。経口避妊薬がIBDの増悪因子となるかについては一定の見解は得られていないが，少なくともCDでは低用量の経口避妊薬での増悪はみられないと報告されている。ただしIBD患者は過凝固状態にあるため，経口避妊薬の使用は血栓塞栓症のリスクを助長する可能性がある。

非ステロイド性消炎鎮痛薬（NSAIDs）

NSAIDsはIBDの増悪因子であることが，多数の論文で報告されている[29]。NSAIDsは腸管におけるシクロオキシゲナーゼ活性阻害作用により，プロスタグランジンの産生を抑制しIBDの増悪を引き起こすと考えられているが，詳細はまだ明らかではない。

抗生物質

生後1年以内に抗生物質を使用した小児では，IBD発症のリスクが高いことが報告されている[30]。ヒトの腸内細菌叢は離乳期以降には各個人で一定のパターンとなり，ほとんど変動しなくなることから，授乳期の抗生物質の使用は腸内細菌叢の撹乱を招き，その後のIBD発症に関与する可能性がある。

ワクチン

麻疹ワクチンがIBDの発症率を2〜3倍上げるとの過去の報告から，小児期の

予防接種が免疫機構の撹乱を招き，IBDの発症に繋がる可能性が指摘されていた。しかし，その後の大規模な検討では，麻疹ワクチンや3種混合ワクチンがIBDの発症に影響を与えることは証明されず，現在では予防接種の発症への関与は否定的である[31]。

ストレス

　IBDの発症とストレスとの関連性は立証されていない[32]。ただし発病前にUCでうつ病や不安神経症，CDでパニック障害や気分障害の合併が多いなど，精神疾患との関連を示唆する報告はある。一方，IBDの再燃と精神的ストレスの関係については肯定的な報告が多いが，まだ結論は得られていない。ストレスの質や強さ，期間の違いで腸管への影響が異なるものと考えられるが，実際の研究報告も少なく，今後のさらなる検討が期待される。

　最近の基礎研究により，実験的ストレスが視床下部−下垂体−副腎系や，視床下部−自律神経系を介して腸管炎症を増悪させることが明らかになっている[33,34]。IBD患者では視床下部−下垂体−副腎系の調節異常によりコルチゾール分泌低下が生じ，その結果，抗炎症作用の減弱がみられることや，寒冷・聴覚ストレスにより肥満細胞の活性化，TNFαやIL-6の産生亢進が起こることが報告されている。動物実験では，大腸炎モデルにサブスタンスP阻害剤を投与すると大腸炎が改善することなど，ストレスと腸管炎症の関連を示唆する知見が多数報告されている。興味深いことに，メモリーT細胞を除去した大腸炎モデルではストレス負荷による大腸炎の増悪はみられず，ストレスが免疫系にも影響を及ぼしていることが示唆されている。さらに，ストレスは腸管透過性を亢進させ，管腔抗原の侵入を増強させることで腸管炎症を増悪させることも報告されている。

◎　◎　◎

　近年，多くのゲノムワイド関連研究によって，IBDにおける疾患感受性遺伝子が解明されつつある。その一方で，IBDの発症には遺伝因子のみではなく，環境因子が深く関与することも明らかとなってきた（図1）[35]。IBDの発症に関わる環境因子として多数の候補が挙げられているが，まだ確定していないものが多い。その理由としては，複数の因子が複雑に関わっていること，IBD発症に関わる環境因子が遺伝的背景によって異なっていること，まだ検討されていない未知の因子の存在，などの可能性が考えられる。環境因子の解析は困難を窮めることが多いが，今後メタ解析を含めた数々の調査研究が行われ環境因子が特定されることが望まれる。さらに，環境因子と遺伝因子との関連が解析され，IBDの病態解明から治療応用へと繋がっていくことを期待したい。

図1 環境因子がIBDの病因・病態に及ぼす影響

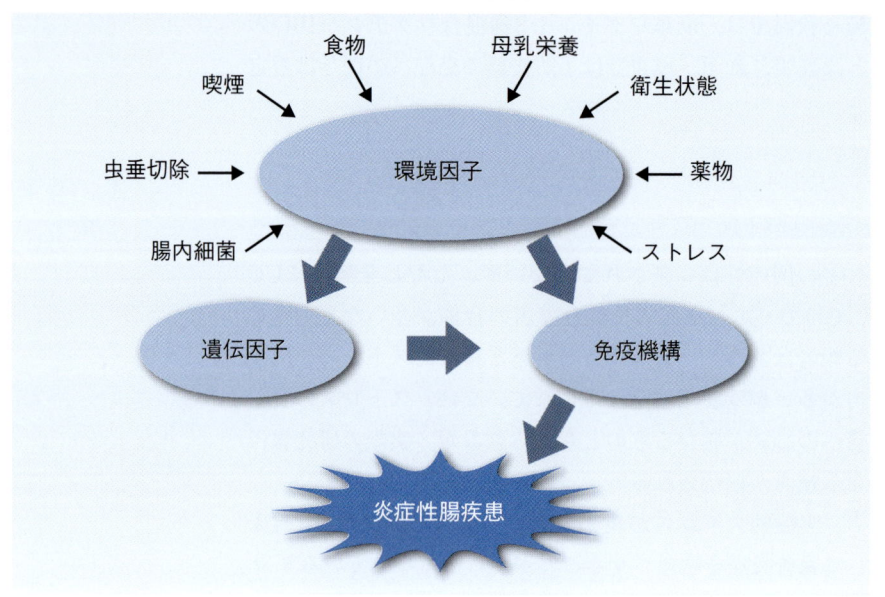

(Danese S, et al: Inflammatory bowel disease: the role of environmental factors. Autoimmun Rev 2004; 3: 394-400. より引用改変)

文献

1) Baumgart DC, Carding SR: Inflammatory bowel disease: cause and immunobiology. Lancet 2007; 369: 1627-40.
2) Mitsuyama K, Sata M: Gut microflora: a new target for therapeutic approaches in inflammatory bowel disease. Expert Opin Ther Targets 2008; 12: 301-12.
3) Porter CK, Tribble DR, Aliaga PA, et al: Infectious gastroenteritis and risk of developing inflammatory bowel disease. Gastroenterology 2008; 135: 781-6.
4) Garcia Rodriguez LA, Ruigomez A, Panes J: Acute gastroenteritis is followed by an increased risk of inflammatory bowel disease. Gastroenterology 2006; 130: 1588-94.
5) Koutroubakis IE, Vlachonikolis IG: Appendectomy and the development of ulcerative colitis: results of a metaanalysis of published case-control studies. Am J Gastroenterol 2000; 95: 171-6.
6) Koutroubakis IE, Vlachonikolis IG, Kouroumalis EA: Role of appendicitis and appendectomy in the pathogenesis of ulcerative colitis: a critical review. Inflamm Bowel Dis 2002; 8: 277-86.
7) Kaplan GG, Jackson T, Sands BE, et al: The risk of developing Crohn's disease after an appendectomy: a meta-analysis. Am J Gastroenterol 2008; 103: 2925-31.
8) Mahid SS, Minor KS, Soto RE, et al: Smoking and inflammatory bowel disease: a meta-analysis. Mayo Clin Proc 2006; 81: 1462-71.
9) Romberg-Camps MJ, Dagnelie PC, Kester AD, et al: Influence of phenotype at diagnosis and of other potential prognostic factors on the course of inflammatory bowel disease. Am J Gastroenterol 2009; 104: 371-83.
10) Aldhous MC, Prescott RJ, Roberts S, et al: Does nicotine influence cytokine profile and subsequent cell cycling/apoptotic responses in inflammatory bowel disease? Inflamm Bowel Dis 2008; 14: 1469-82.
11) Ben-Horin S, Chowers Y: Neuroimmunology of the gut: physiology, pathology, and pharmacology. Curr Opin Pharmacol 2008; 8: 490-5.
12) McGilligan VE, Wallace JM, Heavey PM, et al: Hypothesis about mechanisms through which nicotine might exert its effect on the interdependence of inflammation and gut barrier function in ulcerative colitis. Inflamm Bowel Dis 2007; 13: 108-15.
13) van der Heide F, Dijkstra A, Weersma RK, et al: Effects of active and passive smoking on disease course of Crohn's disease and ulcerative colitis. Inflamm Bowel Dis 2009; 15: 1199-207.
14) Geerling BJ, Dagnelie PC, Badart-Smook A, et al: Diet as a risk factor for the development of ulcerative colitis. Am J Gastroenterol 2000; 95: 1008-13.
15) Jantchou P, Morois S, Clavel-Chapelon F, et al: Animal protein intake and risk of inflammatory bowel disease: The E3N prospective study. Am J Gastroenterol 2010; 105: 2195-201.
16) Amre DK, D'Souza S, Morgan K, et al: Imbalances in dietary consumption of fatty acids, vegetables, and fruits are associated with risk for Crohn's disease in children. Am J Gastroenterol. 2007; 102: 2016-25.
17) Hart AR, Luben R, Olsen A, et al: Diet in the aetiology of ulcerative colitis: a European prospective cohort study. Digestion 2008; 77: 57-64.
18) Sakamoto N, Kono S, Wakai K, et al: Dietary risk factors for inflammatory bowel disease: a multicenter case-control study in Japan. Inflamm Bowel Dis 2005; 11: 154-63.
19) Gearry RB, Richardson AK, Frampton CM, et al: Population-based cases control study of inflammatory bowel disease risk factors. J Gastroenterol Hepatol 2010; 25: 325-33.
20) Klement E, Cohen RV, Boxman J, et al: Breastfeeding and risk of inflammatory bowel disease: a systematic review with meta-analysis. Am J Clin Nutr 2004; 80: 1342-52.

21) Jarnerot G: Future aspects on inflammatory bowel disease. Scand J Gastroenterol Suppl 1996; 220: 87-90.
22) Sonnenberg A, McCarty DJ, Jacobsen SJ: Geographic variation of inflammatory bowel disease within the United States. Gastroenterology 1991; 100: 143-9.
23) Guarner F, Bourdet-Sicard R, Brandtzaeg P, et al: Mechanisms of disease: the hygiene hypothesis revisited. Nat Clin Pract Gastroenterol Hepatol 2006; 3: 275-84.
24) Koloski NA, Bret L, Radford-Smith G: Hygiene hypothesis in inflammatory bowel disease: a critical review of the literature. World J Gastroenterol 2008; 14: 165-73.
25) Weinstock JV, Elliott DE: Helminths and the IBD hygiene hypothesis. Inflamm Bowel Dis 2009; 15: 128-33.
26) Bernstein CN, Rawsthorne P, Cheang M, Blanchard JF: A population-based case control study of potential risk factors for IBD. Am J Gastroenterol 2006; 101: 993-1002.
27) Godet PG, May GR, Sutherland LR: Meta-analysis of the role of oral contraceptive agents in inflammatory bowel disease. Gut 1995; 37: 668-73.
28) Alstead EM: The pill: safe sex and Crohn's disease?. Gut 1999; 45: 165-6.
29) O'Brien J: Nonsteroidal anti-inflammatory drugs in patients with inflammatory bowel disease. Am J Gastroenterol 2000; 95: 1859-61.
30) Shaw SY, Blanchard JF, Bernstein CN: Association between the use of antibiotics in the first year of life and pediatric inflammatory bowel disease. Am J Gastroenterol 2010; 105: 2687-92.
31) Morris DL, Montgomery SM, Thompson NP, et al: Measles vaccination and inflammatory bowel disease: a national British Cohort Study. Am J Gastroenterol 2000; 95: 3507-12.
32) Levenstein S, Prantera C, Varvo V, et al: Stress and exacerbation in ulcerative colitis: a prospective study of patients enrolled in remission. Am J Gastroenterol 2000; 95: 1213-20.
33) Collins SM : Stress and the Gastrointestinal Tract: IV. Modulation of intestinal inflammation by stress: basic mechanisms and clinical relevance. Am J Physiol Gastrointest Liver Physiol 2001; 280: G315-8.
34) Hart A, Kamm MA: Review article: mechanisms of initiation and perpetuation of gut inflammation by stress. Aliment Pharmacol Ther 2002; 16: 2017-28.
35) Danese S, Sans M, Fiocchi C: Inflammatory bowel disease: the role of environmental factors. Autoimmun Rev 2004; 3: 394-400.

2. 炎症性腸疾患の病因・病態

腸内細菌

安藤　朗　滋賀医科大学大学院医学系研究科感染応答・免疫調節部門消化器免疫分野

POINT

◆ 潰瘍性大腸炎（ulcerative colitis ; UC）とクローン病（Crohn's disease ; CD）に代表される炎症性腸疾患（inflammatory bowel disease ; IBD）は，遺伝的素因と関連した免疫の異常が腸内細菌や食事抗原に過剰に反応して発症，増悪する．

◆ さまざまな免疫関連遺伝子のノックアウトマウスに自然発症するIBD類似の慢性腸炎が，無菌環境下では発症しない．また，IBDの病変は腸内細菌の豊富に存在する回腸末端から大腸に好発する．

◆ 腸内細菌の多くが難培養菌からなることから，現在，分子生物学的解析法が取り入れられて研究が進行している．

◆ IBD，特にCDでは，腸内細菌叢の構成の変化（dysbiosis）が認められる．これは，細菌叢多様性の低下，*Clostridium*に代表される*Firmicutes*門の減少，*E.coli*や*Ruminococcus*の増加に特徴づけられる．

ヒトの腸内細菌叢の特徴

- ヒトの消化管には10^{14}個に及ぶ細菌が存在するが，その半数以上が難培養菌からなる．
- 細菌の16SリボゾームRNA（DNA）を標的とした分子生物学的解析法により，培養法で知られていた200〜300のコロニー形成種からなる腸内細菌叢が，実際は2,000近い属，20,000〜40,000種の細菌よりなることが明らかなった．
- 胃，十二指腸には内容物1g当たり10^2〜10^3個の好気性菌が存在するが，大腸では嫌気性菌を主体とする10^{11}〜10^{12}個の細菌が存在する[1〜3]．
- 腸内細菌の99％以上が，*Firmicutes*, *Bacteroidetes*, *Proteobacteria*, *Actinobacteria*の4つの門に属する[1]．最も優勢な*Firmicutes*門（付着細菌の60％）は，*Clostridium* cluster XIVとIVからなり，*Bacteroidetes*門は付着細菌の約20％を占める．*Escherichia coli*などの*Enterobacteria*科の細菌は*Proteobacteria*門に属するが少数派である．

- 腸内細菌は無秩序に存在しているのではなく，各々がテリトリーを保ちながら全体として集団を形成している．この集団のことを腸内細菌叢（叢＝草むら）あるいは腸内フローラ（フローラ＝お花畑のこと）とよぶ．

腸内細菌叢の成立と生涯を通しての変化

- ヒトは母体内では無菌状態の胎児として保たれているが，産道を経て出生する瞬間に細菌の洗礼を受ける．大腸菌，腸球菌，ブドウ球菌，クロストリジウムが24時間以内に新生児腸内で増殖を開始し，さらに生後3～4日になると乳酸桿菌，ビフィズス菌などのいわゆる乳酸菌が増殖を開始する．
- この出生直後の腸内細菌は，母親の産道とそれ以外の食器や母親，看護師さんの手などを介して経口的に乳児に伝搬される．
- 出生直後から離乳期に至る時期は，獲得免疫や免疫寛容の成立にとって重要な時期で，この時期に住み着いた腸内細菌が個体の免疫システムとの相互作用を介してさまざまな選択と排除のプロセスを経て，個々を特徴づける腸内細菌叢が決定される（図1）．
- 腸内細菌と個体の共生関係に重要な腸内細菌に対する免疫寛容の成立に，個体の遺伝的因子と出生後の環境因子（例えば母親との接触による母親のもつ細菌の伝搬）が重要な影響を及ぼす．
- 離乳期になると *Bifidobacterium*（ビフィズス菌）は乳児型から成人型に変わり，*Bacteroidetes*，*Eubacterium*，*Streptococcus*（嫌気性レンサ球菌）などの嫌気性菌が優性になる．離乳期以後腸内フローラは安定するが，中高年を過ぎるころより *Bifidobacterium* の減少と *Clostridium perfringens*（ウェルシュ菌）の増加に特徴づけられる変化が起こり，これは腸内の老化と考えられている．

図1 ヒト腸内細菌叢の成立の過程

出生から離乳期に至る環境が，個人の腸内細菌叢の決定に大きく影響する．IBD，特にクローン病でみられる腸内細菌叢の変化は，出生から離乳期までの環境因子の影響を強く受けている可能性が示唆される．

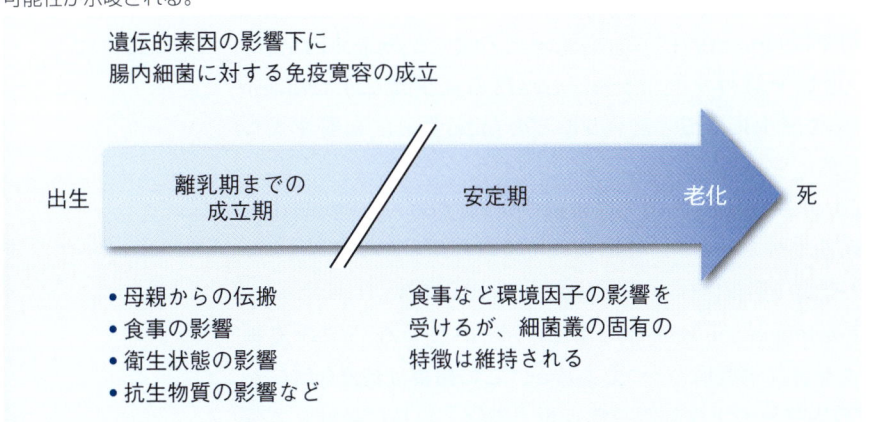

遺伝的素因の影響下に
腸内細菌に対する免疫寛容の成立

出生 ― 離乳期までの成立期 ― 安定期 ― 老化 ― 死

- 母親からの伝搬
- 食事の影響
- 衛生状態の影響
- 抗生物質の影響など

食事など環境因子の影響を受けるが、細菌叢の固有の特徴は維持される

腸内細菌叢は遺伝的因子と環境因子の影響下に決定される

- 離乳期以後の腸内細菌叢は安定で各個人に特有のパターンをとる。さまざまな環境因子（食事や抗生物質など）が影響するため，種，属レベルでの変化はあるが，少なくとも門レベルで個人を特徴付ける腸内細菌叢は安定性である（図1）。
- 腸内細菌叢の相似性を同一個体の異なる時期に採取した便，双子間，双子と母親，他人間で比較すると，同一個体の異なる時期，双子間，双子と母親間の順に強い相似性を認めた。特に，同一個体の異なる時期のサンプルは強い相似性を示す[4]。
- 一卵性双生児（遺伝的に一致）と二卵性双生児（遺伝的に不一致）の相似性に有意な差がなかったことから，腸内細菌安定性の獲得に遺伝的因子の関与は低い。
- マウスを生後8週までに異なる種類のマウス（遺伝的背景の異なるマウス）のもとに移すと腸内細菌叢の変化が起こるが，8週を超えてから移しても変化が生じない。マウス胎児を外科的に遺伝的背景の異なる母親の子宮に移植して出産させると，生まれたマウスの腸内細菌叢は産みの母親のパターンとなる。
- 腸内細菌叢は，離乳期以に安定化すると各個体に特有のパターンを保持するが，安定化するまでの腸内細菌叢の決定には遺伝的因子と離乳期ころまでの環境因子が関与している。
- 環境因子の影響については，生活をともにしている親子間でそのパターンが類似していることから裏付けられる[4]。

IBDにおけるdysbiosis

- IBD，特にCDでは，腸内細菌叢の構成の変化（dysbiosis）が報告されている。UCの寛解期の腸内細菌叢は健常人に近いが，CDは寛解期でも健常人や寛解期UCとは異なるパターンをとるとする報告が多い。
- CDに関する検討をみると，多くの報告が，細菌叢多様性の減少，adherent/invasive E.coliを含むEnterobacteria科の増加，Firmicutes門（特にClostridium）の減少を示している（図2）。
- 切除標本を用いた検討ではFirmicutes門，Bacteroides門の減少とProteobacteria門，Actinobacteria門の増加を認めた[5]。Firmicutes門の減少はClostridium subcluster XIV aとIVの減少による。E. coliなどのEnterobacteria科を含むProteobacteria門が相対的に増加していた。
- 多くの報告が，CDにおけるFirmicutes門の構成菌の1つであるFaecalibacterium prausnitziiの減少を示しているが[6～9]。この菌は抗炎症作用を示すことから，この菌の減少がCDの発病，悪化につながると推測されている[8]。
- CDの腸内細菌叢でRumminococcus gnavusの増加が示されている[7,10]。上皮細胞を覆う粘液は重要な生体防御機構の1つであるが，この細菌は粘液分解にかかわり，その結果管腔内抗原が上皮細胞や免疫担当細胞と容易に接触して炎

図2 クローン病の腸内細菌叢の変化

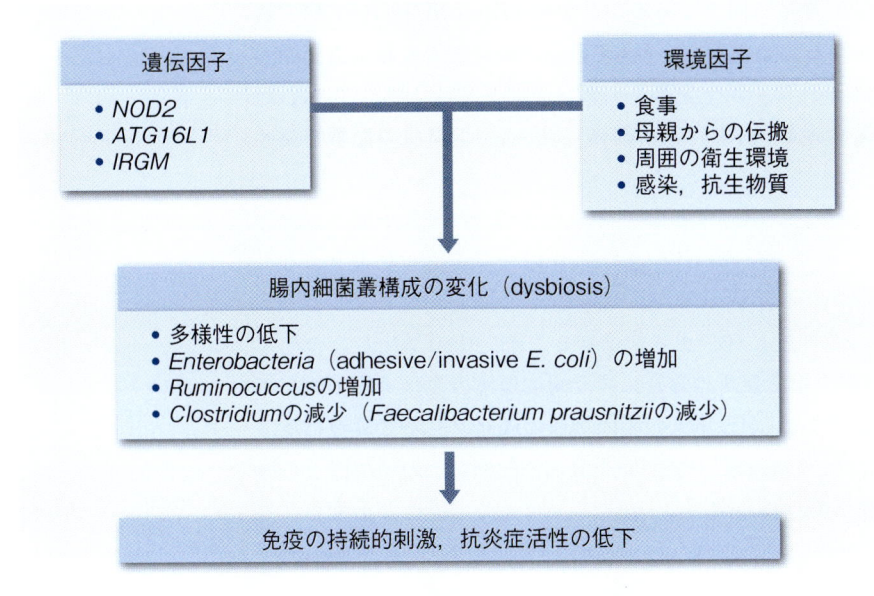

```
┌─────────────────┐        ┌─────────────────┐
│   遺伝因子       │        │   環境因子       │
│ • NOD2          │        │ • 食事           │
│ • ATG16L1       │        │ • 母親からの伝搬  │
│ • IRGM          │        │ • 周囲の衛生環境  │
│                 │        │ • 感染，抗生物質  │
└────────┬────────┘        └────────┬────────┘
         │                          │
         └──────────┬───────────────┘
                    ▼
┌──────────────────────────────────────────────┐
│  腸内細菌叢構成の変化（dysbiosis）              │
│  • 多様性の低下                                │
│  • Enterobacteria（adhesive/invasive E. coli）の増加 │
│  • Ruminocuccusの増加                         │
│  • Clostridiumの減少（Faecalibacterium prausnitziiの減少） │
└──────────────────┬───────────────────────────┘
                   ▼
┌──────────────────────────────────────────────┐
│  免疫の持続的刺激，抗炎症活性の低下              │
└──────────────────────────────────────────────┘
```

症の増悪につながる[7,11]。
- Clostridium cluster ⅣやⅩⅣaに代表されるFirmicutes門は，酪酸などの短鎖脂肪酸の主要な産生菌である。短鎖脂肪酸は，上皮細胞の重要なエネルギー源となるだけでなく，抗炎症作用を発揮する。一方，硫酸塩を減少させる細菌（硫酸還元菌）の増殖は，硫化水素の産生を誘導し上皮細胞の酪酸利用を障害する。
- 生後1年以内の抗生物質の投与が有意にCDの発症率を上げることが報告され[12]，腸内細菌叢の成立の時期の抗生剤による攪乱がCDの発症に関連している可能性がある。

Twin studyの結果明らかになったこと

- 腸内細菌叢の成立には遺伝的因子と環境因子が関与するため，一卵性双生児，二卵双生児を含めたtwin studyが重要と考えられている。さらに，双生児の両方がIBDを発症しているconcordant twinと一方は健康で一方がIBDを発症しているdiscordant twinの腸内細菌叢の比較は遺伝的因子の関与について重要な情報をもたらしてくれる。
- CDを発症した10組の一卵性双生児（concordant 4組，discordant 6組）と8組の健常な一卵性双生児の解析の結果[13]，健常な双生児間の腸内細菌叢は非常に高い相似性を示したが，discordant twin間の腸内細菌叢は全く異なるパターンを示した。concordant twin間も高い相似性を示したが健常人ペアほどではなかった。
- 健常人とCDは異なる腸内細菌叢パターンを示したが，特に小腸型CD（ileal

CD）の腸内細菌叢のパターンは健常人と大きく異なっていた。
- 一卵性双生児間の遺伝的背景は同一であることから，discordant twin間で腸内細菌叢がまったく異なる知見は少なくともCD腸内細菌叢の変化に遺伝的因子の関与は低いと考えられる。新生児期から離乳期は生活をともにしていたと考えられるため，離乳期以後（腸内細菌叢成立後）の生活環境の影響を受けた可能性が高い。

その他

日本では1980年代から爆発的にIBD患者が増加したが，1960年代からの社会環境の変化（例えば冷蔵庫や水洗便所の普及に伴う衛生環境の変化，抗生物質の使用などの医療環境の変化など）が日本人の腸内細菌の成立の段階で影響を及ぼし，さらに食事の欧米化(低食物繊維，高脂肪)や食品添加物などの環境因子が加わって腸内細菌叢の変化に至りIBD増加の一因になっている可能性が示唆される。

文献

1) Sartor RB: Microbial influences in inflammatory bowel diseases. Gastroenterology 2008; 134: 577-94.
2) Camp JG, Kanther M, Semova I, Rawls JF: Patterns and scales in gastrointestinal microbial ecology. Gastroenterology 12009; 36: 1989-2002.
3) 光岡知足：腸内細菌の話．岩波新書, 1978.
4) Turnbaugh PJ, Hamady M, Yatsunenko T, et al: A core gut microbiome in obese and lean twins. Nature 2009; 457: 480-4.
5) Frank DN, St Amand AL, Feldman RA, et al: Molecular-phylogenetic characterization of microbial community imbalances in human inflammatory bowel diseases. Proc Natl Acad Sci USA 2007; 104: 13780-5.
6) Sokol H, Seksik P, Furet JP, et al: Low counts of Faecalibacterium prausnitzii in colitis microbiota. Inflamm Bowel Dis 2009; 15: 1183-9.
7) Joossens M, Huys G, Cnockaert M, et al: Dysbiosis of the faecal microbiota in patients with Crohn's disease and their unaffected relatives. Gut, 2011.
8) Sokol H, Pigneur B, Watterlot L, et al: Faecalibacterium prausnitzii is an anti-inflammatory commensal bacterium identified by gut microbiota analysis of Crohn disease patients. Proc Natl Acad Sci USA 2008; 105: 16731-6.
9) Willing BP, Dicksved J, Halfvarson J, et al: A pyrosequencing study in twins shows that gastrointestinal microbial profiles vary with inflammatory bowel disease phenotypes. Gastroenterology 2010; 139: 1844-1854 e1841.
10) Sartor RB: Genetics and environmental interactions shape the intestinal microbiome to promote inflammatory bowel disease versus mucosal homeostasis. Gastroenterology 2010; 139: 1816-9.
11) Png CW, Linden SK, Gilshenan KS, et al: Mucolytic bacteria with increased prevalence in IBD mucosa augment in vitro utilization of mucin by other bacteria. Am J Gastroenterol 2010; 105: 2420-8.
12) Shaw SY, Blanchard JF and Bernstein CN: Association between the use of antibiotics in the first year of life and pediatric inflammatory bowel disease. Am J Gastroenterol 2010; 105: 2687-92.
13) Dicksved J, Halfvarson J, Rosenquist M, et al: Molecular analysis of the gut microbiota of identical twins with Crohn's disease. ISME J 2008; 2: 716-727.

2. 炎症性腸疾患の病因・病態

腸管免疫

金井隆典　慶應義塾大学医学部消化器内科

POINT
◆ IBDの腸管免疫異常の理解には正常腸管の免疫恒常性の理解が必要である。
◆ 潰瘍性大腸炎とクローン病の免疫異常の共通性と相違性を常に念頭に置く必要がある。
◆ マウスとヒトの腸管免疫の共通性と相違性を留意する必要がある。

正常な腸管免疫の構成細胞と役割

腸管粘膜

- 消化管は口腔から肛門まで約4〜5mの長さがあり，粘膜表面上に分布する粘膜面を広げるとテニスコート1.5面の面積を有するといわれる巨大な臓器である。とりわけ，大腸・小腸が外界と接する面積は膨大で，たった一層の円柱上皮細胞を隔てて膨大な腸内細菌と食餌抗原を含む多くの抗原と対峙している。にもかかわらず，正常な腸管粘膜では炎症誘発を恒常的に抑制し免疫寛容（トレランス）状態を維持している。
- 一方，ひとたびヒトと腸内細菌の良好な共生関係が何らかの原因で破綻すると生体は瞬時に免疫系を活性化し，炎症性腸疾患（inflammatory bowel disease；IBD），すなわち，潰瘍性大腸炎（ulcerative colitis；UC）またはCrohn病（Crohn's disease；CD）へと進展する[1]。

腸管粘膜免疫の構成細胞

- 正常腸管粘膜内には，恒常性を維持するためのさまざまな免疫担当細胞がレジデント細胞として存在している（図1）。

> 大事なことは，生体は平時には腸管に不用意な炎症を引き起こさないように寛容（トレランス）を維持し，何らかのアラートに反応し，瞬時に免疫を惹起する精巧なシステムを腸管粘膜免疫は備えていることである

- 免疫担当細胞は大きく分けて，自然免疫（innate immunity）系と獲得免疫（acquired immunity）系の2タイプの細胞に分けられ，正常腸管粘膜内では主に自然免疫系の細胞が主体を占めている．
- 正常腸管粘膜内の自然免疫系細胞には異物を貪食するマクロファージ細胞と抗原を獲得免疫系細胞に伝達することを専門とする抗原提示細胞（antigen-presenting cell；APC）である樹状細胞（dendritic cell；DC）がある．最近，この2細胞を区別するのではなく，共通の前駆細胞から発生したmonocyte phagocyte system（MPS）細胞として捉える考え方が話題になっている[2]．すなわち，これらの細胞は単に，成熟段階や存在部位の違いによって性質の異なる細胞ではないかと考えられている．
- 正常腸管粘膜内には少数ではあるが，自然免疫系ではnatural killer（NK）細胞，獲得免疫系ではT細胞，B細胞などが存在する．また，自然免疫系と獲得免疫系の両方の性質を有する特殊な細胞として，γδTCR受容体を発現するγδT細胞やT細胞受容体を発現するNK様の細胞，すなわちNKT細胞も少数ながら存在する．しかし，好中球，好酸球，好塩基球，肥満細胞は正常腸管粘

図1 IBDの免疫担当細胞ネットワーク

IBDの発症にはさまざまな細胞，サイトカイン，ケモカインの変化が関与する．

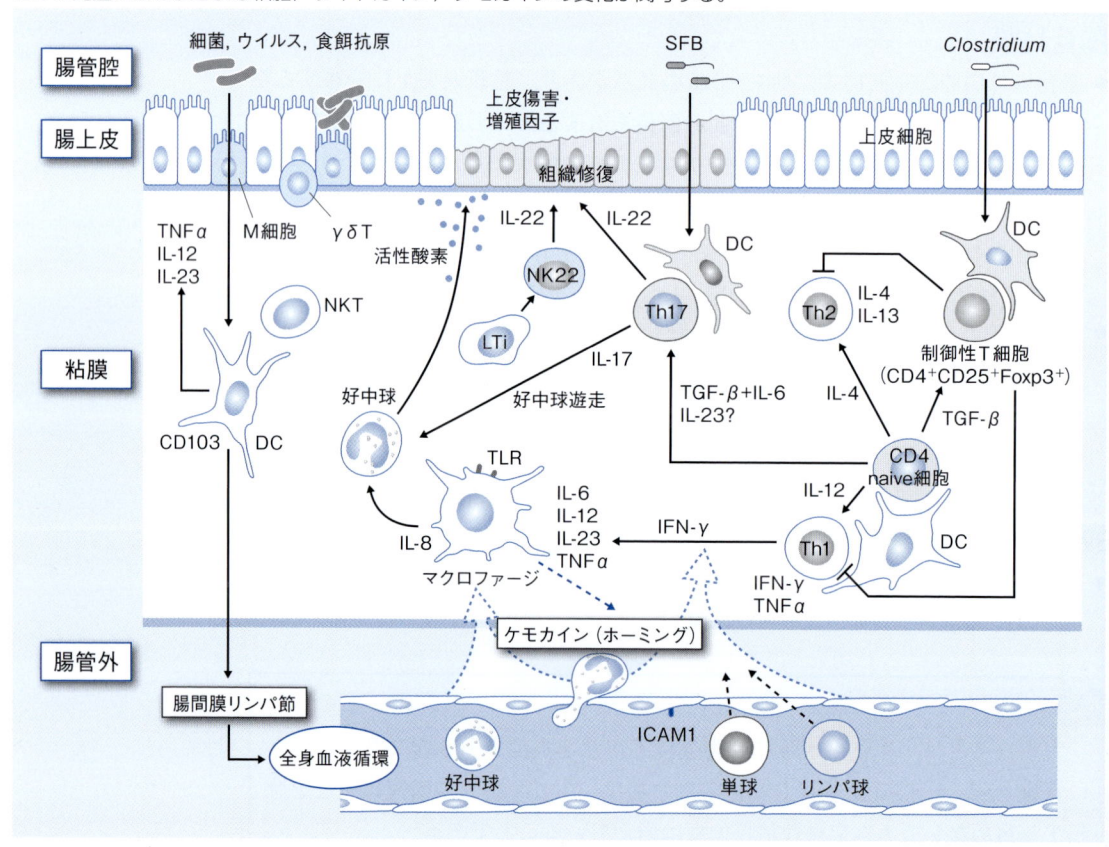

膜内にはほとんど存在しない(図1)。
- 最近，lymphoid tissue inducer (LTi) 細胞が注目されている[3]。LTi細胞は，もともと胎齢期に骨髄から腸管に移入し，パイエル板など腸管関連リンパ組織 (gut-associate lymphoid tissue；GALT) の形成に必須な胎齢期の細胞と考えられてきた。しかし，adult LTi-like細胞という胎齢期のLTi細胞に類似した細胞が，成熟マウス，成人ヒトいずれにおいても存在することがわかってきた。
- adult LTi-like細胞はIL-22を産生する特殊なNK細胞，すなわち，NK-22細胞の前駆細胞と考えられている。また，IBD発症にかかわるLTi-like細胞も最近報告され[4]，現在，innate lymphoid cell (ILC) という新しい細胞集団として注目されている[3]。

腸管粘膜の恒常性メカニズム

- マクロファージ，NK細胞，γδT細胞などは腸管より侵入する微生物などを瞬時に貪食またはパーフォリン分子などの液性因子によって殺傷し，常に免疫反応の引き金が放たれるのを防いでいる。
- 腸管に少数ながら存在するT細胞はほとんどがメモリー細胞である。そのうち，10～20%はFoxp3分子を発現するCD4$^+$CD25$^+$Foxp3$^+$の制御性T細胞 (regulatory T cell；T$_R$またはTreg細胞) である[5]。制御性T細胞はもともと胸腺で産生され，さまざま免疫反応の活性化を抑制する抑制性細胞として発見されたが，腸管で分化した制御性T細胞も存在する。腸管の制御性T細胞は他部位のそれよりもIL-10を高産生する。最近，腸管で誘導される制御性T細胞はクロストリジウム属に属す腸内細菌によって誘導されることが報告されている[6]。
- 正常腸管粘膜ではマクロファージやDCは活性化状態ではなく，いまだ未成熟な状態といえる。これらの未成熟なMPS細胞は抗原提示能に乏しく，また，自ら免疫を抑制するサイトカイン，IL-10やTGF-βを産生して腸管免疫寛容に働いている。これらの未熟なMPS細胞は制御性T細胞やIgA産生B細胞を腸管で誘導する[7]。
- 制御性T細胞同様に，正常腸管にはIL-17を産生するTh17細胞がTh1，Th2細胞とは異なるCD4陽性T細胞として存在する。IL-17には好中球を遊走させる作用があり，細菌感染などを防御するために正常状態でも常駐する細胞と考えられている。Th17細胞はセグメント細菌 (segmented filamentous bacteria；SFB) という腸内細菌によって誘導されることも最近報告されている[8]。
- NK-22細胞は炎症初期にMPS細胞から産生されるIL-23に反応し，大量のIL-22を産生し，腸管粘膜上皮細胞の修復に寄与し，さらなる微生物などの侵入を防いでいる[9]。

IBDにおける腸管免疫異常(表1)

- IBDの成立の基本は前述した腸管における粘膜免疫寛容機構の破綻ととらえることができる(図2)。
- おそらく閾値を超えた大量の腸内細菌の腸管粘膜への侵入によってToll-like受容体を介した自然免疫系の活性化によって，未成熟であったMPS細胞が抗原提示能を獲得し，T細胞など獲得免疫系細胞の抗原特異的な免疫系の成立を引き起こす[10]。

表1 IBDにおける腸管免疫担当細胞の変化

MPS細胞	IBDではMHC，共刺激分子の発現亢進，IL-10/TGF-βからIL-12/IL-23/TNFα産生性へ変化する。しかし，IBDにおけるMPS細胞が正常のMPS細胞から変化した細胞なのか，あるいは腸管外より移入してきたのかは不明である
T細胞	正常ではTreg細胞とTh17細胞は腸内細菌に依存して存在する。IBDでは腸炎惹起性Th1細胞，Th17細胞が出現する。正常で存在するTh17細胞とIBDで出現するTh17細胞との発生過程の違いは不明である
B細胞	ヒトにおいては，正常ではIgA産生形質細胞が主体で，IBDではIgG産生形質細胞が増加する。一方，マウスではIgG産生形質細胞が増加するモデルがほとんどない
NK細胞	IBDではIL-22産生性のNK-22が減少し，IFN-γ産生性のconventional NK細胞が増加する
好中球	正常ではほとんど存在せず，IBDでは腸管外より移入する
上皮細胞	IBDではMHC，共刺激分子の発現亢進，さまざまなサイトカイン，ケモカインを産生し，免疫寛容破綻の最初の変化といえる

MHC：histocompatibility complex(主要組織適合遺伝子複合体)

図2 IBDの免疫異常

自然免疫系が何らかの原因で抑制性から刺激性へと変化する。引き続くThバランスの乱れがIBD発症へと進展する。

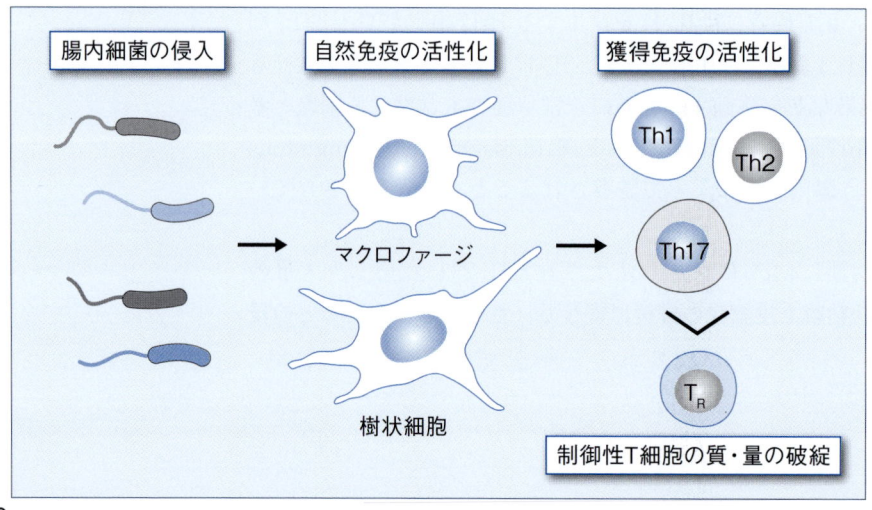

- この際，T細胞は短命なエフェクター細胞ばかりではなく，免疫の記憶，すなわち，長命なメモリー細胞の成立が重要と考えられる。メモリー細胞の成立こそ，IBDの永続性の獲得に重要であるという仮説を筆者らは提唱している[11]。
- ひとたび，バランスが寛容から炎症へと崩れると，制御性T細胞は機能を失う。すなわち，大量の炎症性サイトカイン（サイトカインストーム）に刺激を受けた制御性T細胞は抑制能を失う。
- 興味深いことに，炎症が惹起されると制御性T細胞は抑制能を失うが，サイトカイン（特にエフェクター細胞から産生されるIL-2）刺激によって制御性T細胞自身は増殖する[5]。おそらく，サイトカインストームの終息に伴って，腸管免疫恒常性の維持に再び寄与するものと考えられる。
- これまではTh1細胞またはTh2細胞がIBDの免疫異常に関わっているものと考えられていたが，最近，病因性のTh17細胞が存在することが報告されている[12]。しかし，Th1やTh2細胞との病態形成に関わる関連性や前述の正常状態に常駐するTh17細胞との関連性についても全くわかっていない。
- IBD発症初期には腸管粘膜からさまざまなケモカインの産生亢進に伴って，さまざまな免疫担当細胞が炎症腸管に侵入する。好中球もその1つであるが，IBD病態において好中球は炎症を促進あるいは抑制しているのかは不明である。
- 一般に好中球は炎症局所で侵入する微生物などを殺傷することによって，炎症の遷延を抑制していると考えられる。

UCとCDの相違なる腸管免疫異常

- まれにindeterminate colitisといった分類困難な慢性大腸炎もあるが，UCとCDは臨床的には全く異なる臨床像を呈する疾患と捉えるべきである。これらの違いがいかなる免疫異常の違いで生じるのかについて詳細は不明である。
- 一般にUCはTh2免疫反応が主体で，CDはTh1免疫反応が主体と考えられている[13]。Th1免疫反応はIFN-γを産生する細胞を中心とした細胞性免疫による獲得免疫系の免疫反応であり，Th2免疫反応はIL-4，IL-13を中心とした液性免疫による獲得免疫系の免疫反応である。しかし，両疾患はTh1とTh2免疫反応で厳密に区別することはできないので注意が必要である。
- 現在，抗TNFα抗体によるIBD治療はUC，CDいずれにおいても有効であることが知られている。TNFαは以前ではTh1サイトカインと分類されていたが，いまではIL-1やIL-6同様，pro-inflammatoryサイトカインとして活性化した自然免疫系細胞，獲得免疫系細胞から産生されると考えられている。
- 繰り返すが，UCとCDの決定的相違を説明する免疫異常はまだ発見されていない。

ヒトとマウスの相違なる腸管免疫

- 抗TNFα抗体はヒトIBDではきわめて有効な治療であるが，マウスIBDモデ

ルではあまり実証されていない。マウスモデルで治療候補を探索するリスクを物語っているといえる。抗TNFα抗体製剤は当初，敗血症性ショックの患者さんに治験が試みられたが失敗に終わり，たまたま，重症クローン病患者に実験的に投与され有効性が示された経緯がある。

- マウスIBDモデル系で治療実験というものの多くは予防的投与である。実臨床ではすでに発症した患者に治療薬を投与するわけであるので，この点を十分に留意してデータを読むことが肝要である[14]。
- マウスとヒトの相違だけでなく，それぞれに共生する腸内細菌フローラの構成もきわめて異なることも留意する必要がある。したがって，プロバイオティクスの開発には安全性を十分に配慮したヒトでの効果の実証と免疫学的メカニズムの解明が求められる。
- 腸管粘膜構成細胞の細胞表面マーカーの違いにも注意する必要がある。例えば，マウスDC細胞の代表的なマーカーであるCD11c分子はヒトDCのマーカーにはまったく使用できない。また，マウスNK細胞ではNKp46$^+$NKp44$^-$がNK-22細胞であるが，ヒトNK細胞では全く逆でNKp46$^-$NKp44$^+$細胞がそれである[15]。すなわち，マウスの免疫学を盲目的にヒトへ流用することは，ときに大変な間違いをもたらすことがある。

文献

1) Mowat AM: Anatomical basis of tolerance and immunity to intestinal antigens. Nat Rev Immunol 2003; 3: 331-41.
2) Geissmann F, Manz MG, Jung S, et al: Development of monocytes, macrophages, and dendritic cells. Science 2010; 327: 656-61.
3) Spits H, Di Santo JP: The expanding family of innate lymphoid cells: regulators and effectors of immunity and tissue remodeling. Nat Immunol 2011; 12: 21-7.
4) Buonocore S, Ahern PP, Uhlig HH, et al: Innate lymphoid cells drive interleukin-23-dependent innate intestinal pathology. Nature 2010; 464: 1371-5.
5) Makita S, Kanai T, Oshima S, et al: CD4$^+$CD25^{bright} T cells in human intestinal lamina propria as regulatory cells. J Immunol 2004; 173: 3119-30.
6) Atarashi K, Tanoue T, Shima T, et al: Induction of colonic regulatory T cells by indigenous Clostridium species. Science 2011; 331: 337-41.
7) Denning TL, Wang YC, Patel SR, et al: Lamina propria macrophages and dendritic cells differentially induce regulatory and interleukin 17-producing T cell responses. Nat Immunol 2007; 8: 1086-94.
8) Ivanov II, Atarashi K, Manel N, et al: Induction of intestinal Th17 cells by segmented filamentous bacteria. Cell 2009; 139: 485-98.
9) Colonna M: Interleukin-22-producing natural killer cells and lymphoid tissue inducer-like cells in mucosal immunity. Immunity 2009; 31: 15-23.
10) Xavier RJ, Podolsky DK: Unravelling the pathogenesis of inflammatory bowel disease. Nature 2007; 448: 427-34.
11) Kanai T, Nemoto Y, Tomita T, et al: Persistent retention of colitogenic CD4$^+$ memory T cells causes inflammatory bowel diseases to become intractable. Inflamm Bowel Dis 2009; 15: 926-34.
12) Sarra M, Pallone F, Macdonald TT, Monteleone G: IL-23/IL-17 axis in IBD. Inflamm Bowel Dis 2010; 16: 1808-13.
13) Podolsky DK: Inflammatory bowel disease. N Engl J Med 2002; 347: 417-29.
14) Strober W, Fuss IJ, Blumberg RS: The immunology of mucosal models of inflammation. Annu Rev Immunol 2002; 20: 495-549.
15) Takayama T, Kamada N, Chinen H, et al: Imbalance of NKp44$^+$NKp46$^-$ and NKp44$^-$NKp46$^+$ natural killer cells in the intestinal mucosa of patients with Crohn's disease. Gastroenterology 2010; 139: 882-92.

2. 炎症性腸疾患の病因・病態

組織修復・再生

那須野正尚, 有村佳昭　札幌医科大学第一内科
今井浩三　東京大学医科学研究所先端医療研究センター癌制御分野

POINT

◆ 傷害腸管における組織修復・再生機構の解明には, 腸管上皮細胞の分化・増殖機構, すなわち「腸上皮幹細胞ヒエラルキー」の解明が不可欠である. 最近の再生医学研究の進歩により, 腸上皮幹細胞の同定・分離培養や分化制御機構の解明が進んでいる.

◆ 一方, 骨髄由来細胞が腸管上皮の修復・再生に及ぼす影響, すなわち「骨髄−腸管連関」も注目されている.

◆ これらの基礎研究成果が, 近い将来, 炎症性腸疾患 (inflammatory bowel disease, 以下IBD) に対する新規再生治療や根治療法開発へ翻訳される可能性が極めて高く, 注目すべきテーマとなっている.

　本項では, 腸上皮幹細胞の最新の知見と, 骨髄間葉系幹細胞 (mesenchymal stem cell ; MSC) を用いたIBDに対する新規治療法開発に関する筆者らの知見を中心に述べる.

腸管上皮細胞の由来

- 外界に直接接する腸管粘膜は, 食物の消化や吸収だけでなく, 生体防御, 免疫制御, 組織修復などのさまざまな機能を有する活動性の器官である.
- 大腸, 小腸を構成する腸管上皮細胞は数日で細胞が入れ替わり, 生体内で最も活発な細胞分裂を呈し, 本来高い組織修復能力を備えているが, その分化・増殖機構に関する詳細は明らかではなかった.
- 近年, 腸上皮細胞の供給源である腸上皮幹細胞の同定, その培養技術が確立され[1], マウスでは, 腸上皮幹細胞から小腸および大腸におけるすべての腸上皮構成細胞を *in vitro* で分化, 培養することが可能となった.

腸上皮幹細胞の同定

- 腸上皮幹細胞は自己複製能・多分化能を有し，吸収上皮細胞・杯細胞・内分泌細胞・パネート細胞の4種類の細胞に分化する。Lgr5[2]，Bmi1[3]，Prominin1[4] などの腸管上皮細胞の分化マーカーに関する報告が散見され，いずれも陰窩底部の特定領域を起源とし分化とともに絨毛側へ移動していくといわれている。

- 近年，パネート細胞に挟まれた形で存在するcrypt base columnar cell（CBC細胞）において，この細胞に特異的に発現するLgr5遺伝子を利用した遺伝学的な細胞系譜の追跡により，CBC細胞が永続的に自己複製と分化細胞の産生を行っていることが判明[1]し，CBC細胞（Lgr5幹細胞）が腸管上皮幹細胞であることが有力となった(図1)。

> 最近の報告[5]ではLgr5幹細胞が対称性分裂（1つの幹細胞が分裂により2つの幹細胞になる）により陰窩底部に残る細胞のみが幹細胞機能を保持し，この領域から排出された細胞は分化していくといわれている。この陰窩底部に幹細胞機能を維持するための微小循環（ニッチ）が存在していることが推測されていたが，Lgr5幹細胞を挟むようにして存在するパネート細胞自体がその幹細胞ニッチであるとの報告[6]もあり，腸管上皮細胞の分化機構の解明が進んでいる。

図1　Crypt内における腸上皮幹細胞の分化機序

腸上皮幹細胞マーカーの発現部位はLgr5とBmi1では異なり，Lgr5は陰窩最底部であるのに対しBmi1は陰窩最底部より4番目の細胞（+4 label-retaining cells：LRCs）を起源としている。このことは腸上皮幹細胞がheterogeneousである可能性も示唆している。これらが分化した細胞がTA細胞を経て吸収上皮細胞，杯細胞，内分泌細胞などの腸管上皮細胞を形成するといわれている。

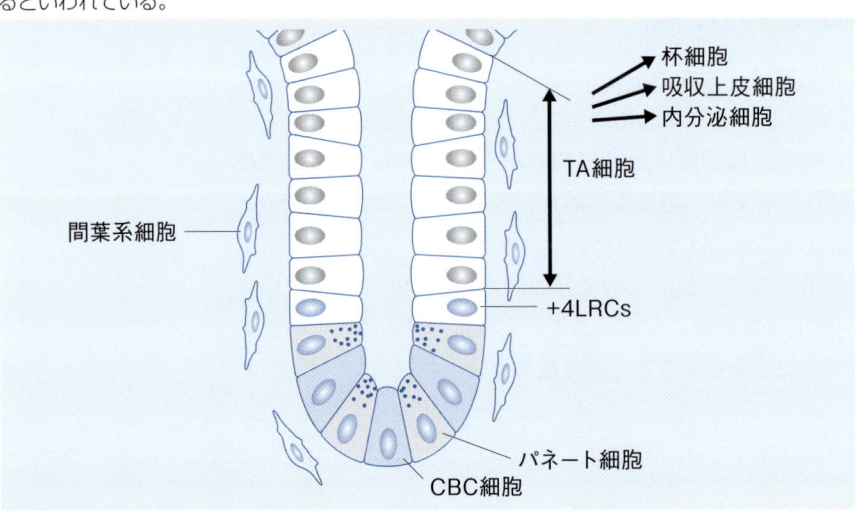

CBC細胞：cyrpt base columnar cell，+4LRCs：label-retaining cells，
TA細胞：transit amplifying cell

粘膜修復・再生に及ぼす骨髄の役割

- 前述のように，「腸上皮幹細胞ヒエラルキー」が徐々に解明されるなか，その増殖・分化における骨髄由来細胞の関与が指摘されている。

> Okamotoらの報告[7]では，異性間（男性ドナーおよび女性のレシピエント）における骨髄移植のFISH解析により，腸管上皮細胞に血球系以外のドナー由来Y染色体陽性細胞を認め，これらは主に，吸収上皮細胞を除く3種類の分泌細胞に認められた。また，GVHD後の傷害腸管の回復期においてその数が著増した。一方，骨髄由来細胞が腸上皮幹細胞と細胞癒合を生じて腸管上皮細胞に分化するという報告[8]もあり，いずれにしても腸管上皮の修復・再生に腸管外の制御機構，すなわち「**骨髄−腸管連関**」が重要であることを示唆している。

- IBDに対する造血幹細胞移植後の寛解維持の報告[9]が集積されつつあり，その有効性機序は，従来，移植による自己反応性のT細胞の除去などのいわゆる「**免疫学的リセット**」と考えられてきたが，筆者らは，それと同時に骨髄由来細胞に起因する粘膜修復・再生の効果が重要であると考えている。

粘膜修復再生への応用

- 近年の幹細胞研究の知見に基づき，今後の再生医療への応用が期待されるものとして，前述の腸上皮幹細胞やMSCなどが挙げられる。
- 腸上皮幹細胞は，最近，マウスにおいて分離・培養系技術が確立され，*in vitro*での陰窩構造の構築も可能である[2]。将来，ヒトへの応用が可能となれば，正常部位より採取した幹細胞を培養し傷害部位へ生着させることで組織修復の為の幹細胞供給源になる可能性がある。
- MSCは，現在すでに再生医療のソースとして着目されている。ラットMSCを用いた筆者らの研究室における検討では，急性期腸炎に対するMSCの移植効果は認められず，ブスルファン（BU）骨髄不全下に惹起した腸炎においてのみ有効であった。MSCは，BUにより腸上皮細胞域への生着が促進され，IECのアポトーシス抑制，細胞回転促進，タイトジャンクション再構成によるバリア機能の回復に寄与した[11]。回復期腸炎では，MSCは筋線維芽様細胞に分化して粘膜固有層間質に生着し，未熟再生上皮細胞の杯細胞への分化と粘膜修復反応を促進した[12]。
- いずれにしても，レシピエント腸管組織へのMSC生着数は非常に少なく，MSCの生着，増殖，分化する細胞源としての作用以外にMSC由来液性因子がパラクリン作用を介して腸炎の回復や粘膜修復に寄与している可能性が想定された。

● MSCを用いた粘膜再生治療

- 前述の仮説をもとに筆者らの研究室では，さまざまな条件下でのMSC培養上清（MSC conditioned medium；MSC-CM）を回収，濃縮し，ラットDSS（dextran sulfate sodium）腸炎モデルへ静脈投与することによる治療効果を検討した．その結果，MSC-CM投与により腸炎の回復促進と腸管上皮細胞の増殖，生存シグナルの活性化，アポトーシス抑制効果を認め，含有する生理活性物質の腸上皮再生への寄与が示唆された．
- MSC-CM組成に関しては現在解析中であるが，血管内皮細胞増殖因子（vascular endothelial growth factor；VEGF），単球走化活性因子（monocyte chemoattractant protein-1；MCP-1）などのgut trophic factorを豊富に含有し，これらが相乗的に腸上皮幹細胞に直接作用したと考えられる（図2）．
- 今後，MSC-CMの有効成分の抽出や分子調節機構の解明が必要ではあるが，再生医療への応用が期待される．

◎ ◎ ◎

- 炎症性腸疾患に対する現在の治療法は，分子標的治療を中心とした抗炎症作用が主体であるが，病態の根本的な解決とはいえず，コントロール困難な難治例も存在する．長期の緩解維持あるいは治癒のためには「**抗炎症**」と「**再生**」の両面からのアプローチが必要である．
- さらに，腸管粘膜の分化・増殖に関する分子機構解明は炎症性発癌の抑制にも寄与するため，IBDにおける再生治療の果たす役割は，今後きわめて重要である．

図2 MSC-CMの腸上皮再生に及ぼす作用

最適条件下において培養されたMSC-CMを投与されたラットDSS腸炎モデルは，体重の回復やdisease activity index（DAI）の改善に有意差を認め，その有効性の機序は豊富に含有されるVEGFの血管新生作用やMCP-1によるマクロファージの炎症性サイトカイン産生抑制，さらに生存シグナル活性化により腸上皮再生に寄与していることが示された．

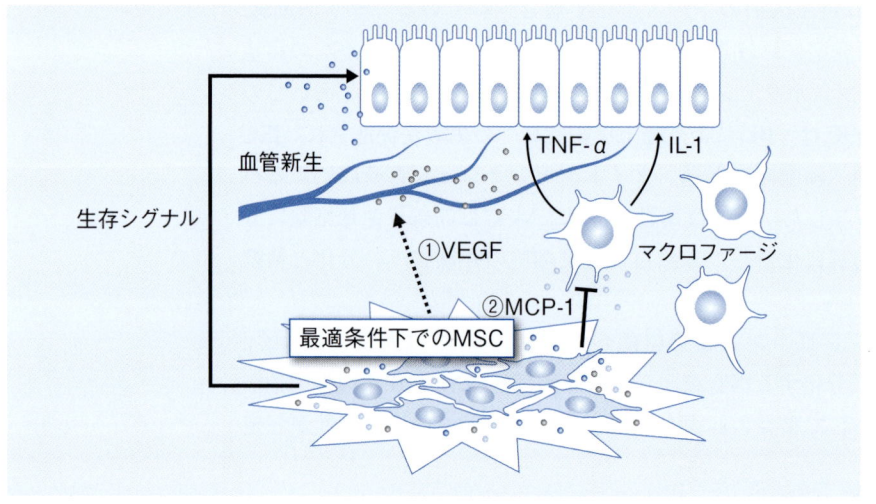

文　献

1) Barker N, van Es JH, Kuipers J, et al: Identification of stem cells in small intestine and colon by marker gene Lgr5. Nature 449; 2007: 1003-7.
2) Sato T, Vries RG, Snippert HJ, et al: Single Lgr5 stem cells build crypt-villus structures in vitro without a mesenchymal niche. Nature 459; 2009: 262-5.
3) Sangiorgi E, Capecchi MR: Bml1 is expressed in vivo in intestinal stem cells. Nat Genet 40; 2008: 915-20.
4) Zhu L, Gibson P, Currle DS, et al: Prominin 1 marks intestinal stem cells that are susceptible to neoplastic transformation. Nature 457; 2009: 603-7.
5) Snippert H J, van der Flier L G, Sato T: Intestinal crypt homeostasis results from neutral competition between symmetrically dividing Lgr5 stem cells. Cell 143; 2010: 134-44.
6) Sato T, Van Es J H, Snippert H J, et al: Paneth cells constitute the niche for Lgr5 stem cells in intestinal crypts. Nature 469; 2011: 415-8.
7) Okamoto R, Yajima T, Yamazaki M, et al: Damaged epithelia regenerated by bone marrow-derived cells in the human gastrointestinal tract. Nat Med 8; 2002: 1011-7.
8) Rizvi AZ, Swain JR, Davies PS, et al: Bone marrow-derived cells fuse with normal and transformed intestinal stem cells. Proc Natl Acad Sci USA 2006; 103(16): 6321-5.
9) Oyama Y, Craig RM, Traynor AE, et al: Autologous hematopoietic stem cell transplantation in patients with refractory Crohn's disease. Gastroenterology 2005; 128: 552-63.
10) Yabana T, Arimura Y, Tanaka H, et al: Enhancing epithelial engraftment of rat mesenchymal stem cells restores epithelial barrier integrity. J Pathol 2009; 218: 350-9.
11) Tanaka H, Arimura Y, Yabana T, et al: Myogenic lineage differentiated mesenchymal stem cells enhance recovery from dextran sulfate sodium-induced colitis in the rat. J Gastroenterol 2011; 46(2): 143-52.

Ⅲ
炎症性腸疾患の診断

3. 炎症性腸疾患の診断/潰瘍性大腸炎

診断基準と重症度

松井敏幸　福岡大学筑紫病院消化器内科

POINT

◆ 潰瘍性大腸炎 (ulcerative colitis; UC) は慢性の炎症性腸疾患であり、近年罹患患者の増加傾向が著しい。しかし、UCの根本原因が不明であるため、診断の決め手にかける。

◆ UCの診断は、多くの疾患を鑑別したうえで成立する。基本的には海外の診断基準とは同様であり、臨床症状と内視鏡像 (X線検査所見) と組織像を合わせて診断が確立する。

◆ わが国では、内視鏡診断が発達しているため、多くの疾患が発見され、新たな記載が追加されている状況にある。

- 本項では、近年の診断基準の改訂[1]とその解説を中心に述べてみたい。
- 平成22年、厚生労働科学研究費補助金難治性疾患克服研究事業「難治性炎症性腸管障害に関する調査研究」班では、潰瘍性大腸炎の診断基準改訂 (案) が作成された[1]。その基準案は、平成15年の診断基準改訂 (案) を一部改訂した。その趣旨は、以前の診断基準の大幅改訂は必要ないため、最近確立した診断に関する内容や文言修正を取り入れることにあった。すなわち、次の項目が新たに書き加えられた。
①初発例の診断項目、
②早期病変の診断 (アフタ様病変主体の例の存在)、
③Indeterminate colitis の記載、
④胃十二指腸病変の記載、
⑤術後回腸嚢炎の記載、
⑥難治例の定義、である。

定義

- 主として粘膜を侵し、しばしばびらんや潰瘍を形成する大腸の原因不明のびまん性非特異性炎症である。
- WHOのCouncil for International Organization of Medical Science (CIOMS)

医科学国際組織委員会(1973年)で定められた名称と概念は，次の通りである。すなわち，「主として粘膜と粘膜下層を侵す，大腸，特に直腸の特発性，非特異性の炎症性疾患。30歳以下の成人に多いが，小児や50歳以上の年齢層にもみられる。原因は不明で，免疫病理学的機序や心理学的要因の関与が考えられている。通常血性下痢と種々の程度の全身症状を示す。長期にわたり，かつ大腸全体を侵す場合には悪性化の傾向がある。」と述べられている[1]。

診断の手順

- 慢性の粘血・血便などがあり本症が疑われるときには，放射線照射歴，抗生物質服用歴，海外渡航歴などを聴取するとともに，細菌学的・寄生虫学的検査を行って感染性腸炎を除外する。
- 次に直腸あるいはS状結腸内視鏡検査を行って本症に特徴的な腸病変を確認する。この際，生検を併用する。
- これだけの検査で多くは診断が可能であるが，必要に応じて注腸X線検査や全大腸内視鏡検査などを行って，腸病変の性状や程度，罹患範囲などを検査し，同時に他の疾患を除外する。

診断基準

- 次のa)のほか，b)のうちの1項目，およびc)を満たし，下記の疾患が除外できれば，確診となる(表1)[1]。
  a) 臨床症状：持続性または反復性の粘血・血便，あるいはその既往がある。
  b) ①内視鏡検査，②注腸X線検査の定型的異常像。
  c) 生検組織学的検査：活動期では粘膜全層にびまん性炎症性細胞浸潤，陰窩膿瘍，高度な杯細胞減少が認められる。いずれも非特異的所見であるので，総合的に判断する。寛解期では腺の配列異常(蛇行・分岐)，萎縮が残存する。上記変化は通常直腸から連続性に口側にみられる。
- b, c)の検査が不十分，あるいは施行できなくとも切除手術また剖検により，肉眼的および組織学的に本症に特徴的な所見を認める場合は，さらに多くの感染症と炎症性疾患が除外できれば，確診とする(表2)[1]。

注意すべき点

- まれに血便に気付いていない場合や，血便に気付いてすぐに来院する(病悩期間が短い)場合もあるので注意を要する。
- 所見が軽度で診断が確実でないものは「疑診」として取り扱い，後日再燃時などに明確な所見が得られたときに本症と「確診」する。
- さらに，indeterminate colitisが規定されている。すなわち，クローン病と潰瘍性大腸炎の両疾患の臨床的，病理学的特徴を合わせもつ，鑑別困難例。経過観察により，いずれかの疾患のより特徴的な所見が出現する場合がある[1]。

表1 潰瘍性大腸炎診断基準改訂(案)

1. 必須項目	2. 形態的項目
A. 臨床症状 　持続性,反復性の粘血便(既往) B. 生検組織学的検査 　活動期:粘膜全層にびまん性炎症細胞 　　浸潤,陰窩膿瘍,杯細胞減少;以上 　　を総合的に判断 　寛解期:腺の配列異常(蛇行・分岐), 　　萎縮;以上が直腸より連続的に存在	a. 内視鏡検査 　びまん性罹患,血管透見像消失,粗糙, 　顆粒状,易出血性,粘液膿性分泌物, 　びらん,潰瘍 b. 注腸X線検査 　びまん性粗糙,顆粒状粘膜,びらん, 　潰瘍,偽ポリポーシス,ハウストラ消 　失,腸管狭小化
注　indeterminate colitis:クローン病と潰瘍性大腸炎の両疾患の臨床的,病理学的特徴を合わせもつ,鑑別困難例。経過観察により,いずれかの疾患のより特徴的な所見が出現する場合がある	

血便がないこともある。症状が軽度な場合には疑診として取り扱う
(松井敏幸:潰瘍性大腸炎の診断基改訂(案)難治性炎症性腸管障害に関する調査研究班(渡辺班)平成21年度分担研究報告書,p484-8.より引用)

表2 潰瘍性大腸炎診断に際し除外する疾患

感染性腸炎	非特異性腸炎
細菌性赤痢 アメーバ赤痢 大腸結核 キャンピロバクター腸炎 サルモネラ腸炎 クラミジア腸炎,など	クローン病 放射線照射性大腸炎 薬剤性大腸炎 リンパ濾胞増殖症 虚血性大腸炎 腸管Behçet病

(松井敏幸:潰瘍性大腸炎の診断基改訂(案)難治性炎症性腸管障害に関する調査研究班(渡辺班)平成21年度分担研究報告書,p484-8.より引用)

病態(病型・病期・重症度)の分類

病変の拡がりによる病型分類

- 全大腸炎(total colitis),左側大腸炎(left-sided colitis)と直腸炎(proctitis),右側あるいは区域性大腸炎(right-sided or segmental colitis)に分ける。
- 左側大腸炎は,病変の範囲が脾彎曲部を越えていないもの。直腸炎は,前述の診断基準を満たしているが,内視鏡検査により直腸S状部(rectosigmoid;RS)の口側に正常粘膜を認めるもの。右側あるいは区域性大腸炎は,クローン病や大腸結核との鑑別が困難で,診断は経過観察や切除手術または剖検の結果を待たねばならないこともある。

> さらに注意すべき点として,胃十二指腸にびまん性炎症が出現することがある[1]。

病期の分類

- 活動期（active stage）と寛解期（remission stage）に分けられ，活動期は血便を訴え，内視鏡的に血管透見像の消失，易出血性，びらん，または潰瘍などを認める状態。
- 寛解期は血便が消失し，内視鏡的には活動期の所見が消失し，血管透見像が出現した状態を指す。

臨床的重症度による分類

- UCの重症度は，治療法選択に極めて重要なパラメーターであり[2]，そのなかには内視鏡所見を含むものと含まないものがある[1,3,4]。
- 海外とわが国では重症判定基準は大きくは異ならない。厚労省班研究の重症度診断基準は，排便回数，顕血便，発熱，頻脈，貧血，赤沈値により軽症（mild），中等症（moderate），重症（severe）に分類される（表3）[1]。軽症例は，表中（3）〜（5）の（−）とは37.5℃以上の発熱がない，90／分以上の頻脈がない，Hb 10g/dL以下の貧血がない，場合である。また，重症とは(1)および(2)の他に全身症状である(3)または(4)のいずれかを満たし，かつ6項目のうち4項目以上を満たすものとする。軽症は6項目すべて満たすものとする。上記の重症と軽症との中間にあたるものを中等症とする。
- 重症のなかでも特に症状が激しく重篤なものを劇症とし，発症の経過により，急性劇症型と再燃劇症型に分ける。劇症の診断基準は以下の5項目をすべて満たすものとする。
  ①重症基準を満たしている
  ②15回／日以上の血性下痢が続いている
  ③38℃以上の持続する高熱がある

表3 潰瘍性大腸炎の重症度分類（厚労省分類）

	重症	中等症	軽症
(1)排便回数	6回以上	重症と軽症との中間	4回以下
(2)顕血便	(＋＋＋)		(＋)〜(−)
(3)発熱	37.5℃以上		なし
(4)頻脈	90／分以上		なし
(5)貧血	Hb 10g/dL以下		なし
(6)赤沈	30mm／時以上		正常

注：
- 重症とは(1)および(2)の他に全身症状である(3)または(4)のいずれかを満たし，かつ6項目のうち4項目以上を満たすものとする
- 軽症は6項目すべてを満たすものとする
- 劇症の診断基準：以下の5項目をすべて満たすもの
  ①重症基準を満たしている。　②15回／日以上の血性下痢が続いている
  ③38℃以上の持続する高熱がある　④10,000/mm³以上の白血球増多がある
  ⑤強い腹痛がある

- ④10,000/mm³以上の白血球増多がある
- ⑤強い腹痛がある
- わが国の分類は，Truelove-Witts分類をもとに改変されている[5]。その他にいくつかの重症度分類が用いられている。それは，治療反応性を検出するためである。主にMayo score[6](表4)，Seo's index[7](表5)，Rachmilewitz score(表6)[8]やLichtiger score[9](表7)などが用いられる。

活動期内視鏡所見による分類

- 内視鏡検査はUCの診断で重要であり，その重要度も治療に直接反映される。すなわち，軽度(mild)，中等度(moderate)と強度(severe)の3段階に分ける。
- この内視鏡診断基準のうち，軽症は，血管透見像消失，粘膜細顆粒状，発赤，アフタ，小黄色点，よりなる。中等症は，粘膜粗糙，びらん，小潰瘍，易出血性(接触出血)，粘血膿性分泌物付着，よりなる。強度は，広汎な潰瘍や著明な自然出血がある場合と規定する。内視鏡的に観察した範囲で最も所見の強いところで診断する。

表4 disease activity index score(DAI score)

1．排便回数	0(通常)，1(通常より1〜2回多い)，2(通常より3〜4回多い)，3(通常より5回以上多い)
2．血便	0(なし)，1(わずか)，2(明らか)，3(ほとんど血液)
3．内視鏡所見(Baron分類)	0(正常)，1(軽症)，2(中等症)，3(重症)
4．医師の全般的評価	0(正常)，1(軽症)，2(中等症)，3(重症)

(Sutherland LR: 5-Aminosalicylic enema in the treatment of distal colitis, proctosigmoiditis, and proctitis. Gastroenterology 1987; 92: 1894-8. より引用)

表5 SeoのUC活動性指標(以下UCAI)

		点数	係数
X_1	血便		$\times 60 = Y$
	わずか〜なし	0	
	あり	1	
X_2	排便回数(/日)		$\times 13 = Y_2$
	$\leqq 4$	1	
	5〜7	2	
	$8 \leqq$	3	
X_3	血沈(mm/時)		$\times 0.5 = Y_3$
X_4	Hb(g/dL)		$\times -4 = Y_3$
X_5	albumin(g/dL)		$\times -15 = Y_4$
	定数		200
	活動指数 $= \sum_{i=1}^{5} Yi + 200$		

(Seo M. et al: An index of disease activity in patients with ulcerative colitis. Am J Gastroenterol 1992; 87: 971-6. より引用)

表6 clinical activity index（Rachmilewitz' score, clinical section）

項目	スコア				
	0	1	2	3	4
1. 便の回数/週	＜18	18〜35	36〜60	＞60	—
2. 血便（週平均）	なし	—	多少	—	多数
3. 医師による状態評価	good	average	poor	very poor	—
4. 腹痛/痙攣	なし	軽症	中等症	重症	—
5. 大腸炎による体温（℃）	37〜38	—	—	＞38	—
6. 特徴的な症状の発現（each rated 3 points）	—	—	—	虹彩炎, 紅斑, 結節性紅斑, 関節炎	—
7. 検査所見	—	ESR＞50 in 1st hr	ESR＞100 in 1st hr	—	hemoglobin＜100 g/L

total score = sum of the item scores

*ESR：erythrocyte sedimentation rate

（Rachmilewitz D: Coated mesalamine（5-aminosalicylic acid）versus sulphasalazine in the treatment of active ulcerative colitis; a randomized trial. Br Med J 1989; 273: 82-6. より引用）

表7 Lichtiger Index

項目	スコア					
	0	1	2	3	4	5
1. 下痢（1日の回数）	0〜2	3 or 4	5 or 6	7〜9	10	—
2. 夜間の下痢	no	yes	—	—	—	—
3. 顕血便（% of movements）	0	＜50	＞50	100	—	—
4. 便失禁	なし	あり	—	—	—	—
5. 腹痛/痙攣	なし	軽症	中等症	重症	—	—
6. 一般的健康度	perfect	very good	good	average	poor	—
7. 腹部圧痛	なし	軽症または部分的	軽症〜中等症, 広範性	重症, 反動痛	—	—
8. 下痢止め薬の必要性	なし	あり	—	—	—	—

total score = sum of the item scores

（Lichtiger S. et al: Cyclosporine in severe ulcerative colitis refractory to steroid therapy. N Engl J Med 1994; 330. 1841-5. より引用）

- 内視鏡検査は前処置なしで短時間に施行し，必ずしも全大腸を観察する必要はない。ただし，最近は研究や治験では，上記分類よりRachmilewitz内視鏡分類[8]（表8）とBaron内視鏡分類（表9）を使用することが多い[10]。両者の内容を記しておく。また，Blackstone内視鏡分類[11]やMatts内視鏡分類[12]もときに用いられる。内視鏡所見と分類は別項目で取り上げられるので詳細は省く。

表8 Rachmilewitzの内視鏡分類

項目	スコア			
	0	1	2	4
1. 顆粒像（反射光による判定）	なし	—	あり	—
2. 血管透見像	正常	弱い/乱れ	まったくない	—
3. 粘膜の脆弱性	なし	—	軽度（接触出血）	高度（自然出血）
4. 粘膜障害（粘液，ファブリン，滲出物，びらん，潰瘍）	なし	—	軽度	高度
全スコア：各スコアの合計				

(Rachmilewitz D; Coated mesalamine（5-aminosalicylic acid）versus sulphasalazine in the treatment of active ulcerative colitis: a randomized tral. Br Med J 1989; 273: 82-6. より引用）

表9 Baronの内視鏡分類

項目	スコア
1. 正常あるいは緩解期：平坦な粘膜，正常血管透見像，自然出血なし，接触出血なし	0
2. 軽度（異常だが非出血性，スコア0～スコア2の中間）：発赤，血管透見減少，軽度易出血性	1
3. 中等度：強発赤，血管透見消失，びらん，軽い接触による出血，自然出血なし（内視鏡検査前に）	2
4. 重症：自然出血が内視鏡検査前にある，明らかな潰瘍，接触出血もある	3

(Baron JH, et al: Variation between observers in describing mucosal appearances in proctocolitis. Br Med J 1964; 298: 89-92. より引用）

臨床経過による分類

- 再燃寛解型（relapse-remitting type），慢性持続型（chronic continuous type），急性劇症型（急性電撃型，acute fulminating type），と初回発作型（first attack type）に分けられる。
- 慢性持続型は初回発作より6カ月以上活動期にあるもの。急性劇症型（急性電撃型）は極めて激烈な症状で発症し，中毒性巨大結腸症，穿孔，敗血症などの合併症を伴うことが多い。初回発作型は発作が1回だけのもの，しかし将来再燃をきたし，再燃寛解型となる可能性が大きい。

病変の肉眼所見による特殊型分類

- 偽ポリポーシス型と萎縮性大腸炎型に分ける。

治療反応性に基づく難治性潰瘍性大腸炎の定義

- 治療法を選択し，さらに強力な治療に進む，あるいは手術を選択する場合には，難治性UCに該当するか否かの判定が重要である。

- 以下の2条件が難治にあたる。すなわち，
  1. 厳密なステロイド療法にありながら，次のいずれかの条件を満たすもの。
     ① ステロイド抵抗例（プレドニゾロン1～1.5mg/kg/日の1～2週間投与で効果がない）。
     ② ステロイド依存例（ステロイド漸減中の再燃）。
  2. ステロイド以外の厳密な内科的治療下にありながら，頻回に再燃を繰り返すあるいは慢性持続型を呈するもの。

回腸嚢炎の診断基準

- 回腸嚢炎（pouchitis）は，自然肛門を温存する大腸（亜）全摘術を受けた患者の回腸嚢に発生する非特異的炎症である。原因は不明であるが，多くは潰瘍性大腸炎術後に発生し，家族性大腸腺腫症術後の発生は少ないことより，潰瘍性大腸炎の発症機序との関連が推定されている。
- 本症の診断基準は，
  a) 臨床症状：①排便回数の増加，②血便，③便意切迫または腹痛，④発熱（37.8℃以上）
  b) 内視鏡検査所見
     軽度　：浮腫，顆粒状粘膜，血管透見像消失，軽度の発赤
     中等度：アフタ，びらん，小潰瘍，易出血性，膿性粘液
     重度　：広範な潰瘍，多発性潰瘍，びまん性発赤，自然出血

などが挙げられる[1]。詳細な診断基準は別項目で述べられるので省略する。

文献

1) 松井敏幸：潰瘍性大腸炎の診断基改訂（案）．難治性炎症性腸管障害に関する調査研究班（渡辺班）平成21年度分担研究報告書, p484-8.
2) エビデンストコンセンサスを統合した潰瘍性大腸炎の診療ガイドライン．難治性炎症性腸管障害に関する調査研究班，プロジェクト研究グループ．2006, 日本医療情報サービスMinds（http://minds.jcqhc.or.jp）に公表．
3) 松井敏幸，平井郁仁：炎症性腸疾患の疾患活動性評価指標集．難治性炎症性腸管障害に関する調査研究（渡辺班），平成21年度分担研究報告書別冊, 2010.
4) 松井敏幸，和田陽子，平井郁仁，ほか：炎症性腸疾患の治療と内視鏡—内視鏡所見の標準化と活動性指標の選択—．Gastroenterol Endosc 2006; 48: 291-302.
5) Truelove SC, Witts LJ: Cortisone in ulcerative colitis; final report on a therapeutic trial. Br Med J 1955; 2(4947): 1041-8.
6) Schroeder KW, Tremaine WJ, Ilstrup DM: Coated oral 5-aminosalicylic acid therapy for mildly to moderately active ulcerative colitis. A randomized study. N Engl J Med 1987; 317: 1625-9.
7) Seo M, Okada M, Yao T, et al: An index of disease activity in patients with ulcerative colitis. Am J Gastroenterol 1992; 87: 971-6.
8) Rachmilewitz D: Coated mesalamine (5-aminosalicylic acid) versus sulphasalazine in the treatment of active ulcerative colitis: a randomized trial. Br Med J 1989; 273: 82-6.
9) Lichtiger S, Present DH, Kornbluth A , et al: Cyclosporine in severe ulcerative colitis refractory to steroid therapy. N Engl J Med 1994; 330: 1841-5.
10) Baron JH, Connell AM, Lennard-Jones JE: Variation between observers in describing mucosal appearances in proctocolitis. Br Med J 1964; 298: 89-92.
11) Blackstone MO: Differentiation of ulcerative colitis from Crohn's colitis. In Blackstone MO, ed. Endoscopic interpretation: normal and pathologic appearance of the gastrointestinal tract. New York, Raven, 1984; 464-96.
12) Matts SGF: The value of rectal biopsy in the diagnosis of ulcerative colitis. Quart J Med 1961; 30: 393-407.

3. 炎症性腸疾患の診断／潰瘍性大腸炎

内視鏡診断

岩男　泰　慶應義塾大学医学部内視鏡センター

POINT
◆粘膜の浮腫・混濁・血管透見像の消失などの所見が，直腸から上行性にみられる。
◆膿性粘液分泌が点状に多発する細顆粒状粘膜所見も特徴的である。
◆病変はびまん性・連続性・全周性である。
◆炎症が高度になると粘膜が脱落し潰瘍を形成するが，潰瘍間の介在する粘膜には強い炎症が存在する。

炎症性疾患の診断は臨床症状に画像所見，病理組織学的所見を合わせ，除外診断も含めて臨床的な総合診断によって下される。病変が大腸に限局する潰瘍性大腸炎（ulcerative colitis；UC）の診断においては内視鏡検査が中心であり，治療方針の決定や治療効果の判定にあたって重要な役割を果たす。UCの内視鏡診断にあたっては，特徴的な所見とともに，病期や治療によって修飾される変化についても把握しておく必要がある。

活動期の内視鏡所見

典型的内視鏡所見

大腸の健常粘膜では十分な送気を行うと，上皮下や粘膜下の血管が鮮明に観察できる。UCが活動期になり炎症が存在すると，びまん性炎症細胞浸潤のため粘膜は浮腫状になり混濁し，血管網の透見性が低下・消失する（図1a）。また，腺窩からの粘液分泌が亢進し，分泌された膿性粘液が点状に多発して細顆粒状を呈する（図1b）。この粘膜表面が粗糙でざらざらとした細顆粒状の粘膜所見は，UCにきわめて特徴的である[1]。

これらの所見が全周性で偏りがなく，びまん性・連続性であることもUCの大きな特徴であり，病変は肛門直上から口側へ向かって上行性に広がる。健常粘膜との境界部は比較的明瞭なことが多いが，健常部と炎症部がまだらに混在していることもある。病変の広さによって直腸炎型，左側大腸炎型，全大腸炎型に分類

される(図2)。口側の粘膜は通常正常であるが，境界部の口側に限局性，斑状に小病変が点在することがあり，発赤に加え点状に付着した膿性粘液で黄色調に見えるため小黄色斑ともよばれる。

炎症の強さが中等度になると発赤は強くなり，びらん性変化がみられるようになり，膿性粘液の滲出が目立つ。粘膜は脆弱で易出血性となり，送気や軽い接触で容易に出血する。炎症がさらに強くなると粘膜が脱落して潰瘍を形成し，潰瘍が融合すると地図状を呈する。重症例ではさらに広範囲に自然出血がみられ(図3a)，潰瘍は深く広くなり，潰瘍性変化が粘膜下層で水平方向に広がる下掘れ傾向を示すようになる(図3b)。

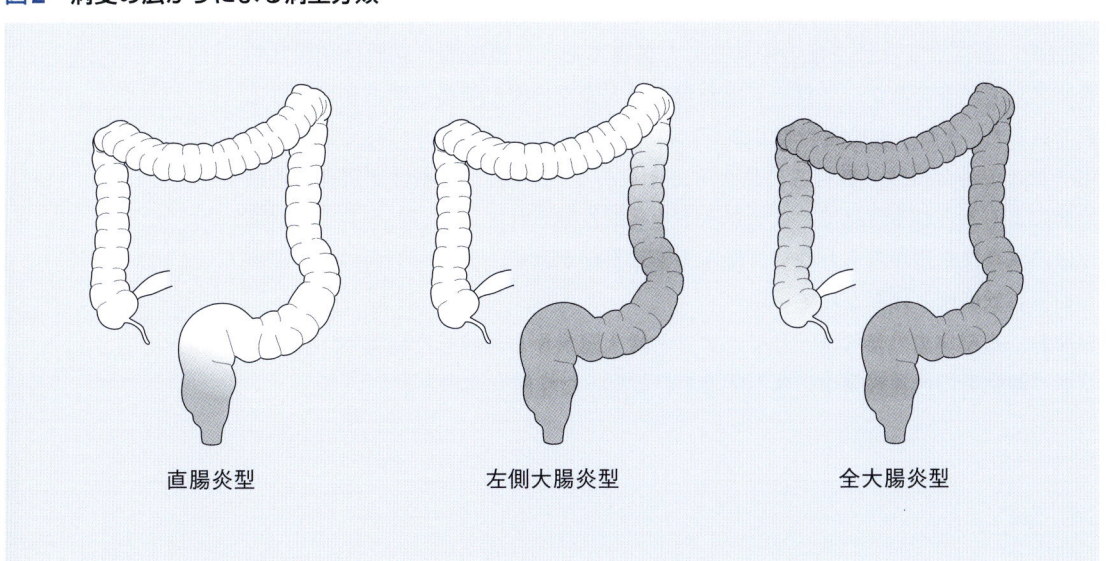

図1　典型的内視鏡所見(1)

a：粘膜は混濁して血管透見が消失している。病変はびまん性・連続性・全周性である。

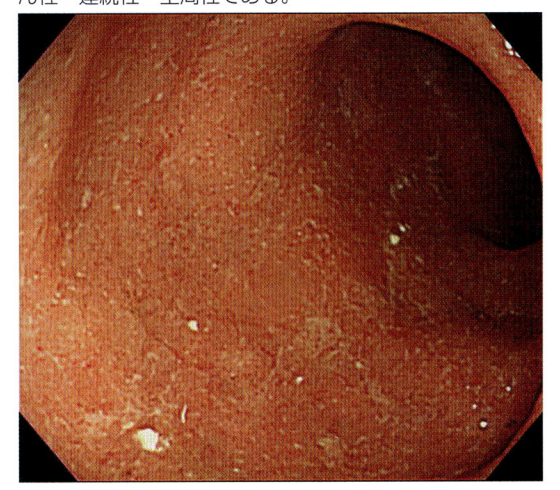

b：粘膜は細顆粒状粘膜を呈し，膿性粘液付着，易出血性を認める。

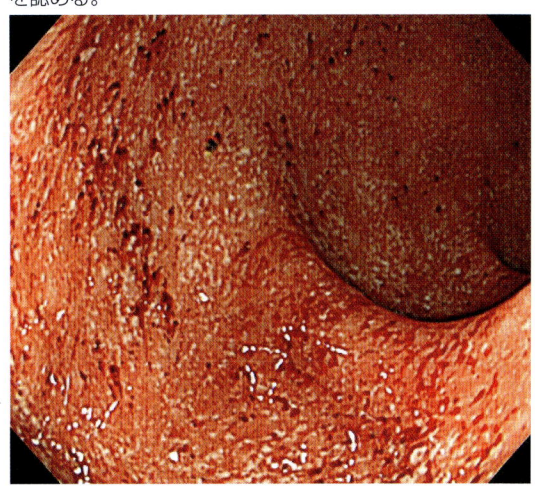

図2　病変の広がりによる病型分類

直腸炎型　　　左側大腸炎型　　　全大腸炎型

図3　典型的内視鏡所見（2）
a：広範な自然出血がみられる。　　　　　　　　　　　　b：潰瘍は深く下掘れ傾向を示し，易出血性である。

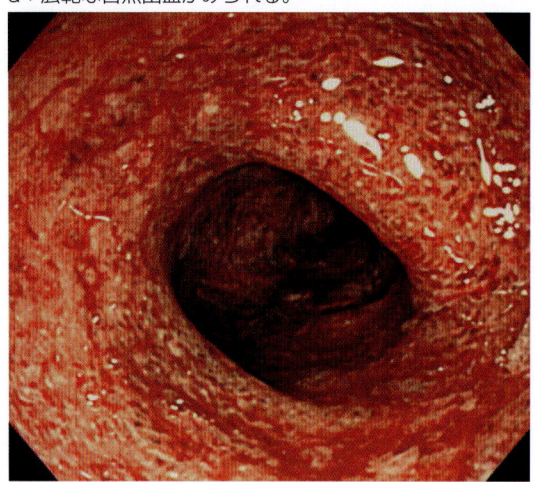

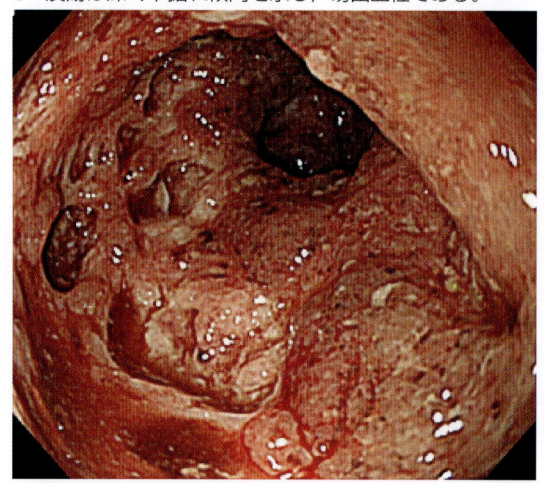

非定型的内視鏡所見

　UCでは臨床経過や治療の内容，治療への反応性などによって，定型的な急性期の内視鏡像だけでなく，さまざまな所見をとりうる[1]。直腸を含みびまん性・連続性の病変が定型的であるが，経過例中に直腸の炎症が軽くなり，病変が区域性を呈することがある。健常に見える粘膜の生検で，腺管の萎縮やねじれなど，以前の炎症の名残が認められる。また，直腸炎型や左側結腸型の症例でも，虫垂開口部周囲から盲腸部にスキップして炎症を認めることがある。ただし，必ずしも病勢との相関はなく，その臨床的意義はあまりないと考えられている。また，直腸の炎症が軽いかほぼ健常な区域性腸炎や，深部結腸に炎症が存在する右側大腸炎型の症例も存在する。

　重症例では粘膜内の虚血などが加わり，縦走潰瘍を呈することが少なくないが（図4a），必ずびまん性炎症の中に生じた潰瘍であり，潰瘍間の粘膜は顆粒状粘膜を呈していることが，クローン病や虚血性大腸炎の縦走潰瘍と明らかに異なる点である[2]。また，潰瘍間の取り残された粘膜がポリープのように見える偽ポリポーシスの場合には，敷石様に見えることもある（図4b）。活動性が遷延した難治例によくみられる所見で，ステロイドを長期投与されていることも多く，潰瘍片縁に再生性変化がみられない。隆起表面は炎症が強く，クローン病の白く瑞々しい玉石状隆起とは異なっている[2]。

　なお，初期病変の特殊型として，アフタ性大腸炎から進展した症例や，直腸のリンパ濾胞炎の経過観察中に典型的なUCとなった症例も報告されている。

図4　非定型的内視鏡所見

a：縦走する潰瘍を認めるが，潰瘍周囲の粘膜にはびまん性の炎症がみられる。

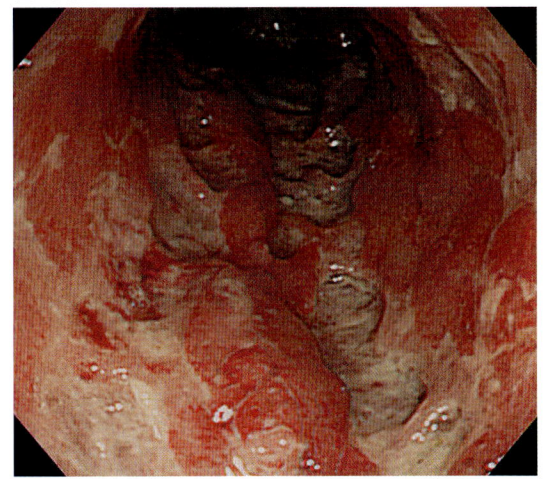

b：潰瘍間の介在する粘膜は発赤が強くポリープ様に隆起している。

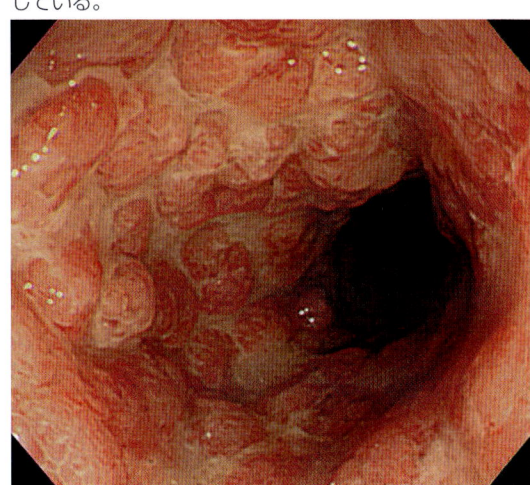

> **最近のトピックス：CMV感染症**
>
> 　サイトメガロウイルス（CMV）はヒトヘルペス科に属し，種特異性が強くヒトのみに感染するウイルスである。乳幼児期に不顕性感染し潜伏感染し，日本人成人のCMV抗体（IgG）保有率は70％前後である。免疫抑制状態で再活性化することが知られている。UCではステロイド抵抗性難治症例や手術例，内視鏡的に深掘れ潰瘍や広範囲粘膜脱落を認める症例でCMV再活性化率が高いと報告されているが，原因か結果かの判断は難しい。CMVを再活性化させる要因は炎症の持続とステロイドを中心とした免疫抑制治療であり，UCの治療が奏効しステロイドが減量できれば抗ウイルス薬を投与しなくても陰性化することが多い[2]。現時点ではCMV再活性化の判定法（CMV抗原血症，血中CMV-DNA，生検組織の免疫染色など），UCに対する治療法変更の是非，抗ウイルス薬投与の基準や投与期間など未解決の点が多いが，難治例ではCMV再活性化を念頭に置いて診療にあたる必要がある。

回復期・非活動期の内視鏡所見

　回復期には粘膜浮腫，発赤などが軽減し，血管透見性が回復してくる。口側から回復し罹患範囲が徐々に狭くなり，直腸や遠位結腸にだけ炎症が残存するパターンも少なくない。

　軽症例では完全に回復して正常血管網がみられるようになるが，炎症が遷延した例では粘膜に萎縮が残り，血管網が回復しても走行が不規則で疎な枯れ枝状，樹枝状の血管網を呈する。深い潰瘍を伴ったものでは潰瘍瘢痕が残る（図5a）。

図5　回復期・治癒期の内視鏡所見
a：粘膜は萎縮状で潰瘍瘢痕が多発し，血管網はやや疎で枯れ枝状を呈している。
b：偽ポリポーシス。

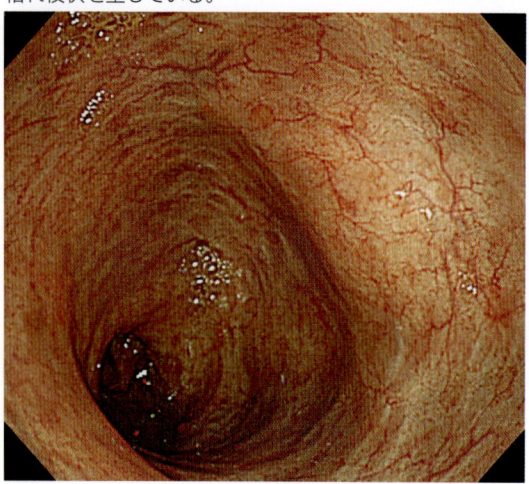

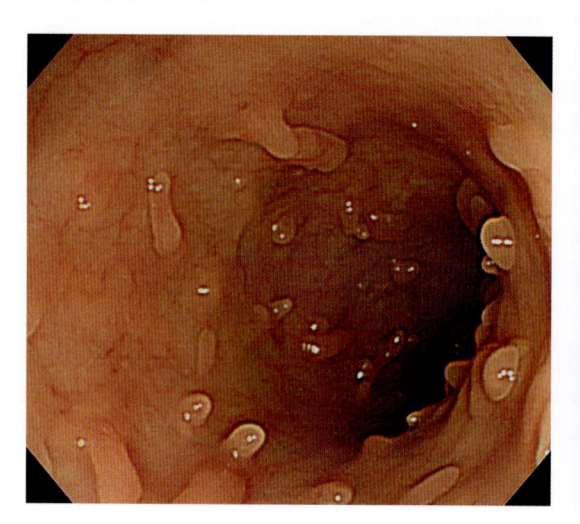

重症例では縦走潰瘍瘢痕がみられたり，多発潰瘍瘢痕のため偽憩室を呈することがある。また，脱落せず残った粘膜が治癒してmucosal tag，炎症性偽ポリープとなり，多発する場合に偽ポリポーシス様の所見を呈することがある（図5b）。下掘れ傾向の強い潰瘍では，炎症の消褪した後に粘膜橋（mucosal bridge）を形成する[2]。

用語解説

Colitic cancer

発症10年を過ぎた長期経過例で癌・dysplasiaの発生頻度が高い[3]。特に慢性に炎症が持続している高危険群では定期的な内視鏡的な癌発生の監視（サーベイランス）が必要である。用語的にはUC-associated colorectal cancerもしくはcolorectal cancer associated with UCが望ましいと思われるが，慢性炎症に伴う発癌というニュアンスがよく伝わるため，本邦ではcolitic cancerの呼称が好んで用いられている。

内視鏡的鑑別診断

UCと内視鏡的な鑑別が必要になるのは，びまん性もしくはそれに近い病変を呈する疾患であり，急性炎症ではあるが細菌性大腸炎（カンピロバクター腸炎，サルモネラ腸炎）が挙げられる。便培養が陰性でも臨床経過，発症様式に注意すれば鑑別が可能なはずであるが，実際には誤診されていることが少なくない。直腸が罹患しない深部結腸優位の場合は診断に困ることはないが，直腸にも炎症が

あると内視鏡所見だけでは診断を迷う場合がある。感染性腸炎にみられる発赤は粘膜下の出血が主体で，UCに特徴的な細顆粒状の粘膜所見を呈することはなく，びまん性病変に見えても血管透見像のある粘膜が介在していることがほとんどである。カンピロバクター腸炎では，約半数に回盲弁上に潰瘍やびらんをきたすため鑑別の根拠となる。

　直腸に慢性の炎症をきたす疾患としてアメーバ性大腸炎も重要な鑑別疾患である。臨床症状として粘血便，下痢，腹痛，残便感などを呈し，比較的緩徐で慢性に経過することが多いため，UCと誤診されて治療されているケースもみられる。潰瘍周囲の発赤が強いタコイボ様びらん・潰瘍を呈し，汚い黄白苔・粘液の付着，易出血性を伴い，潰瘍の外へ滲みだすような所見は特徴的である。一見，びまん性炎症のように見えても，十分な送気を行って観察すれば，びらん・潰瘍の周囲粘膜，介在粘膜に健常な部分を認めることができ，UC特有の細顆粒状粘膜を呈することはない。

　大腸型クローン病では病期によってびまん性の炎症性変化を示し，典型病変がなく鑑別が困難な症例もありうるが，生検による肉芽腫の検出を試み，経時的な経過観察が必要である。

文　献

1) 岩男　泰，長沼　誠，細田泰雄ほか：活動期潰瘍性大腸炎の内視鏡検査のポイント．消化器内視鏡 1999; 11(7): 989-95.
2) Matsuoka K, Iwao Y, Mori T, et al: Cytomegalovirus is frequently reactivated and disappears without anti-viral agents in ulcerative colitis patients. Am J Gastroenterol 2007; 102: 331-7.
3) 岩男　泰，井上　詠，松岡克善ほか: UC関連早期大腸癌．胃と腸 2010; 45(5): 849-58.

3. 炎症性腸疾患の診断／クローン病

診断基準と重症度

藤谷幹浩，高後　裕　旭川医科大学内科学講座消化器血液腫瘍制御内科学分野

POINT

- 本疾患は全消化管に加えて腸管外にも病変を認めることから，多彩な症状を呈することを理解する。消化管症状が軽微であっても，特徴的な皮膚症状や関節症状などがある場合は本疾患を念頭に置く。
- 確定診断には各種画像検査により，縦走潰瘍や敷石像などの特徴的所見をとらえることが重要である。
- 診断が確定した後，速やかに疾患重症度を評価する。
- 慢性的に経過している場合や，治療後の効果判定にはCDAIによる重症度評価が適している。一方，急激に病状が変化している場合には，簡便かつ日々の変化をよく反映するIOIBD assessment scoreを用いる。モントリオール分類は比較的長期の重症度を推測するのに適している。

疾患の特徴と診断の流れ

- クローン病は，主として若年者に発症する原因不明の肉芽腫性炎症性疾患であり，根治的な治療法はなく，再燃・寛解を繰り返す場合が多い。
- 小腸・大腸を中心に全消化管に浮腫や潰瘍を認め，腸管狭窄や瘻孔などの特徴的な病態を生じる。
- 関節炎，虹彩炎，皮膚病変などの種々の消化管外合併症を伴う場合がある。
- これらの特徴的な臨床所見の有無を指標として，診断基準と照らし合わせながら鑑別診断，確定診断を行う。
- 診断が確定した後に重症度を評価し，疾患活動性に合わせて適切な治療法を行う。治療後も同様に重症度を評価し，治療の継続・変更を判断するための目安とする。
- 本疾患の診断には，画像所見の正確な評価が不可欠であり，各検査法における特徴的な異常所見についてよく理解する必要がある（各検査法における所見の解説は他項参照のこと）。
- 全消化管に病変が存在する可能性を念頭に置いて，診断を進める必要がある。

本疾患を疑う臨床症状

- 全消化管に加えて腸管外にも病変を認めることから，多彩な症状を呈することを理解しておくことが重要である。
- 初発症状が典型的な腹部症状ではない場合も多く，経過観察中に診断が確定することも少なくない。
- 特徴的な臨床症状は，腹部症状，便の異常，肛門病変，口腔内の異常，全身症状，腸管外症状に大別される(表1)。
- 腹部症状としては腹痛が最も多いが，腸管狭窄による通過障害をきたすと腹部膨満感を呈することがある。
- 便の異常としては下痢が高頻度に認められる。潰瘍からの出血により血便や下血をきたす場合がある。
- 肛門病変としては，痔瘻，裂肛，肛門周囲膿瘍など多彩な異常が認められる。
- 口腔内の異常としては，舌や口腔粘膜に散在するアフタや小潰瘍が特徴的である。
- 全身症状としては，発熱や食欲不振，倦怠感などが挙げられる。小腸が広範囲に障害された例では，体重減少を認める場合が多い。
- 腸管外症状としては，皮膚症状(結節性紅斑，壊疽性膿皮症，Sweet病)や関節症状(急性末梢型関節炎，多発性小関節炎)，眼症状(虹彩炎，上強膜炎)などがある。

診断基準

難治性炎症性腸管障害に関する調査研究班より，特徴的な画像所見や組織所見を指標とした診断基準が提唱されている(表2)[1]。以下にその概要を示す。

- 特徴的な臨床所見である〈A〉縦走潰瘍(図1)，〈B〉敷石像(図2)，および組織学的な特徴である〈C〉非乾酪性類上皮細胞肉芽腫の3所見を主要所見とする。
- その他に非定型的であるが，頻度の高い臨床所見である〈a〉消化管の広範囲に

表1　クローン病の臨床症状

	臨床症状	出現頻度
腹部症状	腹痛(臍周囲，下腹部が多い)，腹部膨満感	高頻度
便の異常	下痢，血便(大量の出血は比較的少ない)	下痢の出現頻度は高いが血便は30％程度
肛門病変	痔瘻(多彩な病巣が特徴的)，裂肛，肛門周囲膿瘍，皮垂など	50％以上
口腔内の異常	アフタ，小潰瘍(いずれも多発する場合が多い)	高頻度
全身症状	発熱，食欲不振，やせ	高頻度に出現し病状の悪化を反映する
腸管外症状	関節炎(関節痛，急性末梢型関節炎，多発性小関節炎) 皮膚疾患(結節性紅斑，壊疽性膿皮症) 眼症状(虹彩炎，上強膜炎)	5％程度 数％程度 数％程度

表2 診断基準

(1) 主要所見
〈A〉 縦走潰瘍(註7)
〈B〉 敷石像
〈C〉 非乾酪性類上皮細胞肉芽腫(註8)

(2) 副所見
〈a〉 消化管の広範囲に認める不整形〜類円形潰瘍またはアフタ(註9)
〈b〉 特徴的な肛門病変(註10)
〈c〉 特徴的な胃・十二指腸病変(註11)
確診例：{1} 主要所見の〈A〉または〈B〉を有するもの(註12)
{2} 主要所見の〈C〉と副所見の〈a〉または〈b〉を有するもの
{3} 副所見の〈a〉〈b〉〈c〉すべてを有するもの
疑診例：{1} 主要所見の〈C〉と副所見の〈C〉を有するもの
{2} 主要所見の〈A〉または〈B〉を有するが虚血性腸病変や潰瘍性大腸炎と鑑別ができないもの
{3} 主要所見の〈C〉のみを有するもの(註13)
{4} 副所見のいずれか2つまたは1つのみを有するもの

(註7) 小腸の場合は，腸間膜付着側に好発する。
(註8) 連続切片作成により診断率が向上する。消化管に精通した病理医の判定が望ましい。
(註9) 典型的には縦列するが，縦列しない場合もある。また，3カ月以上恒存することが必要である。また，腸結核，腸型ベーチェット病，単純性潰瘍，NSAIDs潰瘍，感染性腸炎の除外が必要である。
(註10) 裂肛, cavitating ulcer, 痔瘻，肛門周囲膿瘍，浮腫状皮垂など。Crohn病肛門病変肉眼所見アトラスを参照し，クローン病に精通した肛門病専門医による診断が望ましい。
(註11) 竹の節状外観，ノッチ様陥凹など。クローン病に精通した専門医の診断が望ましい。
(註12) 縦走潰瘍のみの場合，虚血性腸病変や潰瘍性大腸炎を除外することが必要である。敷石像のみの場合，虚血性腸病変を除外することが必要である。
(註13) 腸結核などの肉芽腫を有する炎症性疾患を除外することが必要である。

［飯田三雄：難治性炎症性腸管障害に関する調査研究（渡辺班）．平成21年度総括・分担研究報告書．2010, p29-31, 483.より引用］

図1 縦走潰瘍

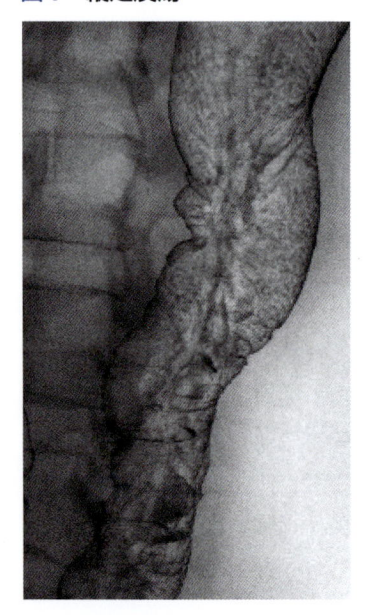

図2 敷石像

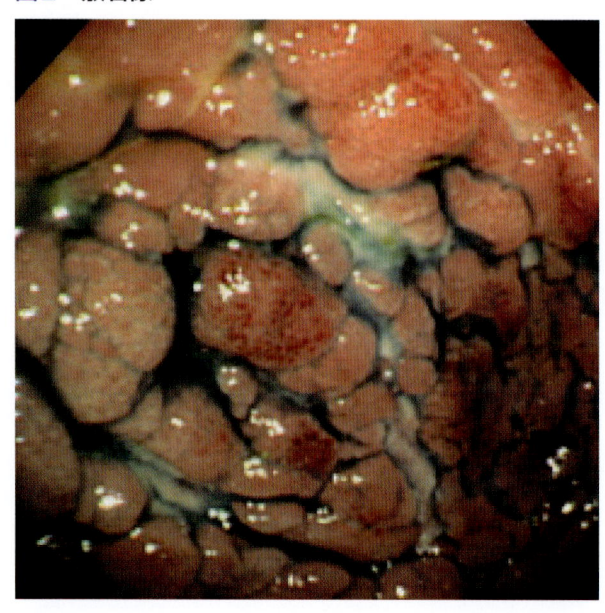

> **縦走潰瘍**(図1)
> 腸管の長軸方向に4～5cm以上の長さを有する潰瘍。通常，腸管膜付着側に認められ，再燃・寛解を繰り返すことで偏側性のハンモック状変形や管腔の狭小化をきたす。
> **敷石像**(図2)
> 潰瘍やその周囲の炎症粘膜から取り残された残存粘膜部がレンガ状に隆起する所見である。

認める不整形～類円形潰瘍またはアフタ，〈b〉特徴的な肛門病変，〈c〉特徴的な胃・十二指腸病変の3所見を副所見としている。
- 主要所見の〈A〉または〈B〉を有するもの，主要所見の〈C〉と副所見の〈a〉または〈b〉を有するもの，副所見の〈a〉〈b〉〈c〉すべてを有するものを確診例とする。
- 非乾酪性類上皮細胞肉芽腫のみの場合や，所見の組み合わせが不完全な場合，虚血性腸病変や潰瘍性大腸炎などの他疾患との鑑別が困難な場合は疑診例とする。
- 病変の存在部位から，主に小腸型，大腸型，小腸大腸型に大別される。小腸型は回腸を中心に病変が存在し，小腸に限局するもの，大腸型は病変が大腸に限局するものを指し，その両者に病変が存在するものを小腸大腸型という。頻度は少ないが，病変が上部消化管に限局する胃・十二指腸型も存在する。経過中に病変範囲が広がることで，病型が変化する場合も少なくない。

臨床的重症度診断

Crohn's disease activity index（CDAI）[2] と the maximum International Organization of the Study of Inflammatory Bowel Disease（IOIBD）assessment score，モントリオール分類[3]などが提唱されている。

1. CDAI(表3)
- 過去1週間の臨床症状およびヘマトクリット，体重，止瀉薬使用の有無を指標とした評価法である。各項目をスコア化し，その合計により重症度を判定する。
- 活動指標は，過去1週間の①軟便・下痢の回数，②腹痛，③主観的な一般状態，④合併症や発熱有無，⑤下痢に対してのロペラミドあるいはオピアト服用の有無，⑥腹部腫瘤，⑦ヘマトクリット，⑧体重，である。
- 各項目のスコアを合計した値により，150点未満を寛解，150～220を軽症，220～450を中等症，それ以上を重症に分類する。
- 国際的に共通の評価法である。
- 過去1週間の臨床経過の記録が必要であること，主観的要素が大きいことなどの問題点もある。

表3 CDAIの活動性指標

1．過去1週間の軟便または下痢の回数	×2
2．過去1週間の腹痛（下記スコアで腹痛の状態を毎日評価し，7日分を合計する） 　　0＝なし，1＝軽度，2＝中等度，3＝高度	×5
3．過去1週間の主観的な一般状態（下記スコアで一般状態を毎日評価し，7日分を合計する） 　　0＝良好，1＝軽度不良，2＝不良，3＝重症，4＝劇症	×7
4．患者が現在もっている下記項目の数 　　1）関節炎／関節痛，2）虹彩炎／ぶどう膜炎，3）結節性紅斑／壊死性膿皮症／アフタ性口内炎， 　　4）裂肛，痔瘻または肛門周囲腫瘍，5）その他の瘻孔，6）過去1週間の37.8℃以上の発熱	×20
5．下痢に対してロペミンまたはオピアトの服用 　　0＝なし，1＝あり	×30
6．腹部腫瘤 　　0＝なし，2＝疑い，5＝確実にあり	×10
7．ヘマトクリット 　　男（47未満） 　　女（42未満）	×6
8．体重 　　100×（1－体重／標準体重）	×1

150未満：寛解，150～220：軽症，220～450：中等症，450以上：重症

2．IOIBD assessment score（表4）

- 一時点での臨床症状および体重，ヘモグロビン値を指標とした評価法である。それぞれの項目を1点として，その合計スコアにより重症度を判定する。
- 活動指標は，①腹痛，②1日6回以上の下痢または粘血便，③肛門部病変，④瘻孔，⑤その他の合併症，⑥腹部腫瘤，⑦体重減少，⑧38℃以上の発熱，⑨腹部圧痛，⑩10g/dL以下の血色素，である。
- スコアが1または0で，赤沈値，CRPが正常化した状態を寛解，スコアが2以上で赤沈値，CRPが異常な状態を再燃とする。
- 主に本邦で用いられている評価法である。
- 一時点での所見で評価できるため，簡便であり日々の病状をよく反映する。

3．モントリオール分類（表5）

- 発症年齢や病変部位，病巣の特徴を指標とした重症度分類である。
- 病巣の特徴や発症様式を総合的に評価した分類である。
- 疾患の臨床経過全般にわたっての重症度をよく反映する。
- 短期間の重症度の評価は難しい。

表4 IOIBD assessment score

1.	腹痛
2.	1日6回以上の下痢または粘血便
3.	肛門部病変
4.	瘻孔
5.	その他の合併症
6.	腹部腫瘤
7.	体重減少
8.	38℃以上の発熱
9.	腹部圧痛
10.	10g/dL以下の血色素

1項目を1点とし，合計スコア数とする。
寛解：スコアが1または0で赤沈値，CRPが正常化した状態。
再燃：スコアが2以上で，赤沈値，CRPが異常な状態。

表5 モントリオール分類

診断時年齢	A1：16歳以下 A2：17歳から40歳 A3：40歳を超える
病変部位	L1：回腸 L2：結腸 L3：回腸，結腸 L4：上部（空腸より口側）のみ
病変の態度	B1：炎症型（非狭窄・非穿通） B2：狭窄型 B3：穿通型 p：肛門部病変

B1は診断後一定期間後（5～10年）経過しても病変の態度が変化しない場合のみに適応。
L4は肛門側の病変が併存する場合には付加する（例：L3＋L4）。
pはB1からB3に付加する（例：B2p）。

内視鏡的重症度

- 本疾患の内視鏡的活動性指標としてCrohn's disease endoscopic index of severity（CDEIS）が提唱されている（表6）[4]。
- 潰瘍の深さ，病変の面積，潰瘍の面積，狭窄の有無を指標とする。
- 各指標を区域別に調べて点数化し，区域数で割ったものが重症度のスコアとなる。
- スコア3未満が非活動期，3以上9未満が軽度活動期，9以上12未満が中等度活動期，12以上が重度活動期と評価される。

表6 CDEISの活動性指標

深い潰瘍（12×区域数）	小計1
浅い潰瘍（6×区域数）	小計2
各区域における病変の広がり（cm）の和	小計3
各区域における潰瘍の広がり（cm）の和	小計4
各小計の和／区域数	A
潰瘍を伴う狭窄（あり3，なし0）	B
潰瘍を伴わない狭窄（あり3，なし0）	C

区域とは直腸＋S状結腸，下行結腸＋横行結腸＋上行結腸，盲腸＋回腸の3区域。
CDEIS＝A＋B＋C
3未満：非活動性，3以上9未満：軽度活動性，9以上12未満：中等度活動性，12以上：重度活動性

- 判定方法が複雑であること，病変が全消化管に散在しているためすべての病変を評価できないこと，狭窄によりスコープが通過しない場合があることなどの問題点がある。

重症度評価の具体的な進め方

- それぞれの重症度評価の特徴を把握して，重症度評価を行うことが重要である。
- 本疾患は比較的緩徐に病状が悪化して再燃をきたす場合が多い。このような場合は1週間の臨床症状を反映するCDAIによる重症度評価が適している。また，治療後の評価にもCDAIが有用である。
- 一時点での重症度を迅速に評価するためにはIOIBD assessment scoreが最も適している。特に腸閉塞や穿孔，重症感染の併発などにより状態が刻々と変化していく場合には，この重症度分類が有用である。
- モントリオール分類は，比較的長期の重症化を予測するのに有用である。
- 内視鏡的な重症度診断は補助的な評価として用いられ，臨床試験のsecondary endpointなどに有用である。

文献

1) 飯田三雄：難治性炎症性腸管障害に関する調査研究（渡辺班）．平成21年度総括・分担研究報告書．2010, p29-31, 483.
2) Best WR, Becktel JM, Singleton JW, Kern F Jr: Development of a Crohn's disease activity index. National Cooperative Crohn's Disease Study. Gastroenterology 1976; 70(3): 439-44.
3) Silverberg MS, Satsangi J, Ahmad T, et al: Toward an integrated clinical, molecular and serological classification of inflammatory bowel disease: report of a Working Party of the 2005 Montreal World Congress of Gastroenterology. Can J Gastroenterol 2005; 19: 5-36.
4) Mary JY, Modigliani R: Development and validation of an endoscopic index of the severity for Crohn's disease: a prospective multicentre study. Groupe d'Etudes Thérapeutiques des Affections Inflammatoires du Tube Digestif (GETAID). Gut 1989; 30(7): 983-9.

3. 炎症性腸疾患の診断／クローン病

大腸内視鏡

藤岡 審，松本主之　九州大学大学院医学研究院病態機能内科学

POINT
◆終末回腸の観察を含めた大腸内視鏡検査は，クローン病の主要所見である縦走潰瘍や敷石像を確認するために最も重要な検査法である。
◆クローン病の初期病変，あるいは随伴病変として認められるアフタ様病変や小潰瘍などの小病変も大腸内視鏡で診断できる。
◆初回診断時から狭窄や瘻孔などの高度な腸管合併症を伴うことがあるので，大腸内視鏡の適応と前処置を慎重に決定し，観察が困難な場合は他の画像検査を用いる。

クローン病における大腸内視鏡検査の意義

- クローン病患者の60〜80％では大腸と終末回腸が罹患する。したがって，同部を観察する大腸内視鏡検査はクローン病の診断，および他疾患の鑑別に必須の検査法である。
- 大腸内視鏡検査では，粘膜病変の観察のみならず，生検組織の採取による病理組織学的検索によりクローン病の主要所見である非乾酪性類上皮細胞肉芽腫の確認や他疾患の鑑別に有用である。
- クローン病の既診断例においては，粘膜治癒の判定による治療効果の評価と治療方針の決定に必要である。

大腸内視鏡検査における注意事項

前処置と前投薬
- 良好な観察のためには，経口の等張腸管洗浄液による前処置が原則である。しかし，高度な炎症のために全身状態不良な場合，肛門部病変が顕著な場合は，無前処置，あるいは浣腸程度にとどめるなどの配慮が必要である。
- 特に，消化管の高度狭窄例では経口腸管洗浄液が腸閉塞や穿孔の誘因となることがあるので，適応を慎重に判断する。腹部膨満感や腹痛など通過障害を

示唆する症状を有する場合は，腹部単純X線やCTを先行する。
- 鎮痙薬は適切に使用する。炎症が高度の場合は，鎮痙薬投与で中毒性巨大結腸症が誘発される可能性があるので注意が必要である。
- 特に若年者に対しては，鎮痛薬や鎮静薬が苦痛や緊張を軽減するのに有用である。ただし，後述のように，過度の鎮痛薬・鎮静薬投与は避ける。

内視鏡操作
- クローン病では肛門部病変が高率である。したがって，内視鏡挿入前に肛門部の視診と指診を行い，狭窄・疼痛の有無を確認する。
- 活動性病変は易出血性であり，乱暴な内視鏡操作は出血を惹起し観察困難となるので，慎重に内視鏡を操作する。
- 病変を伴う大腸壁は内視鏡で損傷を受けやすいので，活動期病変がある場合は無理な内視鏡操作を極力避ける。治癒後も，狭窄例や癒着例では乱暴な操作が腸管損傷の原因となりえる。過度の鎮痛薬・鎮静薬に頼らず愛護的な内視鏡操作を心がける。
- 終末回腸までの挿入と観察が望ましいが，患者への過度の負荷は禁物である。全大腸検査にこだわらず，無理な挿入を回避する。

大腸内視鏡所見

基本的な考え方
- 病変は非連続性または区域性に分布し(skip lesion)，介在部はほぼ正常である。特に回盲部が病変の好発部位である。
- 慢性再発性に経過し，たとえ初回診断時であっても活動性病変と非活動性病変が混在することがある。
- 診断にあたり，縦走潰瘍と敷石像は主要な活動期内視鏡所見である[1]。その他に小病変として所見としてアフタ様病変や不整形潰瘍が認められる。小病変は上部消化管内視鏡検査でも高率に発見される(p.84 Dr's point参照)。
- 非活動性病変として，潰瘍瘢痕，炎症性ポリープが挙げられる。腸管壁の全層性炎症の治癒により，治癒期に管腔狭窄をきたし，内視鏡観察が困難となることがある。この場合，消化管X線検査，CT，MRI，腹部超音波検査等を適宜用いる。
- 裂溝とよばれる深い潰瘍と全層性炎症により，瘻孔や膿瘍の合併症が出現するが，これらを内視鏡検査のみで診断することは困難であり，他の画像検査所見を参照する。
- クローン病と潰瘍性大腸炎の鑑別が困難な症例はindeterminate colitis(分類不能型大腸炎)として対処し，治療経過と病変の推移を観察する(用語解説参照)。

用語解説

indeterminate colitis

　クローン病と潰瘍性大腸炎の臨床像と病理学的特徴を併せもつ鑑別困難例の総称である。

　当初は劇症の手術例に対して本症の考え方が用いられていた。しかし，たとえ非切除例でも，臨床所見が十分な検索がされたにもかかわらず両疾患の特徴的所見がオーバーラップする，あるいは経過中にそれぞれの特徴的所見の一部が出現する，などの確診困難例に関しても本症の名称が適用されるようになった。臨床像を検索する緻密さの程度によって本症の頻度は若干異なってくる。ただし，長期経過を慎重に観察することで，いずれかの疾患の典型所見が出現し確定診断に至ることが多い[2]。より強く示唆される疾患に準じて治療を開始し，注意深い経過観察を行うべきである。

活動期クローン病の内視鏡所見

①アフタ様病変，不整形潰瘍

- これらの小病変は，クローン病の初期病変あるいは主病変近傍の随伴病変としてしばしば出現する(図1)。経過とともに一部の病変がクローン病の典型像へ進展する[3]。
- アフタ様病変は，浮腫や紅暈を伴う小びらんとして認識されることが多いが，紅暈を伴わないものや，浮腫のない平坦な病変も存在する。
- 不整形潰瘍は周囲粘膜の変化に乏しい孤立性潰瘍(discrete ulcer)としての様相を呈する(図2)。
- これらの小病変は，感染性腸炎，薬剤性腸炎，腸型Behçet病などクローン病

図1　アフタ様病変
辺縁が発赤し中心に白苔が付着したアフタ様病変が多発している。

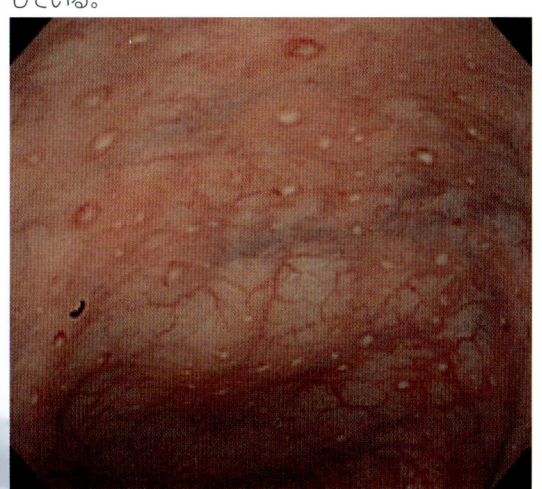

図2　不整形潰瘍①
潰瘍の周囲の炎症所見は弱く，discrete ulcerの性質を有する。

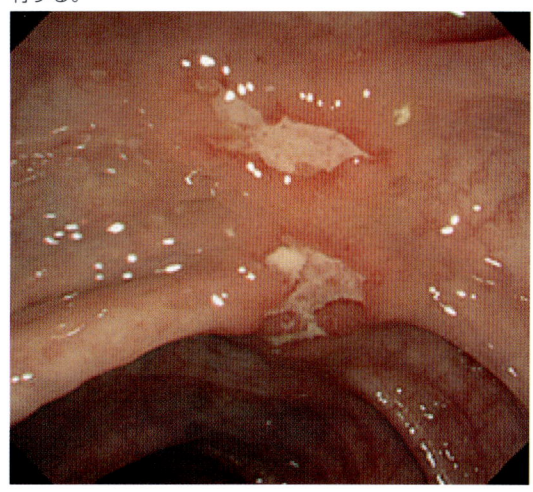

以外の疾患で出現し，本症に特徴的な所見ではない．ただし，クローン病では大腸の長軸方向に縦走配列する傾向がある(図3)．

②縦走潰瘍
- 腸管の長軸方向に縦走する潰瘍であり(図4)，辺縁は明瞭である．
- 縦走潰瘍の定義は長軸方向に4〜5cm以上の潰瘍である．実際には，短い潰瘍が腸管の長軸方向に連なるものもある．
- 小腸では腸間膜付着側に一条の潰瘍として発生するのに対し，大腸では結腸ヒモの上に複数条認められることが多い．
- 潰瘍周囲には，しばしば敷石像，玉石状の表面平滑な隆起，ないし炎症性ポリープを伴う．

③敷石像(cobblestone appearance)
- 多発潰瘍の介在粘膜に玉石状の隆起が多発した状態であり(図5)，その呼称はあたかも大小の石を敷き詰めた歩道のようにみえることに由来する．深部大腸にみられることが多い．
- 隆起表面は平滑でみずみずしく，急性増悪期以外では発赤などの炎症所見は軽微である[4]．
- 病理組織学的には粘膜下層の浮腫と高度の炎症細胞浸潤がみられる．
- 通常縦走潰瘍を伴いながら区域性に多発する．

寛解期クローン病の内視鏡所見

①潰瘍瘢痕
- 寛解期にはアフタ様病変は瘢痕を残さず完全に消失する．
- 深い潰瘍性病変は，線維化を伴いながら上皮に被覆された潰瘍瘢痕として観察される．
- 多発潰瘍瘢痕によって，偽憩室様の変形(図6)や管腔の狭小化をきたす．

図3　不整形潰瘍②
腸管の長軸方向に小潰瘍が縦走配列している．

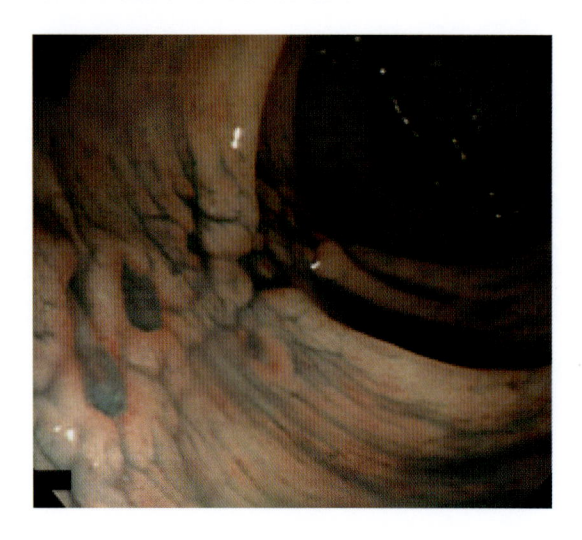

図4　縦走潰瘍
腸管の長軸方向に縦走する潰瘍を認める．潰瘍間の粘膜は浮腫状で，一部に表面平滑な隆起を形成している．

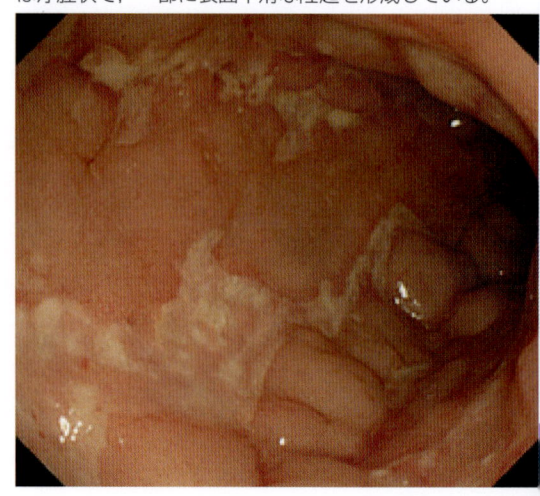

②炎症性ポリープ
- 縦走潰瘍辺縁の玉石状の隆起や敷石像は平低化・不明瞭化し，その一部は炎症性ポリープとして残存する(図7)。
- 高度な活動性病変が治癒すると，炎症性ポリープが局所的に密集し，ポリポーシス像を呈する。

その他の内視鏡所見
①狭窄
- クローン病では全層性炎症，あるいはその治癒に伴う線維化により管腔狭小化をきたす(図8)。
- 内視鏡が通過しない狭窄では，X線検査などによる口側腸管の評価が必要である。

図5　敷石像(cobblestone appearance)
盲腸に多発潰瘍とその間に玉石状の多発隆起を認める。

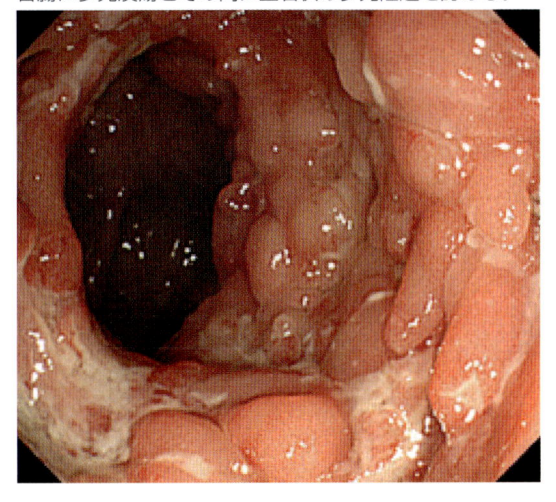

図6　寛解期クローン病の内視鏡像①
多発潰瘍瘢痕により偽憩室様の変形をきたしている。

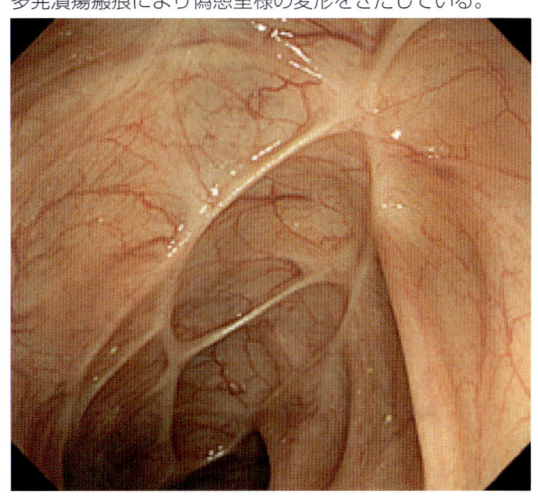

図7　寛解期クローン病の内視鏡像②
潰瘍瘢痕と炎症性ポリープが多発している。

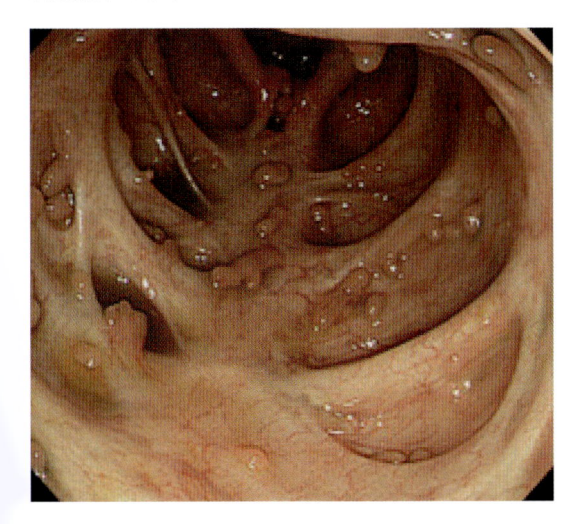

図8　活動期クローン病にきたした狭窄像
管腔は著明に狭小化し内視鏡は通過しない。狭窄部には敷石像を伴う。

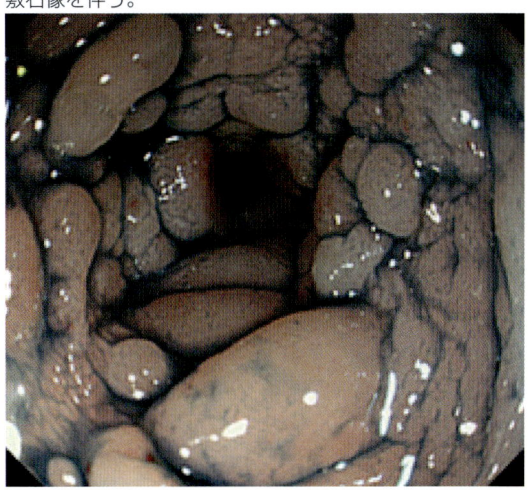

②裂溝・瘻孔
- 裂溝は幅の狭い切り込み状の潰瘍である．腸壁を穿通し隣接臓器に達すると瘻孔を形成する．
- 瘻孔のなかでも，大きな開口部を有するものは内視鏡で認識できることがある（図9）．しかし，高度の狭窄や変形を伴うため，裂溝や瘻孔を観察することは容易ではない．

内視鏡による活動性の評価

- 近年，クローン病の治療目標として粘膜治癒が注目されており，内視鏡検査による治療効果判定のための客観的な指標が考案されている．
- それらのなかで，Crohn's disease endoscopic index of severity（CDEIS）[5]，あるいは simple endoscopic score for Crohn's disease（SES-CD）[6]とよばれる内視鏡的活動性指数がしばしば用いられる．しかし，終末回腸以外の小腸病変の評価が含まれていないこと，スコアリングが煩雑であることなどから日常診療で汎用されるまでには至っていない．

Dr's Point
クローン病の上部消化管病変
- クローン病は，口腔から肛門に至る全消化管に病変を生ずる疾患であり，上部消化管病変も高率に認められる．これらの病変は，わが国のクローン病の診断基準の副所見としても明記されている．
- 代表的な所見として，主に胃噴門部や胃体上部に生じる竹の節状外観（bamboo joint-like appearance）（図10）[7]，胃幽門前庭部に多発するびらん，十二指腸球部から球後部に好発する潰瘍，びらん，数珠状・結節状隆起，十二指腸下行脚の皺襞上に認められる亀裂状びらんが挙げられる．これらの上部消化管病変はクローン病の診断において特異度が高いとされる．

図9 瘻孔
内視鏡下に確認できた回腸－結腸瘻の瘻孔開口部。

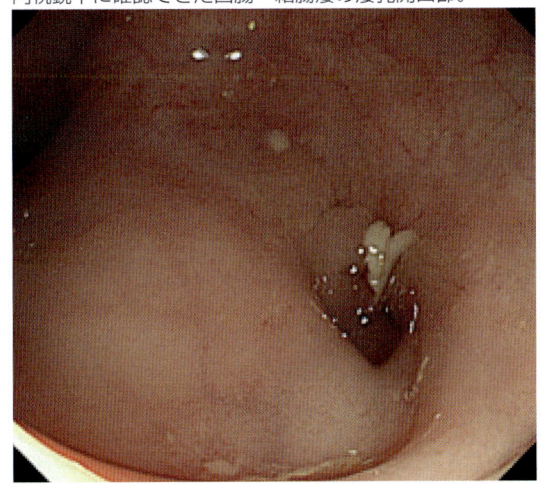

図10 竹の節状外観
胃体上部小彎に亀裂状の陥凹が縦走配列している。

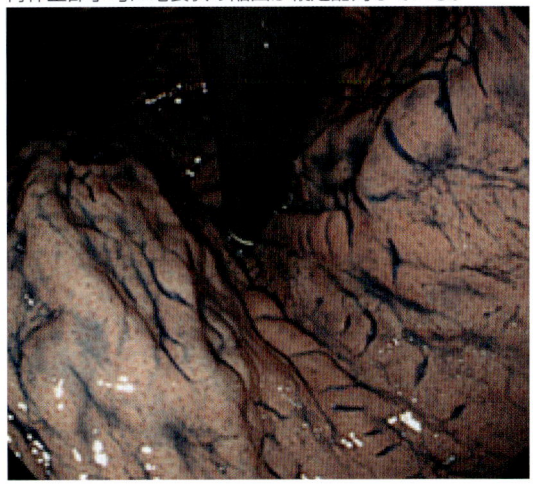

Ⅲ 炎症性腸疾患の診断／クローン病

文献

1) 飯田三雄：難治性炎症性腸管障害に関する調査研究班（渡辺班）平成21年度分担研究報告書，2010, p29-31.
2) Matsui T, et al: Clinical features and pattern of indeterminate colitis; Crohn's disease with ulcerative colitis-like clinical presentation. J Gastroenterol 2003; 38: 647-55.
3) Matsumoto T, et al: Crohn's disease of aphthous type: serial changes in intestinal lesions. Br J Radiol 2000; 73: 1046-51.
4) 岩男 泰：Crohn病の典型例と非典型例．『炎症性腸疾患鑑別診断アトラス』（赤松泰次，斉藤裕輔，清水誠治，編），南江堂，東京，2010, p13-21.
5) Mary JY, Modigliani R: Development and validation of an endoscopic index of the severity for Crohn's disease: a prospective multicentre study. Groupe d'Etudes Therapeutiques des Affections Inflammatoires du Tube Digestif (GETAID). GUT 1989; 30: 983-9.
6) Daperno M, et al: Development and validation of a new, simplified endoscopic activity score for Crohn's disease: the SES-CD. Gastrointest Endosc 2004; 60: 505-12.
7) Yokota K, et al: A bamboo joint-like appearance of the gastric body and cardia: possible association with Crohn's disease. Gastrointest Endosc 1997; 46: 268-72.

3. 炎症性腸疾患の診断／クローン病

小腸内視鏡
（バルーン内視鏡・カプセル内視鏡）

渡辺憲治，山上博一，荒川哲男　　大阪市立大学大学院医学研究科消化器内科学

POINT

◆小腸内視鏡はクローン病の小腸画像診断において，小腸造影やCT (enterography)，MR (enterography) と相補的な役割を担っている．目的を明確にして小腸内視鏡を用いる必要がある．

◆「最も観たいところが最も観にくいところ」：小腸内視鏡は「粘膜治癒」の観察や生検に適しているが，炎症が強い部位では，バルーン内視鏡は穿孔，深部挿入困難，カプセル内視鏡は滞留のリスクがある．

◆クローン病小腸病変は，臨床症状や血液検査の炎症反応値との相関が大腸病変に比べ弱い．それ故，治療効果のモニタリング（「粘膜治癒」の確認）はクローン病小腸病変に対する小腸内視鏡のよい適応であるが，診断困難例や発症早期の確定診断にも有用な場合がある．

◆回腸終末部の炎症が乏しく，より深部の骨盤内回腸にクローン病小腸病変の炎症の主座が存在する例があり，注意を要する．

　今世紀に入り，小腸内視鏡は飛躍的に進歩し，日常診療に大きな変化をもたらした．カプセル内視鏡（capsule endoscopy；CE）に続き，わが国の山本博徳先生が開発されたダブルバルーン内視鏡（double-balloon enteroscopy；DBE）は小腸の診療に革命的な進歩をもたらした．その山本先生は筆者に「クローン病は小腸疾患のメインルートの1つである」との御言葉を与えてくださった．以来，私は禁忌であるCEの自主研究やAgile™ Patency Capsuleの共同研究，シングルバルーン小腸内視鏡（single-balloon enteroscopy；SBE）も含め，クローン病における小腸内視鏡の有用性を検討してきた．時を同じくして，抗TNFα抗体製剤がクローン病治療に登場し，「粘膜治癒」を目指した治療が日常臨床で手が届く事項になったことが，クローン病における小腸内視鏡の意義を高めた．クローン病における小腸内視鏡の適応や意義には諸説が混在していることを承知したうえで，われわれの知見のポイントを本項で述べさせていただく．

小腸内視鏡機器と適応，注意点

ダブルバルーン小腸内視鏡

　ダブルバルーン内視鏡機器(DBE)は2種が市販化されている。観察用で鉗子口径2.2mmのEN-450 P5と，内視鏡的処置も可能な鉗子口径2.8mmのEN-450 T5である(図1)。一般的には使用できる処置具が豊富なT5が使用される傾向になるが，癒着による深部挿入困難が予想される症例に対して深部挿入が必要な場合は，挿入性で上回るP5を用いるべきである。

シングルバルーン小腸内視鏡

　鉗子口径2.8mmで，DBEと異なり，内視鏡先端バルーンがなく，オーバーチューブはシリコン製である(図2)。バルーン内視鏡の挿入概念を鑑みれば，シングルバルーン小腸内視鏡(SBE)はDBEに比べ，深部挿入性が劣る傾向にあることは否めないが，回盲弁から1m程度の観察が目的であれば，大きな問題はない。さらにスコープを容易にオーバーチューブから抜去でき，後述の福大筑紫式小腸造影ゾンデの使用が容易である。

バルーン内視鏡の適応と注意点

　筆者の施設では，深部挿入困難が予想される例や深部挿入の必要性が高い例は入院でDBEを行い，深部挿入困難の可能性が低い例や深部挿入の必要性が低い例は外来でSBEにて内視鏡検査を行っている。

　被検者の腹部膨満軽減や深部挿入性の向上を鑑みればCO_2送気装置(図3)を用いるべきであるが，穿孔が疑われた場合にfree airが確認しがたくなる可能性がある。

　クローン病の縦走潰瘍は腸管膜付着側に存在することが多い。この腸管膜付着側は小腸内視鏡挿入時に0時方向で接線方向となるため，縦走潰瘍でも活動性が認識しがたい場合がある。活動性の高い病変を，特にオーバーチューブが越えて深部挿入されたとき，穿孔のリスクが高まり，注意を要する。また瘢痕でも正常

図1　ダブルバルーン内視鏡のシステム

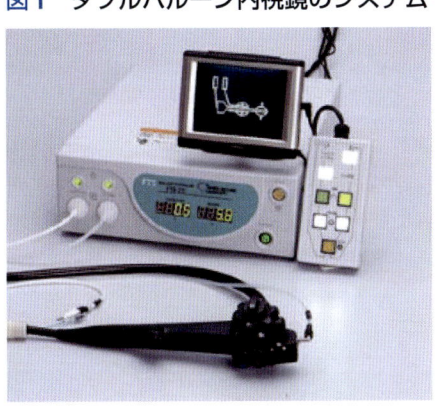

図2　シングルバルーン小腸内視鏡のシステム

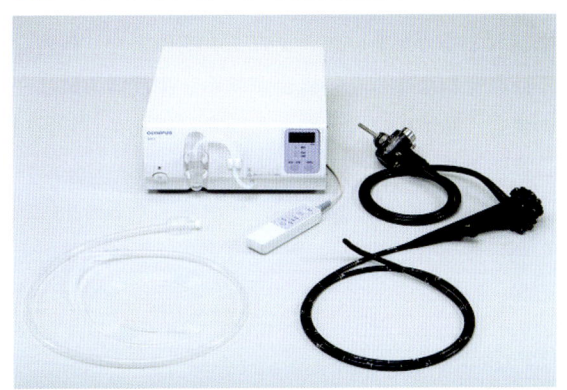

図3 オリンパスメディカルシステムズ社の炭酸ガス送気装置

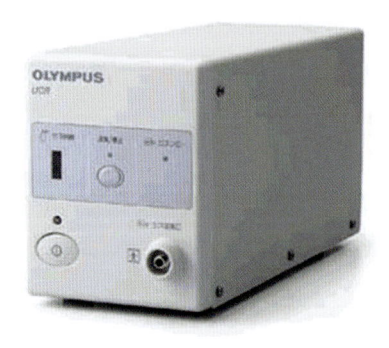

図4 オーバーチューブによる縦走潰瘍瘢痕部の粘膜損傷

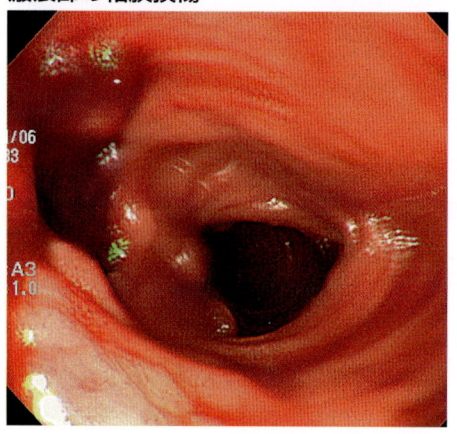

粘膜より脆弱で，オーバーチューブの挿入時に抵抗感が強い場合には，注意しないとオーバーチューブ先端による粘膜損傷のリスクがある（図4）。

カプセル内視鏡

2011年7月現在，本邦では確定診断されたクローン病は，カプセル内視鏡（CE）の禁忌とされている。しかし，原因不明消化管出血症例のなかに，小腸型の突然出血するクローン病が含まれる可能性があり，クローン病疑い症例でCEが施行される可能性がある。また，後述のAgile™ Patency Capsuleが保険承認されれば，粘膜治癒の確認が容易なCEは，クローン病小腸病変の治療効果判定などに使用される可能性が高いと筆者は考えている。

クローン病症例は腸管蠕動が低下し，小腸内残渣が多い例が多いこと，空腸よりも回腸に大きな病変が多いことを考えれば，絶食だけでなく，何らかの前処置や前投薬を加えた方がよいと筆者は考えている。ギブンイメージング社のPillCam® SB2は，従来に比べ画質の向上や視野角の増大，調光機能の進歩などにより，縦走潰瘍の腸管長軸方向の認識がしやすくなっている（図5）。

CEの最大の障壁は滞留で，クローン病確定診断例で5％，クローン病疑診例で1.4％程度といわれている[1]。必要に応じて，事前の画像診断で狭窄を除外しておく必要がある。また，滞留を生じた場合，一般的にはDBEの経口的挿入にて回収を試みる場合が多いが，クローン病の場合，癒着を越えて骨盤内回腸まで到達して回収せねばならない場合が多く，深部挿入にはかなりの困難が予想される。その場合，滞留の原因となった狭窄が回盲弁から近ければ，経肛門的挿入でバルーン拡張することも一法である。

図5 ギブンイメージング社のPillCam® SB2

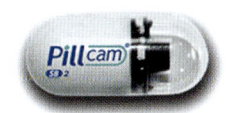

図6 Agile™ Patency Capsule
2006年春にFDA認可。両端にwindowを伴うtimer plug。腹痛を伴わず，完全な形で排出されればCEが安全に施行可能。

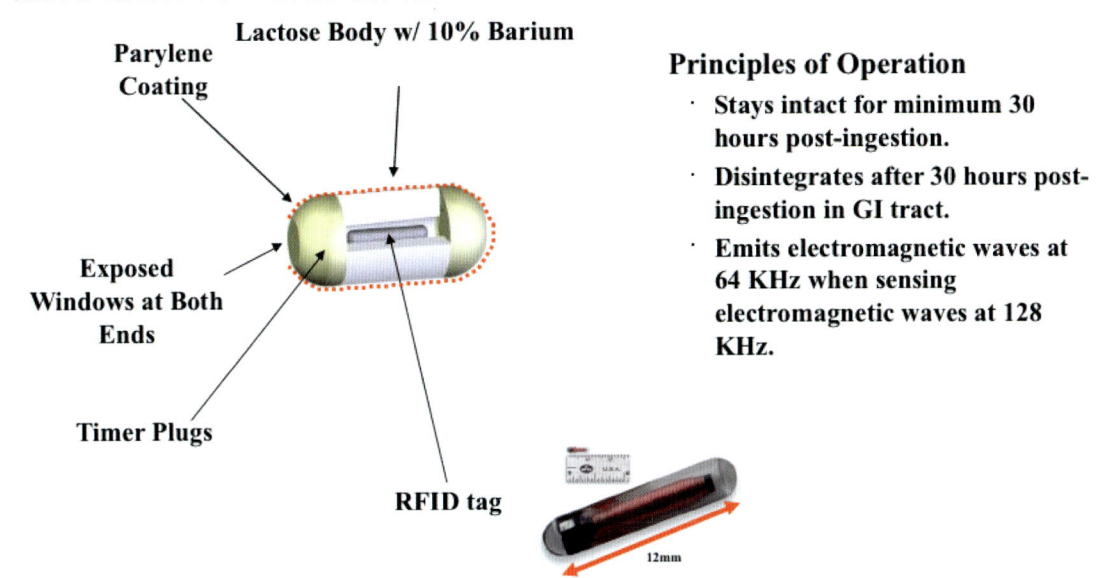

Lactose Body w/ 10% Barium

- Parylene Coating
- Exposed Windows at Both Ends
- Timer Plugs
- RFID tag

Principles of Operation
- Stays intact for minimum 30 hours post-ingestion.
- Disintegrates after 30 hours post-ingestion in GI tract.
- Emits electromagnetic waves at 64 KHz when sensing electromagnetic waves at 128 KHz.

12mm

（渡辺憲治ほか: カプセル内視鏡による炎症性腸疾患の診断. 消化器内視鏡 2010; 22: 323-28. より引用）

TOPICS
Agile™ Patency Capsule

　確定診断されたクローン病のみならず，NSAIDs長期服用例などCE施行が躊躇される例のCE前検査として期待されるのがAgile™ Patency Capsuleである（図6）[2]。CEと同サイズの言わば「ダミーカプセル」で，内服後30時間で両端のタイマープラグの溶解が開始する。Agile™ Patency Capsuleの前検査で小腸の開通性が担保されれば，CEが施行可能と判断される。低侵襲のCE検査の恩恵を多くの疾患に適応拡大する切り札である。

図7 福大筑紫式小腸造影ゾンデ(左)と，シングルバルーン小腸内視鏡のオーバーチューブを経由したバリウムによる二重造影

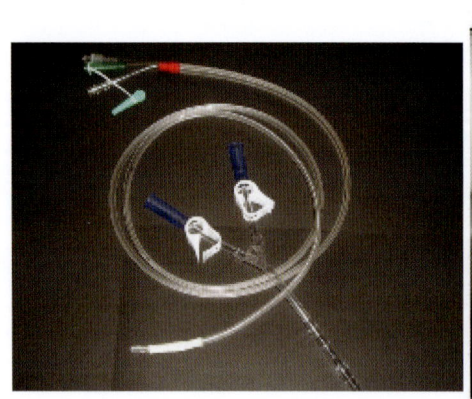

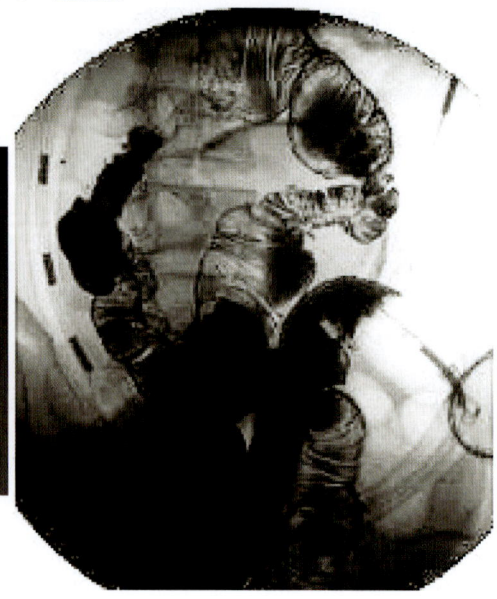

> **ちょっと一言「バルーン内視鏡を用いる際のコツ」**
>
> クローン病にバルーン内視鏡を用いる場合，ガストログラフィン®による選択造影を併用することが多いが，ガストログラフィン®はバリウムに比べ，粘膜所見の描出が劣る。クリエートメディック社製の福大筑紫式小腸造影ゾンデは，オーバーチューブ内を通して挿入が容易で，バリウムによる二重造影も可能である。活動性の高い病変や狭窄で深部挿入が困難となった地点から深部の情報を，正確に得るために有用である(図7)。

小腸内視鏡によるクローン病の診断

　クローン病において，小腸内視鏡がなければ確定診断が困難な症例は少ない。通常の回腸終末部まで観察する下部消化管内視鏡検査や生検，小腸造影で可能な場合が多く，それで困難でも，特徴的な肛門病変や上部消化管病変により診断できる場合が多い。しかし，大腸病変や肛門病変を伴わない小腸型のクローン病で，小腸造影や上部消化管内視鏡検査で決め手に欠くとき，小腸内視鏡が必要になる。この場合，生検も可能なバルーン内視鏡を行うと，小腸造影で描出困難だった縦走潰瘍や狭窄が認識できる場合もある。
　一方で，長期予後の改善を目指して，より早期の段階でクローン病と確定診断し，狭窄や瘻孔といった不可逆的な変化に陥る前に，early intervention的に治療を強化することの必要性が認識されてきている[3]。こういったクローン病疑診例を確定診断に導く際に，CEが施行される場合もあると思われる。従来，CEの

図8 クローン病小腸病変の傾向性 "TSL-CD(Transition of small bowel lesion in patients with Crohn's disease)"

アフタ,びらん　　　　　　　小潰瘍　　　　　　　縦走潰瘍

空腸側 → 回腸側

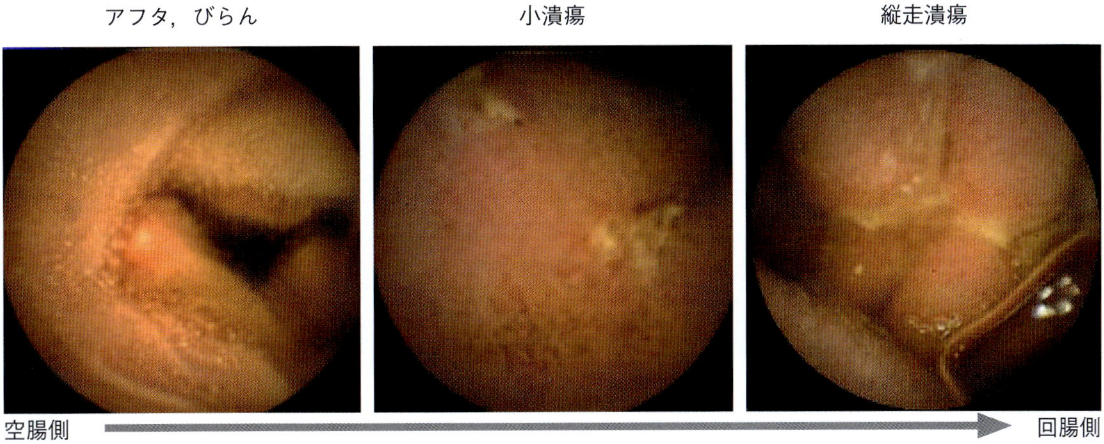

(渡辺憲治ほか:炎症性腸疾患における鑑別診断の基本.カプセル内視鏡からみた腸炎診断.消化器内視鏡 2008; 20: 1182-86.より引用)

所見のみでクローン病の診断は困難とされてきたが,われわれは,クローン病症例のCE所見を検討し,空腸から回腸にCEが先進するに従い,アフタから小潰瘍,縦走潰瘍へと変化する傾向性があることを見出した(TSL-CD：Transition of small bowel lesion in patients with Crohn's disease)[4]。これはNSAIDs服用例や他の炎症性腸疾患には認めない特異的な所見である(図8)。

クローン病の縦走潰瘍の従来の定義は長さが4〜5cm以上とされている[5]が,より早期のクローン病を診断する必要に迫られたとき,「縦走傾向のある潰瘍」を縦走潰瘍として扱わないと,確定診断が困難になると筆者は考えている。

生物学的製剤時代のクローン病に対する小腸内視鏡

インフリキシマブ(infliximab)やアダリムマブ(adalimumab)の登場で,クローン病の治療は大きな変化を遂げた。こういった生物学的製剤は他の治療法に比べ効果発現が早く,良きにつけ悪しきにつけ,早く結果が出る。故に生物学的製剤使用前に緻密な画像診断を行い,治療後に起こり得る変化を予測し,治療効果判定のポイントとなる観察部位と観察方法を決めておく必要があると筆者は考えている。

小腸内視鏡は,小腸造影やCT(enterography),MR(enterography)と相補的な検査法であり,各々の特徴を理解して,目的に応じて使い分ける必要がある。特に予後改善を目指して「粘膜治癒」を確認しようとする場合,内視鏡検査は有用である(図9)。筆者は潰瘍辺縁の再生性変化も加味して,治療効果を判定している。

図9 50歳代，男性，小腸型
アダリムマブ投与後6カ月の検査で回腸病変の瘢痕治癒が確認された。

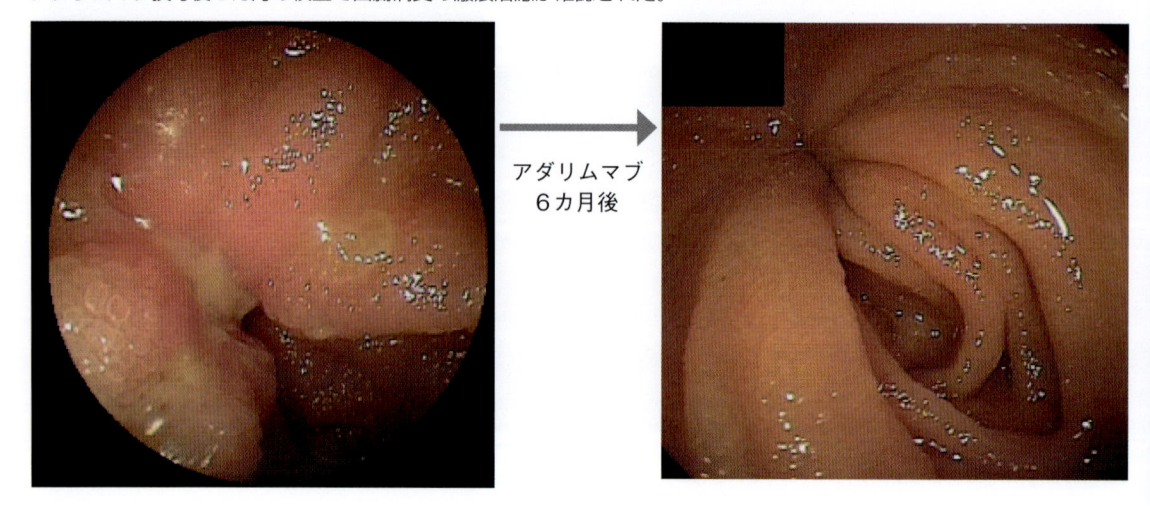

アダリムマブ
6カ月後

◎ ◎ ◎

　本邦独特の細やかな画像診断は，クローン病診療の質的向上に寄与する。小腸内視鏡はその一翼を担い，診療方針の立案に客観的な根拠を与え得る。その適応や合併症に注意を払いながら，適切な使用で，個々の症例に寄与していくことを願っている。

文　献

1) Cave D, Legnani P, de Franchis R, Lewis BS: ICCE. ICCE consensus for capsule retention. Endoscopy 2005; 37: 1065-67.
2) 渡辺憲治，細見周平，塚原卓矢ほか：カプセル内視鏡による炎症性腸疾患の診断．消化器内視鏡 2010; 22: 323-28.
3) Peyrin-Biroulet L, Loftus EV Jr, Colombel JF, et al: Early Crohn disease: a proposed definition for use in disease-modification trials. Gut 2010; 59: 141-47.
4) 渡辺憲治，細見周平，森本謙一ほか：炎症性疾患における鑑別診断の基本．カプセル内視鏡からみた腸炎診断．消化器内視鏡 2008; 20: 1182-86.
5) 飯田三雄：クローン病診断基準の改変：最終報告．厚生労働省科学研究費補助金 難治性疾患克服研究事業「難治性炎症性腸管障害に関する調査研究」平成21年度総括・分担研究報告書．2010, p29-31.

3. 炎症性腸疾患の診断／クローン病

他の画像診断法
（CT, MRI, 腹部超音波）

玄　世鋒　国家公務員共済組合連合会東京共済病院消化器内科

POINT

- ◆近年，カプセル内視鏡，小腸内視鏡，腹部超音波検査，CT/MRI enterography/enteroclysisなどの画像診断法の有用性が明らかになってきた。
- ◆繰り返し検査が必要な若年層が罹患するクローン病において，MRIの使用は放射線被曝がなく，今後期待される検査である。
- ◆腹部超音波は安全かつ非侵襲的な検査法で，スクリーニングとして有用であるが限界を考慮し，他の検査と組み合わせて診療にあたる。

- 従来，クローン病（Crohn's disease：CD）の小腸の検査はバリウム造影検査［経管法：conventional enteroclysis（CE），経口法：small bowel follow through（SBFT）］が，腸管外病変にはCT/MRIが用いられてきたが，近年CDの画像診断として，カプセル内視鏡，小腸内視鏡や腹部超音波検査（ドプラ法，造影法），CT/MRI enterography/enteroclysisの有用性が明らかとなってきた。
- 本項では従来のCTとMRIの有用性を概説し，近年注目されるCT/MRI enterography/enteroclysisと腹部超音波検査について詳述した。

● CT/ MRI

CT

- CTはCDの評価で非常に重要な診断的検査法である。特に，小腸バリウム検査法の補足的検査として重要である。
- 小腸病変の粘膜の範囲を描出するのはバリウム造影検査が優れているが，CTは消化管外の瘻孔や腹腔内膿瘍といった腹腔内病変と同様に，腸管壁の画像を正確に診断できる。そのため，CTは患者の治療方針に有意に影響を与える[1]。
- わが国の診療ガイドラインでもCDの診断時にCTや腹部超音波検査などの画像検査は腸管の炎症の範囲・程度，膿瘍形成の有無の評価で有用であるとしている[2]。

MRI

- MRIは優れた組織分解能を有し，主に瘻孔や腹腔内膿瘍に診断に用いられてきた。
- MRIの役割は，会陰部瘻孔や炎症の解剖学的所見を明らかにし，論文における報告[3,4]はもちろん，臨床で広く用いられている。特に，瘻孔はCDの約35%に発症し，10年以内に1/3の症例で合併する。多くは肛門周囲に起こり，MRIの内瘻の検出感度，特異度は83.3〜84.4，100%である[5,6]。
- しかし，MRIは消化管画像には限界があるとされてきた。その理由としてCTに比べて撮影時の時間分解能が悪く体動や腸管の蠕動の影響を受けるため画質が低下することが挙げられる。

CT/ MR enterography/enteroclysis

- 近年CT/MRIのデバイスの進歩に伴ってCDの小腸病変をCT/MRI enterography/enteroclysisで評価する研究が盛んに行われ，欧米ではすでに小腸検査法の第一選択となっており，両ガイドライン[7,8]で高いエビデンスとして収載されるに至っている。

手技

- CTでもMRでも腸管内腔の拡張のための手技(液体の注入，内服量，タイミングなど)は同じである。
- CDの小腸病変を診断可能にするために重要なことは，腸の内腔を液体で満たし良好な拡張を得ることと末梢静脈からの造影剤の使用である。虚脱した腸管は腸壁が肥厚してみえ，病変として疑陽性の原因となる。

①液体の種類

- CTにおける小腸内腔の拡張のためには大きく分けて陽性造影剤(バリウムなど)と陰性造影剤[水，ポロエチレングリコール(PEG)など]がある。
- CDにおいて活動性の評価で肥厚した壁の増強効果を見るためには陰性造影剤(図1a)が，瘻孔を確認するためには陽性造影剤(図1b)が用いられる[9]。
- MRIではコントラストをつけるための液体としては，水，メチルセルロース，マンニトール，PEGなど，いろいろな経口造影剤が用いられ，当院ではニフレック®を用いているが超常磁性の物質などを用いる場合もある。

②enteroclysis(経管法)とenterography (経口法)

enteroclysis
- enteroclysisはカプセル内視鏡検査(capsule endoscopy：CE)同様に透視下でトライツの靱帯付近に経鼻バルーンゾンデを留置し，インフュージョンポンプで等張液1.5〜2Lを，症状に応じて50〜150mL/分の速度で注入する。
- 撮影は液体が回盲弁に到着して開始される。
- この手技はほぼ確立しており陰性造影剤を用いたプロトコルを表1[9]に示す。わが国ではグルカゴンの変わりにブスコパンを用いるとよい。

図1 クローン病のCT像
a：冠状断
＊：壁肥厚，黒矢頭：回腸末端の狭窄と comb sign，白矢印：口側拡張

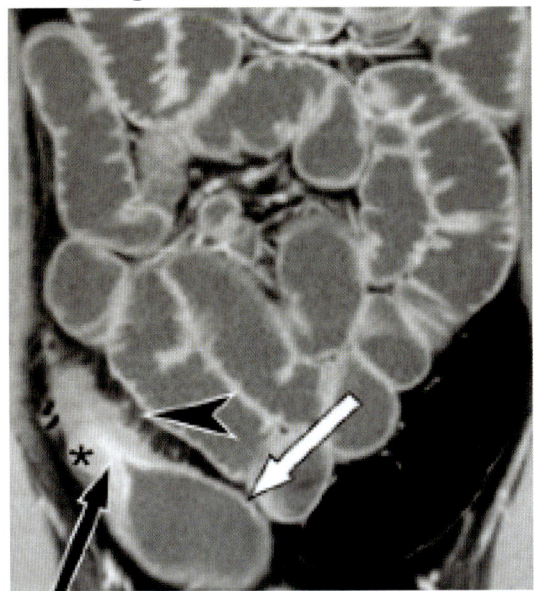

b：矢状断
黒矢頭：回腸の狭窄，黒矢印：膀胱内のバリウム像，破線矢印：回腸S状結腸瘻

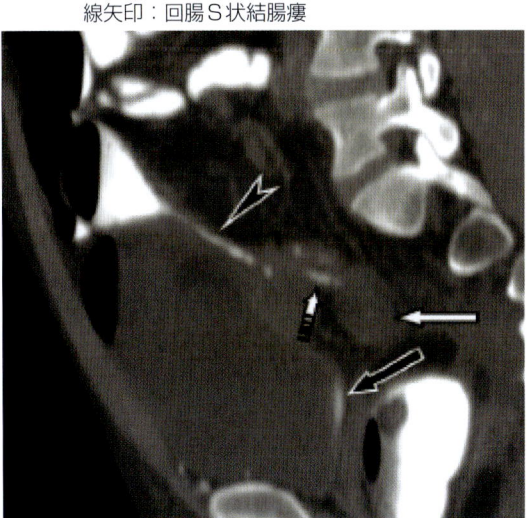

表1 陰性造影剤を用いたenteroclysisのプロトコル

蛍光透視鏡
a. 13-F enteroclysis catheter を使用。バルーンは脊柱付近に留置。60 mL of air is injected through the catheter under fluoroscopy following balloon inflation(see text)
b. 0.3 mg of glucagon is administered intravenously
c. 1.5 L of water is infused initially at 130 mL/min. Rate is adjusted*.
Transfer to CT table(infusion stopped during transfer)

CT
a. グルカゴン0.3 mgを静注する。グルカゴンが使用できない場合、バリウムやメチルセルロースを使用する
b. 1.5Lの水を100〜150 mL/分の速度で注入する
c. 造影剤静注は4 mL/秒の速度で150 mL注入する。
CT is performed at 50-sec delay to obtain optimal bowel mucosal enhancement(62)
d. Balloon is deflated and refluxed water in stomach is aspirated.

Point
この手技は小腸の拡張に優れ，CDのアフタのような表層粘膜の変化や局所の狭窄といった診断に有用であるとされるが，透視室の確保，ゾンデ挿入，移動といった手技が煩雑であり，ゾンデ挿入は患者に不快感，疼痛を与える。

表2 CT enterographyの撮影パラメーター

項目	MRシークエンス			
	FASE	True SSFP	Quick 3Ds	
撮像方向	冠状断	冠状断	水平断	冠状断
TR/TE(msec)	13,500/78	5/2.5	5/1.9	5/1.9
flip angle(degrees)	90/140	75	13	13
脂肪浸潤	なし	なし	enhanced FatSAT	enhanced FatSAT
SPEEDER因子	2.0	2.0	2.2	1.8
matrixサイズ (interpolated)	256×320 (320×320)	256×256 (512×512)	128×288 (528×576)	128×288 (528×576)
field of view(cm)	40〜42	40〜42	32〜33× 36〜37	40〜42
section thickness (interpolated)(mm)	6	4(2)	5(2.5)	5(2.5)
section gap(mm)	0	0	0	0

FASE: fast advanced spin echo, True SSFP: true steady state precession, Quick 3Ds: quick dimensional dynamic diagnostic scan, three-dimensional gradient echo sequence, TR: repetition time, TE: echo time, FatSAT: fat saturation, SPEEDER factor: acceleration factor of parallel imaging technique in the phase-encoding direction

enterography
- 一方,enterographyは検査前に液体を内服して検査を行う.
- 内服する液体の量やタイミングに関するコンセンサスは得られていないが,報告で多いのはPEGを検査60分前から内服し,1.5L前後を内服させる方法である.当院でもこの方法を用いている.
- 当然,患者らはenteroclysisよりenterographyを好み,enterographyが汎用されている.しかしenterographyは患者への負荷は少ない一方,適度な拡張を得られないことがある.持続的な近位小腸の拡張はenteroclysisに比べて劣る.ただし,少なくとも重度の病変については同等の精度と考えられる.CT enterographyの撮影パラメータを表2[10]に示す.

③ MRIのシークエンス
- 定常状態自由歳差運動(steady-state free precession:SSFP)に基づいた近年の高解像,ultra-fastシークエンスがCDの小腸と大腸の画像の有力な技術として注目されてきた.
- MRIの製造会社により違うよび方をするが,True FISP(true fast imaging with steady-state with free precession),balanced FFE(fast field echo),FIESTA(fast imaging employing steady state precession),True SSFP(図2)[11]などとよぶ.

図2 クローン病のMRI像
a：True SSFP sequence。回腸末端(TI)の壁の肥厚と内腔の狭小、左側結腸(LC)。
b：T1強調画像。回腸末端(TI)，左側結腸(LC)の壁の肥厚と造影効果の増強。

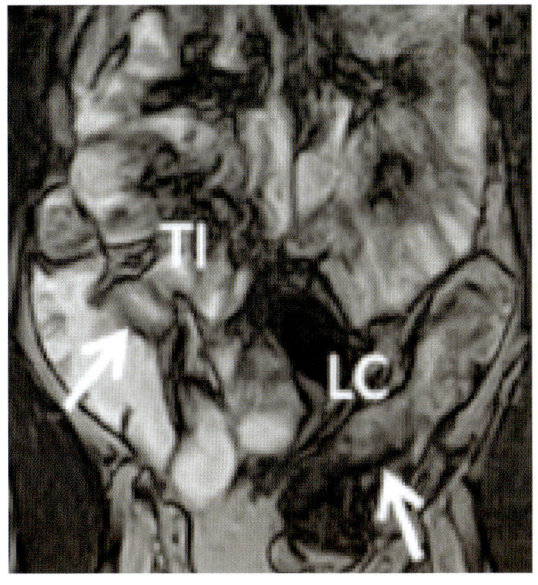

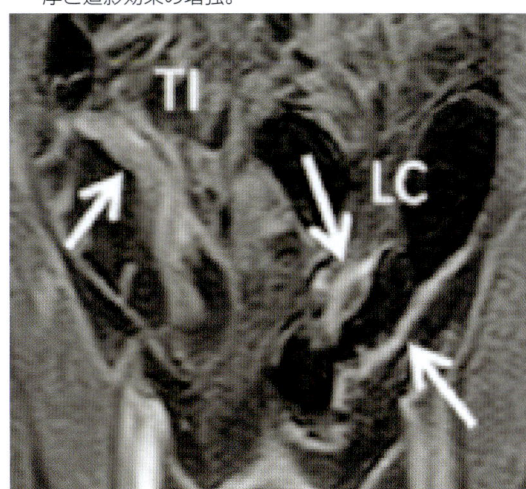

表3 MRI撮影方法（東京医科歯科大学病院）

kV	120 kV
mAs	selected to yield $CTDI_{vol}$ of <12 mGy
minimal detector configuration	<1 mm
axial slice thickness	<2.5〜3 mm
axial reconstruction interval	<2 mm
coronal slice thickness*	2〜3 mm
coronal reconstruction interval	1〜1.25 mm
IV contrast	150 cm^3 Omnipaque 300 at 4〜5 cm^3/s
enteric contrast	1,350 cm^3 VoLumenR followed by 500 cm^3 water
scan delay	50 s after beginning of IV injection

*coronal images should be generated either directly or on the scanner console using minimum detector configuration, or from axial data employing slice thickness of 1〜1.5 mm and reconstruction interval of 0.5〜0.8 mm

- T1強調画像の撮影時にガドリニウムの静注で，血流や壁の肥厚の程度も評価する。定常状態のグラディエントエコーシークエンスは，1スライス以上/秒の時間分解能で高コントラスト，高分解能の画像が得られるようになり，長い息どめをしなくても呼吸などの体動のアーチファクトを減らせるようになった。これにより，腸管内，腸壁と管腔，腸壁と腸間膜の高いコントラストを示す。しかし，蠕動運動によるアーチファクトの影響は避けられないため，検査中は鎮痙薬であるブスコパンやグルカゴンを用いる必要がある。
- 当院でのMRIの撮影方法を表3[11]に示した。全撮像時間は20分程度である。
- 前処置を工夫することにより小腸と大腸を同時に評価できるMR Entero-colonography（MREC）は有用である[11]。

活動性の評価

- 潰瘍病変の検出はCTで80〜90％[10]，MRIで75〜90％[12]と報告されている。
- CDの特徴所見の壁肥厚は，特異的ではないが小腸では3mm以上とすると，感度，特異度が高いとする報告がある。臨床的な指標として，炎症の活動度を評価した研究でも，治療に対する反応が壁の増強の程度とよく相関し，また腸壁の層状所見は活動性とよい相関を示した。これは炎症のある粘膜による内側の輪状増強帯を示す層状の所見，その粘膜下の浮腫による低濃度の輪状帯，筋層と漿膜を増強する外側の輪状層を示す所見である。
- 類似の標的所見 (target appearance) がみられることもある。これは慢性炎症での粘膜下の脂肪組織の肥厚と線維化により起こる。特にMRIで脂肪抑制シークエンスでは粘膜下組織は低信号となる。
- 慢性の狭窄は切除や形成術といった手術あるいは内視鏡的拡張術の適応であり，治療で改善する可能性のある炎症性の狭窄と区別できる可能性があるので，これらを鑑別することは重要である。線維性狭窄は不整な粘膜の造影効果を示し，造影のパターンの違いは，活動期と寛解期のCDの違いであり鑑別に役立つ。
- 拡張，増強した腸間膜血管が炎症を起こしている腸の区域を支配する "comb (櫛) sign" (図1a) がある。また腸管の炎症に関連した二次的な所見が，炎症のある腸管周囲の "fat-wrapping" や "fat proliferation" である。
- 腸間膜の線維化と脂肪増生は，腸ループの分離させるような所見となり，さらに炎症のある腸管周囲の腸間膜脂肪の造影効果の増強は，活動性を示す二次的な信号である。CDの高度の炎症時には深い潰瘍や敷石像として，壁から内腔に高信号を呈する突起や直線化した壁などが見られる。
- CT/MRIは粘膜の炎症のほかに瘻孔，膿瘍といった壁外病変の検出にも優れる。今のところ，二重造影を用いたCEのように，CDの早期の病変と考えられるアフタのような粘膜表層の病変を検出するとした質の高い研究はない。CEでは粘膜の不整として，アフタも診断できるが，CTやMRIは小さな粘膜病変の診断には不向きである。

CTとMRIの比較

- 現在の時点でCT enterographyとMR enterographyの比較研究は4本あるが，Higginsの報告[13]では特異度，画質はCTが優れているものの，重症病変の感度でおおよそ同等の精度があるとしている。
- ECCOの2010年のガイドラインでは，CT/MRのenterography/enteroclysisは近年スタンダードであり，小腸病変の評価で高い診断能を有し，CTとMRは同様の診断能を有するとしている。さらに透視とCTは放射線被曝 (表4) が無視できず，患者群は若年で長期経過のためCTによる被曝は発癌のリスクを増すので可能な施設ではMRが考慮されるべきであるとしている[8]。

表4 被曝の影響

imaging study	effective dose of radiation (mSv)
Chest X ray	0.02
C-spine X ray	0.07
Plain film abdomen	0.7
Barium follow-through	3
Barium enema	7.2
Endoscopic retrograde cholangiopancreatogram	3.9
CT head	2
CT abdomen	10
CT pelvis	10

- 被曝について，近年実際に発癌の影響がどれくらいあるのか注目され多く報告されている（表4）[14]。75mSvの職業被曝を受けると7.3%の発癌のリスクを付加するという報告[15]があり，約400人のCDで6.7年の観察から，高被曝線量を75mSvと定義したときに15.5%の患者がこの量の被曝をしていたという報告[16]がある。
- MRIの欠点として画質が改善するか，MRIの性能による施設間の差はあるか，読影や前処置などのプロトコルを標準化はできるかなどの問題を残すものの，今後，MRIを用いた検査法に期待が集まる一方で，被曝線量の低減といったCTのデバイスの進歩も期待されている。

腹部超音波

超音波の意義

- 安全で非侵襲的な検査法であり，消化管画像検査のなかでも受容されやすい検査である。
- 特にスクリーニングとして有用である。右下腹部にあてれば，遠位小腸を正確に視認できる。ドプラ法や静脈注射による造影剤を用いれば，活動性の壁の肥厚と線維性の慢性の肥厚を区別できるとする報告もある。
- 超音波検査の欠点として，所見が術者に強く影響され，肥満や消化管内のガスのような要因に影響を受け，また腸管全体の評価は困難であることである。正常消化管は実質臓器に比べて腸管内のガスに影響を受けやすく，ときに十分な超音波所見が得られないこともある。また，正常腸管壁の厚さは2〜3mmで，層構造は5層とされるが，通常体表からの描出は難しい。しかし，病的変化に陥った消化管は壁や内腔が誇張されてくるため，比較的超音波所見は得られやすい。
- X線検査や内視鏡検査と比べて非侵襲的で，繰り返しの検査が容易である点を生かし，CDにおいても腹部超音波検査は頻用されている。

図3　腹部超音波像

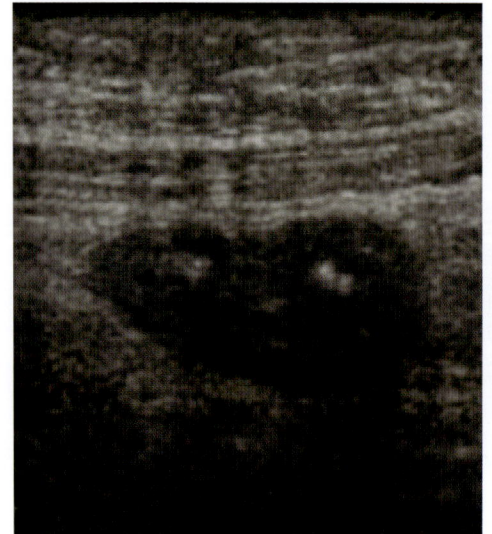

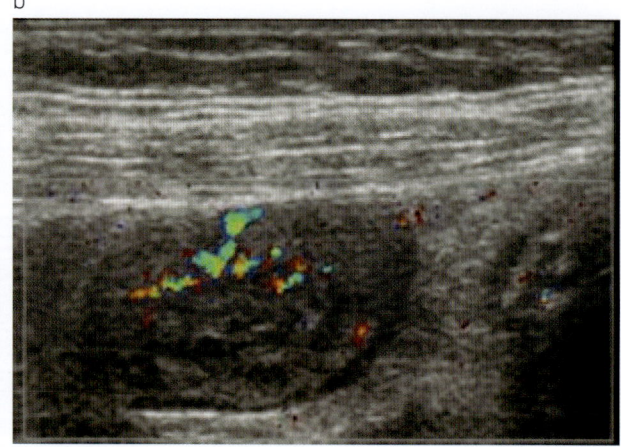

活動性の評価
- 腹超音波検査は回腸末端では高い感度があり，メタアナリシスでは，感度，特異度は75〜94，67〜100％の範囲と報告されている[17]。
- 超音波検査の役割としてはさまざまな報告があるが，大きくは病変の拾い上げと経過観察の2つに分類できる。
- 拾い上げ診断でのCDの所見は小腸壁の肥厚（3〜4mm以上）である。管腔内の気体を取り囲む壁の肥厚（図3a）[17]はCDの典型的な"ターゲットサイン"でCTやMRIと同様の所見である。
- 腸管壁の所見はCDの臨床病期に依存し，活動期では，腸管壁の層構造は全体に消失または粘膜下の高エコー層の肥厚として，びまん性炎症性浮腫をきたす。これが慢性期ではいくぶん肥厚しているが，層構造は視認できるようになる[18]。カラードプラ法で，粘膜や壁外の血流増加を診断できるとする報告[19]もある（図3b）[17]。しかし静脈注射による造影剤を用いた検査で，病変の感度を上げることはない。

◎　◎　◎

- CT/MR enterography/enteroclysisは一定の精度を保ちCDの臨床に有用で，特にCT enterographyは欧米では実臨床で汎用されている。また繰り返し検査が必要な若年層が罹患するCDにおいて，MRIの使用は放射線被曝の欠点がなく，今後期待される検査として注目が集まっている。
- 腹部超音波は安全で非侵襲的な検査法であり，特にスクリーニングとして有用であるが限界を考慮し，他の検査と組み合わせて診療にあたる。

文献

1) Fishman EK, Wolf EJ, Jones B, et al: CT evaluation of Crohn's disease: effect on patient management. Ajr 1987; 148: 537-40.
2) 上野文昭: クローン病診療ガイドライン 日本消化器病学会, 2010, p28.
3) Rasul I, Wilson SR, MacRae H, et al: Clinical and radiological responses after infliximab treatment for perianal fistulizing Crohn's disease. Am J Gastroenterol 2004; 99: 82-8.
4) Van Assche G, D'Haens G, Noman M, et al: Randomized, double-blind comparison of 4 mg/kg versus 2 mg/kg intravenous cyclosporine in severe ulcerative colitis. Gastroenterology 2003; 125: 1025-31.
5) Rieber A, Aschoff A, Nussle K, et al: MRI in the diagnosis of small bowel disease: use of positive and negative oral contrast media in combination with enteroclysis. Eur Radiol 2000; 10: 1377-82.
6) Schreyer AG, Geissler A, Albrich H, et al: Abdominal MRI after enteroclysis or with oral contrast in patients with suspected or proven Crohn's disease. Clin Gastroenterol Hepatol 2004; 2: 491-7.
7) Lichtenstein GR, Hanauer SB, Sandborn WJ: Management of Crohn's disease in adults. Am J Gastroenterol 2009;104: 465-83; quiz 464, 484.
8) Van Assche G, Dignass A, Panes J, et al: The second European evidence-based Consensus on the diagnosis and management of Crohn's disease: Definitions and diagnosis. J Crohn's Colitis 2010; 4: 7-27.
9) Maglinte DD, Sandrasegaran K, Lappas JC, et al: CT Enteroclysis. Radiology 2007; 245: 661-71.
10) Huprich JE, Fletcher JG: CT enterography: principles, technique and utility in Crohn's disease. Eur J Radiol 2009; 69: 393-7.
11) Hyun SB, Kitazume Y, Nagahori M, et al: Magnetic resonance enterocolonography is useful for simultaneous evaluation of small and large intestinal lesions in Crohn's disease. Inflamm Bowel Dis 2010.
12) Sinha R, Murphy P, Hawker P, et al: Role of MRI in Crohn's disease. Clin Radiol 2009; 64: 341-52.
13) Adler J, Higgins PD: Getting the steak without the sizzle: is MR enterography as good as CT enterography? Inflamm Bowel Dis 2010; 16: 712-3.
14) Brenner DJ, Georgsson MA: Mass screening with CT colonography: should the radiation exposure be of concern? Gastroenterology 2005; 129: 328-37.
15) Cardis E, Vrijheid M, Blettner M, et al: The 15-Country Collaborative Study of Cancer Risk among Radiation Workers in the Nuclear Industry: estimates of radiation-related cancer risks. Radiat Res 2007; 167: 396-416.
16) Desmond AN, O'Regan K, Curran C, et al: Crohn's disease: factors associated with exposure to high levels of diagnostic radiation. Gut 2008; 57: 1524-9.
17) Migaleddu V, Quaia E, Scano D, et al: Inflammatory activity in Crohn disease: ultrasound findings. Abdom Imaging 2008; 33: 589-97.
18) Pradel JA, David XR, Taourel P, et al: Sonographic assessment of the normal and abnormal bowel wall in nondiverticular ileitis and colitis. Abdom Imaging 1997; 22: 167-72.
19) Esteban JM, Maldonado L, Sanchiz V, et al: Activity of Crohn's disease assessed by colour Doppler ultrasound analysis of the affected loops. Eur Radiol 2001; 11: 1423-8.

3. 炎症性腸疾患の診断

潰瘍性大腸炎・クローン病の鑑別診断

大川清孝，上田　渉，青木哲哉　大阪市立十三市民病院消化器内科

POINT

◆潰瘍性大腸炎（ulcerative colitis；UC），クローン病（Crohn's disease；CD）と鑑別を要する疾患には感染性腸炎，腸管Behçet病・単純性潰瘍，非特異性多発性小腸潰瘍症，憩室性腸炎，collagenous colitis，非ステロイド性抗炎症薬（NSAIDs）起因性腸炎などがあり，主に内視鏡的鑑別診断について述べた

◆感染性腸炎のなかでUCと主に鑑別を要する疾患にはアメーバ性大腸炎，カンピロバクター腸炎，サイトメガロウイルス（Cytomegalovirus；CMV）腸炎などが，CDと主に鑑別を要する疾患には腸結核，エルシニア腸炎がある。

◆感染性腸炎はIBDの治療薬である副腎皮質ホルモンや免疫調整薬により増悪する可能性があり，その鑑別は特に重要である。

- 大腸には潰瘍性大腸炎（UC）とクローン病（CD）を示す狭義の炎症性腸疾患（IBD）以外に多くの炎症性腸疾患が存在する。
- IBDとの鑑別診断は，病歴，血液・便検査，画像診断などを総合して判断することが重要であるが，そのなかでも内視鏡検査による鑑別診断は最も重要である。
- 本項ではUC，CDと鑑別を要するIBDについて内視鏡的鑑別を中心に述べる。

UCの内視鏡像と鑑別を要する疾患

- UCは重症度により種々の内視鏡像を呈するため，鑑別を要する疾患は多い。
- 血管透見消失や浮腫の所見では，好酸球胃腸炎やcollagenous colitisと鑑別を要する。
- 小黄色斑や小びらんの所見ではカンピロバクター腸炎，サルモネラ腸炎などの細菌性腸炎，憩室性腸炎，抗菌薬起因性急性出血性腸炎などが鑑別すべき疾患である。
- 小不整形潰瘍と易出血性ではアメーバ性大腸炎，アミロイドーシスとの鑑別

が必要である。
- 深堀れ潰瘍ではCMV腸炎，腸管Behçet病・単純性潰瘍が鑑別にあがる。広範囲粘膜脱落ではCMV腸炎との鑑別が必要である。

CDの内視鏡像と鑑別を要する疾患

- CDも種々の内視鏡像をとるため鑑別を要する疾患は多い。
- 縦走潰瘍では虚血性腸炎，腸管出血性大腸菌腸炎などの毒素型感染性腸炎，エルシニア腸炎，CMV腸炎，collagenous colitisなどとの鑑別が問題となる。
- 敷石像ではUC，腸結核，エルシニア腸炎，腸間膜脂肪織炎などとの鑑別が必要である。
- 不整形潰瘍では腸管Behçet病・単純性潰瘍，アメーバ性大腸炎，サルモネラ腸炎，CMV腸炎，NSAIDs起因性腸炎などが鑑別にあがる。
- アフタではアメーバ性大腸炎，腸管Behçet病・単純性潰瘍，腸結核，細菌性腸炎などと鑑別を要する。

疾患別の鑑別のポイント

感染性腸炎

- 国崎らはIBDと診断され受診した1,200症例のうち感染性腸炎と診断が変更された例は26症例，2.2％あったと報告している[1]。誤診例の受診時の診断名はUC 17例，CD 8例，単純性潰瘍1例であった。変更後の確定診断は，アメーバ性大腸炎12例，腸結核7例，カンピロバクター腸炎2例，病原性大腸菌腸炎2例，MRSA腸炎2例，原因菌を特定できなかった細菌性腸炎1例であったとしている。とくに5アミノサルチル酸製剤や副腎皮質ホルモンなどの既存のIBD治療に抵抗する難治例として紹介された症例の13例，7.2％が感染性腸炎であったとしている。
- IBD専門施設の報告であるが，IBD鑑別における感染性腸炎の重要性を示している。
- 筆者らの施設ではアメーバ性大腸炎，腸結核以外にUCと誤診された例ではカンピロバクター腸炎が[2]，CDと誤診された症例ではエルシニア腸炎が多くみられた。

①アメーバ性大腸炎

- 多くは慢性に経過し，下痢，粘血便，腹部膨満感，腹痛などで寛解と再燃を繰り返す。このような経過はUCと類似している。
- 血便のため内視鏡検査がまず行われるため内視鏡診断が最も重要である。
- 最も特徴的な内視鏡所見はたこいぼ様潰瘍であるが，周囲に紅暈を伴う，あるいは出血を伴う不整形潰瘍も本症に特徴的であり，この3所見でほとんどが診断可能である[3]。
- 潰瘍間の粘膜は正常であることがUCとの鑑別点である。一見，血管透見不良

にみえる症例もあり(図1a)，粘液を十分に洗浄して観察を行う(図1b)。
- 盲腸に不整形潰瘍がみられる症例やアフタのみの症例ではCDとの鑑別が必要である。
- まず，生検が行われるが，1回の生検での陽性率はせいぜい7割程度である。そのため，生検診断のみに固執せず，血清アメーバ抗体，白苔の鏡検，便検査などを組み合わせることが重要である。生検は白苔の部分を含んで取り，標本はHE染色のみでなくPAS染色も行う。

②カンピロバクター腸炎
- 食中毒による急性感染性腸炎である。原因食品として生の鶏，生レバーが多い。
- 主な症状は発熱，下痢，腹痛，嘔吐である。発熱は38℃を越えることが多いが，1〜3日で自然に解熱する。4割程度に血便を伴うため内視鏡検査が施行されることが多い。
- 罹患部位は直腸からびまん性に深部大腸まで及びUCに類似している。
- びまん性，連続性に見える場合，UCと間違われる症例も多い。再燃のないUCにはカンピロバクター腸炎であった症例も多いと推測される。
- 内視鏡所見は粘膜内出血，浮腫が主であり軽症UCに類似している(図2a，b)。
- 回盲弁上に浅く大きな潰瘍が約半数にみられ，この所見があればUCとの鑑別は容易である。この潰瘍はCDとの鑑別が必要である。
- 便培養で診断されるが，内視鏡検査時に必ず腸液を採取して培養を行う。UCと診断しても必ず便培養を行うことが重要である。

③エルシニア腸炎
- 食中毒による急性腸炎である。原因として豚肉，ペット，汚染された水などがある。
- 症状では腹痛，発熱の頻度が高く下痢を伴わないことがあるため注意が必要

図1　アメーバ性大腸炎の内視鏡像
a：粘液の付着のため粘膜の血管透見が不良に見え，UCとの鑑別を要する。 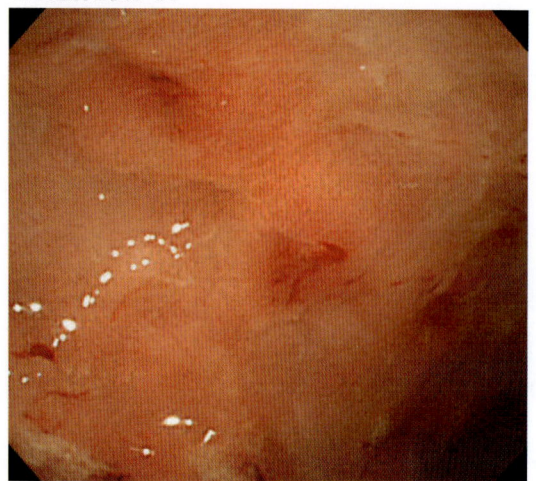
b：粘液を十分に洗浄すると潰瘍間の粘膜は正常であることがわかる。

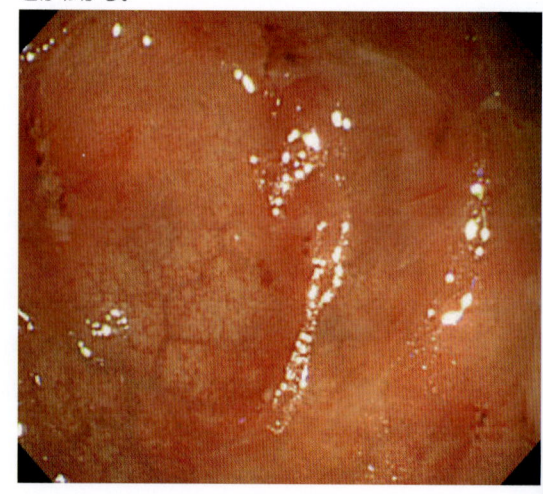

である。また，咳，咽頭痛などの感冒様症状を伴うことも比較的多い。血便がほとんどないため，症状から内視鏡検査が行われることは少ない。

- 終末回腸では，パイエル板の腫大と表面のびらん・潰瘍（図3a）およびアフタ（図3b）がみられる。回盲弁の著明な腫大と回盲弁上のアフタ，盲腸〜上行結腸のアフタも特徴的である。
- パイエル板の腫大が著明な場合は敷石像に類似し（図3a），パイエル板上に縦走潰瘍がみられこともあり，CDとの鑑別が必要である[4]。
- 診断には便培養より生検培養が有用である。好冷菌であるため，検査室にエルシニアの可能性を告げておくことが重要である。
- 回盲部リンパ節の腫大と終末回腸の壁肥厚が本症の特徴であり，腹部CTや腹

図2　カンピロバクター腸炎の内視鏡像

a：カンピロバクター腸炎の内視鏡像で粘膜内出血がびまん性にみられ，UCとの鑑別を要する。

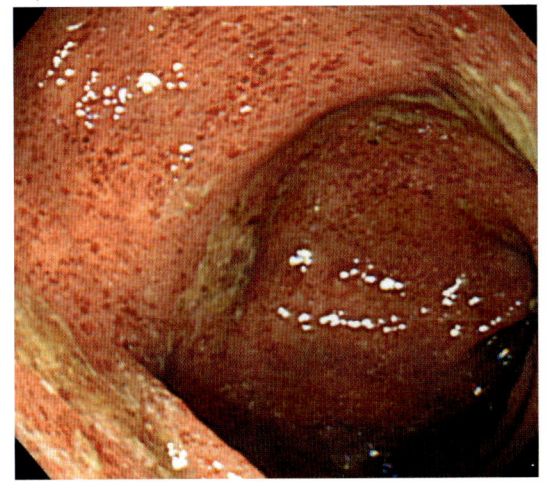

b：UCの内視鏡像で白苔を伴う小びらんがみられ，カンピロバクター腸炎と異なる。

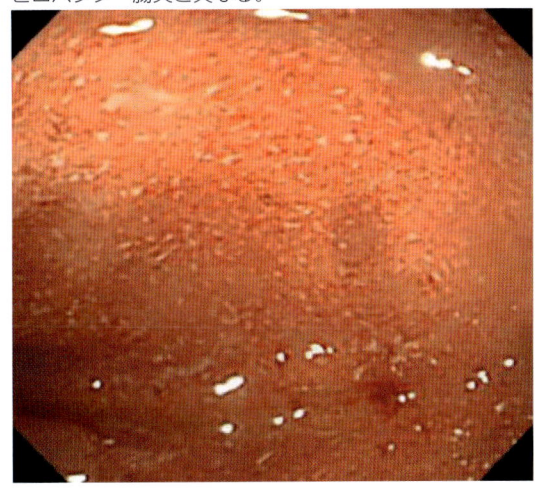

図3　エルシニア腸炎の内視鏡像

a：終末回腸にパイエル板の腫大と表面のびらんがみられる。一見敷石像に似ている。

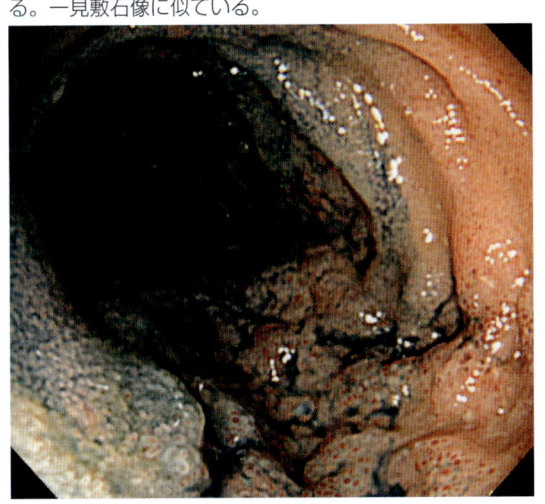

b：終末回腸にアフタの散在がみられる。

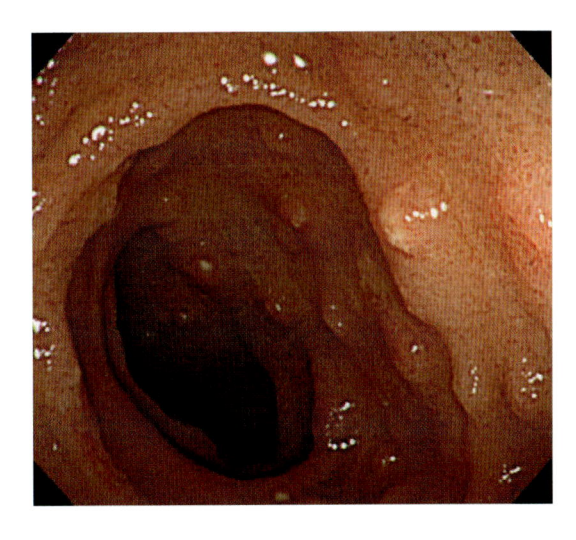

部超音波が診断の糸口となることが多い。

④ 腸結核
- 症状は下痢，腹痛，体重減少，血便などがあるが，無症状で便潜血検査陽性で発見される症例も増加している。
- 腸結核の好発部位は回腸〜上行結腸であり，特に回盲部に多い。好発部位はCDと類似している。
- 内視鏡像は萎縮瘢痕帯，腸管変形（輪状狭窄，回盲部変形，回盲弁開大，偽憩室形成），多彩な潰瘍である。腸結核は自然治癒傾向が強いためしばしば萎縮瘢痕帯と活動期の病変が併存する。
- 輪状あるいは輪状配列の潰瘍が特徴とされているが，周囲に強い発赤を伴う小さい多発不整形潰瘍も特徴的である（図4a, b）。枝分かれしたり，独特の不整さが特徴で，周囲に炎症性ポリープがみられることも多い[5]。
- CDも右側結腸に多く，炎症性ポリープを伴うため腸結核との鑑別が必要である。腸結核のポリープはCDの炎症性ポリープと比べて小さく密度が低い。
- 便培養での検出率は10％以下であるが，生検培養では30〜90％と最も良好であり，必ず行う。クォンティフェロンも有用である。
- 肺結核の合併は約30％にみられるため，腸結核を疑った場合は胸部CTを施行する。

⑤ CMV腸炎
- 出血と下痢が多いが，発熱，腹痛，体重減少などもみられる。致命的合併症として腸穿孔や大量出血などがある。
- 内視鏡所見は，打ち抜き様潰瘍が最も多いが，不整形潰瘍，横走潰瘍，帯状潰瘍，縦走潰瘍，アフタ様潰瘍，偽膜など多彩な内視鏡像を呈する[6]。
- びまん性のびらん・小潰瘍がみられる場合はUCとの鑑別が問題となる（図5a, b）。

図4 腸結核の内視鏡像
上行結腸に発赤を伴う不整形小潰瘍が輪状に配列しており，CDとの鑑別が必要である。
a：通常内視鏡像　　　　　　　　　　　b：色素内視鏡像

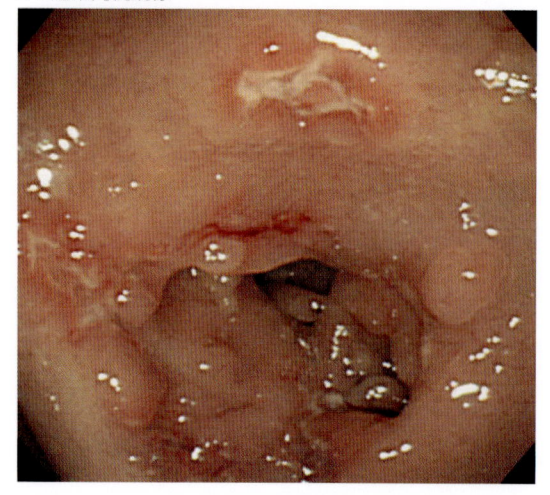

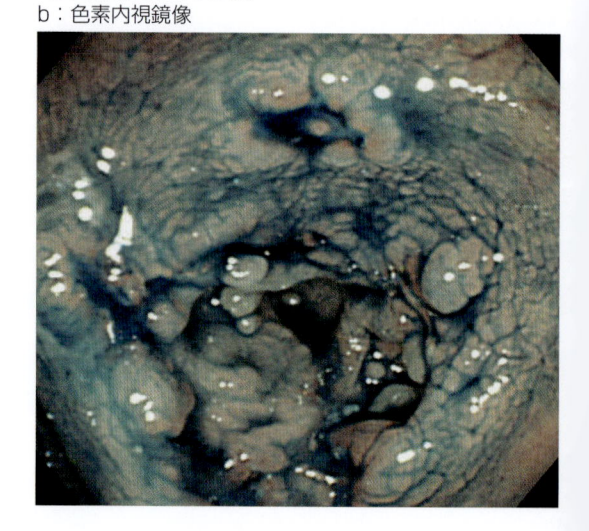

- 縦走潰瘍，不整形潰瘍，アフタがみられる場合はCDとの鑑別を要する。
- 診断には，組織では核封入体と酵素抗体法によるCMV抗原の検出，血液ではアンチゲネミア測定を必ず行う。しかし，それらが陰性でも，強く疑う場合は組織DNA，血中DNAなども測定する。

腸管Behçet病・単純性潰瘍

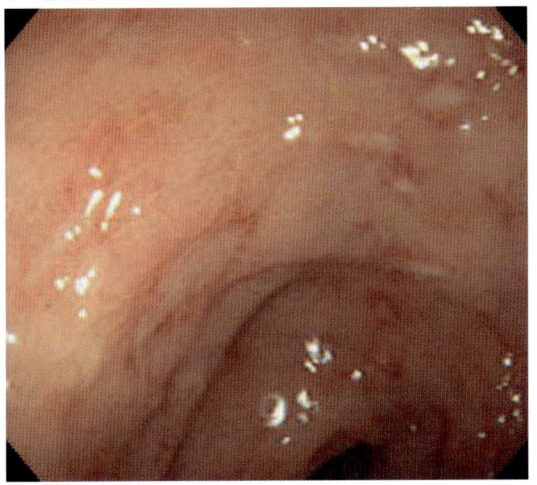

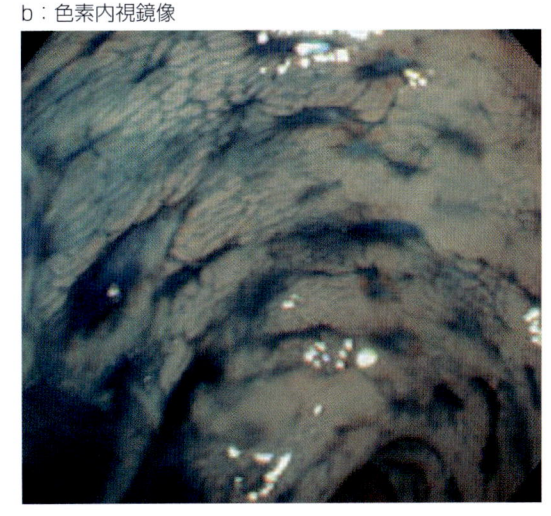

- 腸管Behçet病はBehçet病の特殊型であり，診断基準により完全型，不全型，疑いに分類できる。Behçet病兆候のないものは単純性潰瘍とよばれているが，疑い例をどちらに入れるかは定まっていない。
- 腹痛，下痢，血便，腹部腫瘤触知が主な症状である。
- 消化管病変は口腔から肛門までのあらゆる部位に発生しうるが，典型例では回盲弁近傍に打ち抜き様の深い潰瘍を呈する。腸管Behçet病では右側結腸や全大腸に浅い潰瘍やアフタの多発がしばしばみられる[7]。
- 小腸潰瘍は腸間膜対側にみられることが多くCDとは逆である。
- 回盲弁近傍の深い潰瘍がなく，不整形潰瘍やアフタが多発する症例ではCDとの鑑別を要するが，Behçet病兆候の有無で診断できることが多い（図6a，b）。

非特異性多発性小腸潰瘍症

- 主として若年者を侵し，臨床的には長年月にわたる潜・顕出血と高度の続発性貧血を主症状とし，低蛋白血症，発育障害，種々の程度の腹痛を伴う。症状はCDと類似し，小腸CDとの鑑別が問題となる[8]。
- 中～下部回腸に好発するが終末回腸に認めることはほとんどなくCDとは異なる。
- 比較的浅い潰瘍で，輪走ないし斜走する形状が多い。潰瘍は腸間膜付着側，対

図5　CMV腸炎の内視鏡像
多発性の小潰瘍がみられ，周囲粘膜の血管透見が不良でありUCとの鑑別が必要である。
a：通常内視鏡像　　　　　　　　　　　　　　b：色素内視鏡像

図6 腸管Behçet病の内視鏡像
全大腸にアフタが多発しており，CDとの鑑別が必要である。

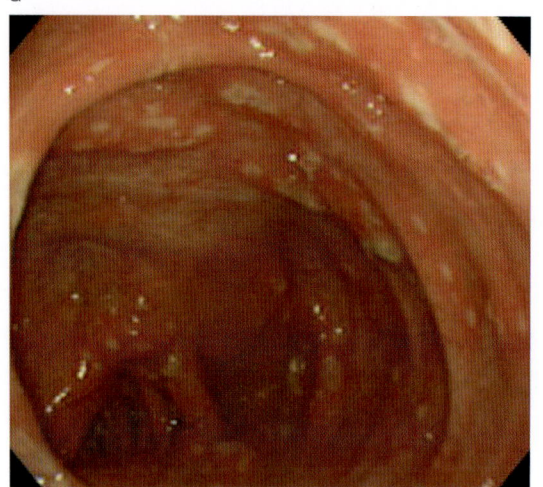

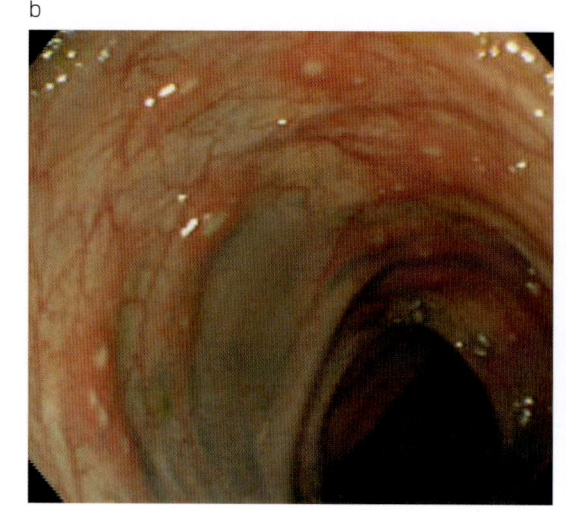

a　　　　　　　　　　　　　　　　　　　　　　　b

　側にかかわらず腸管の長軸方向にずれて走行する。CDでは縦走潰瘍が腸間膜付着側にみられる。
- 介在粘膜は粘膜集中像がみられる以外は正常で，敷石像や炎症性ポリープはみられない。
- 狭窄はらせん状の非対称性狭窄であり，CDの偏側性狭窄や敷石像による狭窄とは異なる。

憩室性腸炎(diverticular colitis)
- 憩室炎のない憩室腸管，あるいは憩室炎の部位と離れた部位に粘膜の慢性炎症をきたす疾患で原因不明である。
- S状結腸に多く，内視鏡的にも組織学的にも直腸に炎症がないことが特徴である。
- 内視鏡像は浮腫，発赤，びらん，顆粒状粘膜などであり，UCに似た像を示す(図7a, b)。
- 生検組織像は非特異的所見からUC類似の杯細胞減少や陰窩膿瘍などのさまざまな所見を示す。

collagenous colitis
- 慢性水様下痢を呈し，粘膜上皮下にcollagen band($>10\mu m$)の沈着がみられる。
- 微細な粘膜異常が高率にみられる。浮腫(血管透過性低下)，血管増生，顆粒状粘膜，易出血性などがみられる。浮腫が著明な場合はUCとの鑑別を要する[9]。
- 縦走潰瘍がみられることがありCDとの鑑別を要する。縦走潰瘍は裂創によると考えられ，非常に長く，周囲に発赤はみられない(図8a, b)。欧米では右側

図7　憩室性腸炎の内視鏡像
a：憩室の周囲粘膜の一部に発赤と小びらんがみられる。 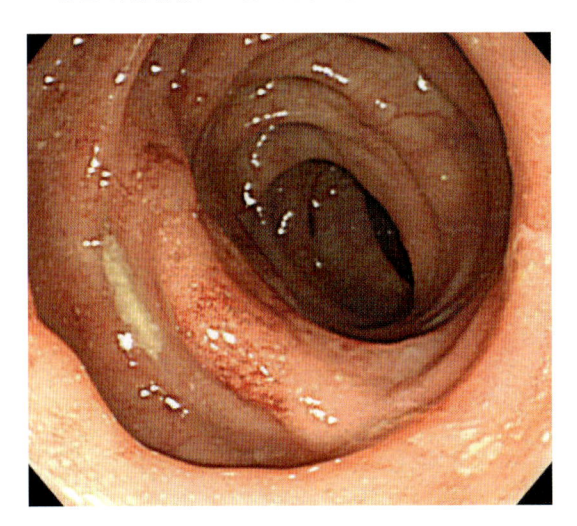
b：部分的に白苔を伴う小びらんが連続性にみられ，UCに類似する。

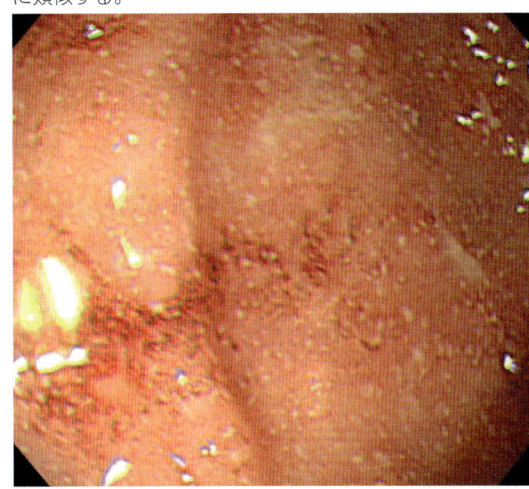

図8　collagenous colitisの内視鏡像
内視鏡挿入時に発生したと思われる出血を伴う縦走潰瘍がみられる。潰瘍底には横走する繊維がみられ裂創と思われる。周囲粘膜の生検にてcollagenous colitisと診断した。

a　　　　　　　　　　　　　　　　b

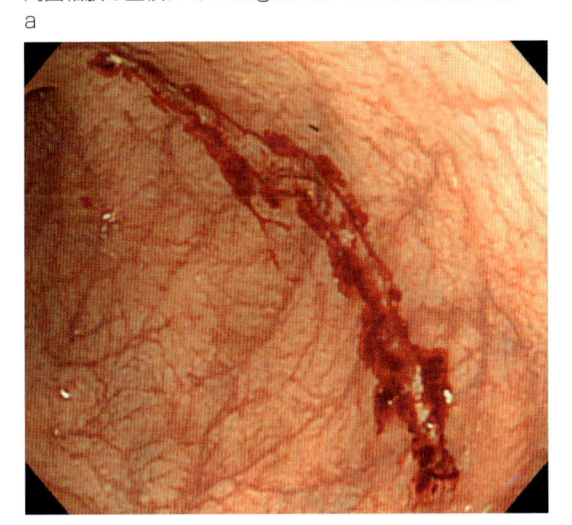

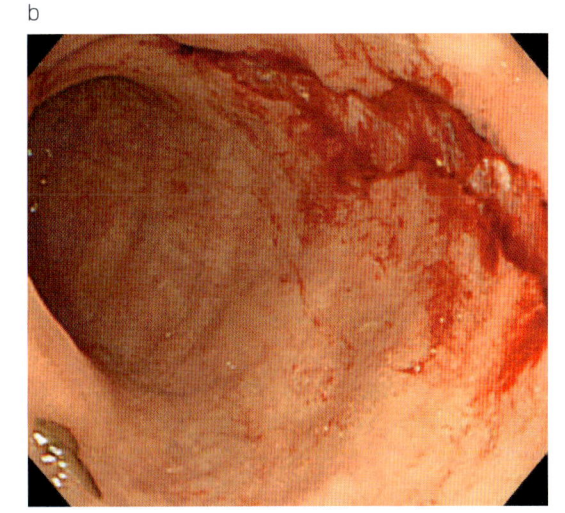

結腸に多いとされているが，わが国では左側結腸の報告が多い。

NSAIDs起因性腸炎
- 回盲部〜横行結腸に好発し，回盲弁上にも多い。腸肝循環のため，この部位で管腔内NSAIDs濃度が高くなるためである。
- 潰瘍は浅く，多発し，潰瘍形態は多彩である。不整形潰瘍，輪状潰瘍が多く（図9a，b），類円形潰瘍やアフタもみられる[10]。また，潰瘍瘢痕もみられる。
- 好発部位がCDと類似し，不整形潰瘍やアフタを呈する場合はCDとの鑑別を要する。

図9 NSAIDs潰瘍の内視鏡像
上行結腸に多発性の浅い不整形の輪状潰瘍がみられ，CDや腸結核との鑑別が必要である。
a：通常内視鏡像　　　　　　　　　　　　　　　b：色素内視鏡像

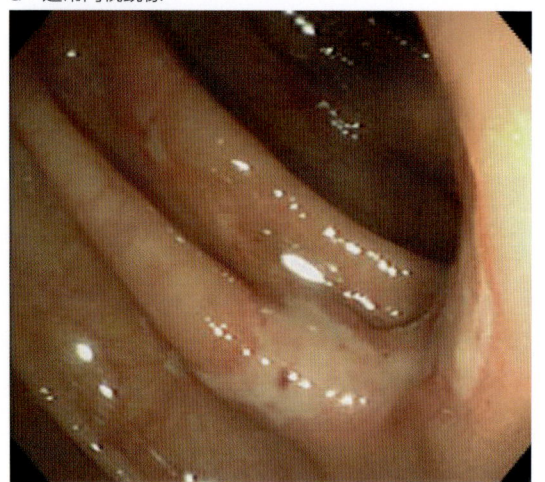

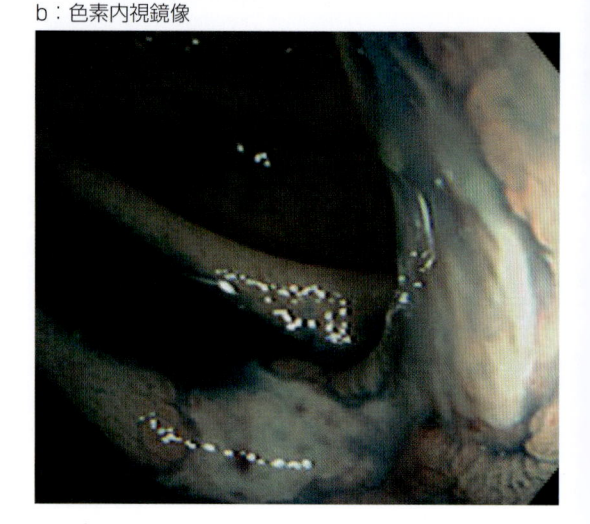

UCとCDの互いの鑑別

- UCでも縦走潰瘍を呈することがあるが，周囲粘膜に炎症があることがCDとの鑑別点である。UCでも敷石像を呈することがあるが，UCの場合隆起は炎症性ポリープであり，発赤がみられ表面は不整である。一方，CDでは隆起は浮腫によるため，表面が平滑である。

文献

1) 国崎玲子，木村英明，佐々木智彦ほか：炎症性腸疾患と鑑別を要した感染性腸炎症例の検討．消化器科 2008; 47: 252-7.
2) 大川清孝，青木哲哉，上田 渉ほか：炎症性腸疾患と鑑別困難な感染性腸炎の診断と経過　潰瘍性大腸炎との鑑別を中心に．胃と腸 2006; 41: 959-70.
3) 大川清孝，大庭弘子，青木哲哉ほか：アメーバ性大腸炎．臨床肛門病学 2010; 2: 10-3.
4) 大川清孝，片山智香子，上田 渉ほか：診断困難な大腸急性炎症性疾患に対する対応　エルシニア腸炎の臨床像と画像所見による診断の進め方．INTESTINE 2010; 14: 385-9.
5) 大川清孝，上田 渉，佐野弘治ほか：慢性感染性腸炎の内視鏡診断．Gastroenterol Endosc 2010; 52: 221-30.
6) 大川清孝，上田 渉，佐野弘治ほか：サイトメガロウイルス腸炎．胃と腸 2008; 43: 1635-62.
7) 大川清孝，佐野弘治，末包剛久ほか：腸管Behçet病・単純性潰瘍と他疾患との鑑別診断―臨床の立場から．胃と腸 2011; 48: in press.
8) 平井郁人，松井敏幸：慢性出血性小腸潰瘍症　いわゆる非特異性多発性小腸潰瘍症．胃と腸 2008; 43: 603-10.
9) 大川清孝，上田 渉，佐野弘治ほか：collagenous colitisの診断と治療．胃と腸 2009; 44: 2006-17.
10) 松井佐織，大川清孝，上田 渉ほか：NSAIDs起因性大腸粘膜傷害の診断と治療．臨床消化器内科 2009; 24: 1735-43.

3. 炎症性腸疾患の診断

炎症性腸疾患の病理診断

田中正則　弘前市立病院臨床検査科

POINT
◆腸炎の生検診断にはアルゴリズムが有用である。
◆生検診断には病歴，症状，内視鏡所見などの臨床情報が必要である。
◆スコア化生検診断基準により，IBDとnon-IBDの鑑別，クローン病と潰瘍性大腸炎の鑑別ができる。
◆内視鏡的に認知できる隆起を伴うdysplasiaはdysplasia-associated lesion or mass (DALM) とよばれ，その半数以上に浸潤癌が合併している。

生検診断のアルゴリズム

- 腸炎は多種多様で，これらのほとんどが特異的組織所見を欠いているため，病理診断が難しい。
- 的はずれな診断や見落としを防ぐには，アルゴリズムに従った診断が有用である(図1)。
- 図1のA群疾患は，特異的組織所見の指摘で確定診断できる疾患である。アメーバ赤痢を潰瘍性大腸炎と誤診してステロイドを投与することのないよう注意されたい。
- B群疾患は，特徴的組織所見から積極的に推定できる疾患であるが，確定診断には病歴・症状・内視鏡所見などの臨床情報の確認を要する。
- A群とB群疾患を見落とさないコツは，表1の所見に注意しながら，粘膜表面から順に深部粘膜へと観察を進めることである。
- C群疾患は診断未確定症例を含めれば生検症例全体の半数以上を占めているものと推測される。積極的な生検診断が難しいが，ほとんどは第1生検診断基準によりnon-IBDと診断できる。
- 感染性腸炎と薬剤起因性腸炎が多いので(図1)，便培養と病歴把握が重要である。

図1　急性期・活動期大腸炎の生検診断アルゴリズム

数字は生検1,875セットの内訳。

```
                                    A群　66例（3.5%）
                                    アミロイドーシス          22
       特異的所見 ──Yes──▶          Collagenous colitis    14
           │                        Spirochaetosis         12
           No                       サイトメガロウイルス       8
           ▼                        原虫                    3
                                    その他                  7

                                    B群　303例（16.2%）
                                    虚血性大腸炎           182
                                    粘膜脱症候群            33
       特徴的所見 ──Yes──▶          好酸球性腸炎（アレルギー性など）22
           │                        GVHD/血栓性微小血管障害  22
           No                       肉芽腫性疾患（CDを除く）  19
           ▼                        放射線性大腸炎          18
                                    その他                  7

                                    IBD　718例（38.3%）
                      第2診断基準    Crohn病（CD）         232
             IBD ──▶ （CD vs UC）──▶潰瘍性大腸炎（UC）     486
              ▲
       第1診断基準
       （IBD vs non-IBD）            C群　788例（42.0%）
              ▼                     感染性腸炎（A群・B群を除く）494
             non-IBD ──────────▶   薬剤起因性腸炎         219
                                    Behçet病/単純性潰瘍    29
                                    偽膜性腸炎（原因確定例を除く）19
                                    宿便潰瘍               13
                                    閉塞性大腸炎            4
                                    その他                 10
```

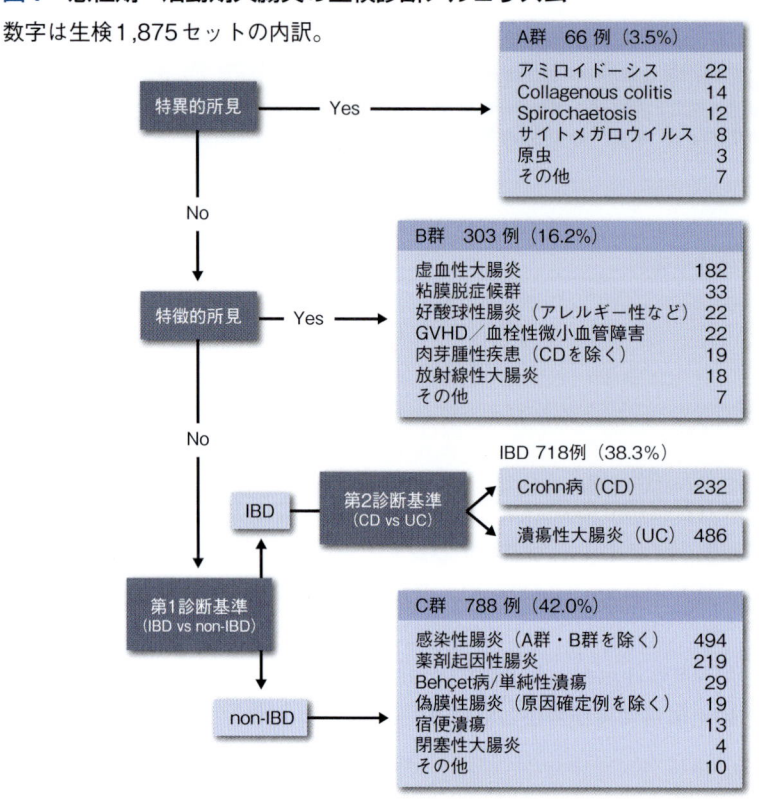

表1　特異的および特徴的な粘膜組織所見

組織所見	確定診断あるいは示唆される代表的疾患
粘膜表面・陰窩内	
可視的病原体	アメーバ赤痢，クリプトスポリジウム症，スピロヘータ症，真菌症
偽膜	抗生物質起因性腸炎，感染性腸炎，虚血性大腸炎，潰瘍性大腸炎
表層上皮とその直下	
表層上皮内リンパ球増加	リンパ球性大腸炎，コラーゲン性大腸炎
表層上皮下コラーゲン層の肥厚	コラーゲン性大腸炎，特発性腸間膜静脈硬化症（特に遠位側大腸）
陰窩	
萎縮・捻れ・拡張	潰瘍性大腸炎，クローン病，腸結核，Behçet病，粘膜脱症候群，移植片対宿主病，重症感染症，放射線性腸炎，虚血性腸炎（回復期），Cronkhite-Canada症候群
アポトーシス	薬剤起因性腸炎（抗癌剤・NSAIDs），移植片対宿主病，血栓性微小血管障害
固有層	
好酸球増多	アレルギー性腸炎，寄生虫，好酸球性胃腸炎，潰瘍性大腸炎
組織球増多	Whipple病，マラコプラキア
肉芽腫	クローン病，腸結核，エルシニア腸炎，サルコイドーシス，バリウム肉芽腫，潰瘍性大腸炎
核内封入体	ウイルス性腸炎
特定物質（ピンク色）の沈着	アミロイドーシス，虚血性腸炎，放射線性腸炎，特発性腸間膜静脈硬化症
血管の異常	血管形成不全，放射線性腸炎，Henoch-Schönlein紫斑病
粘膜筋板とその近傍	
筋組織の増殖・肥厚	粘膜脱症候群，潰瘍性大腸炎
異物巨細胞	腸管嚢腫性気腫症，オレオ（油）肉芽腫

虚血性腸炎と感染性腸炎を鑑別するコツ

高度杯細胞減少とフィブリン沈着がびまん性にみられるのが虚血性腸炎の典型像であり，発症初期の生検では炎症細胞浸潤は軽微である（図2a）。一方，感染性腸炎では好中球を含む炎症細胞浸潤が粘膜の比較的浅層に限局していることが多い（図2b，c）。感染性腸炎でも高度杯細胞減少とフィブリン沈着がみられる症例があるが，びまん性ではなくpatchyであることがポイントである（図2d）。

図2 虚血性腸炎と感染性腸炎

a：虚血性大腸炎。

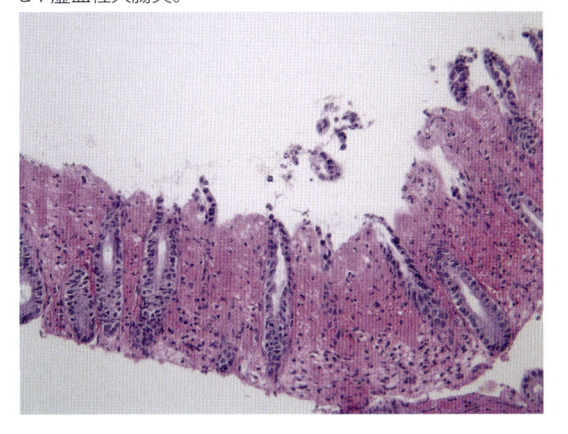

b：感染性大腸炎。

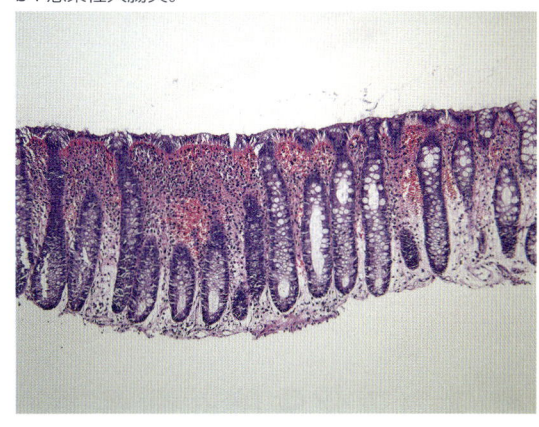

c：感染性大腸炎。

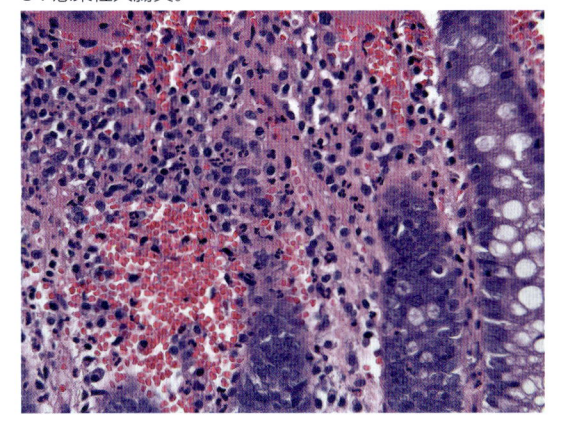

d：虚血性変化を伴う感染性大腸炎。

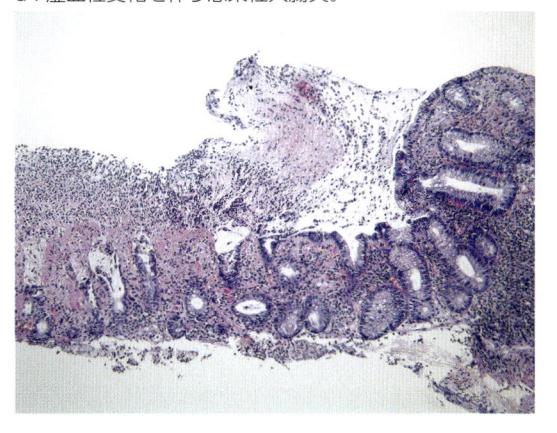

病理診断依頼書に添付すべき臨床情報

- B群とC群疾患の診断には十分な臨床情報が不可欠である（表2）。
- 内視鏡像・生検像が虚血性大腸炎様であっても，初発症状が血便を伴わない下痢であったり，発症24時間以内の生検で好中球浸潤が観察されるような症例は，感染性腸炎を疑ってみるべきである。

表2 炎症性疾患の生検標本に添付すべき臨床情報

臨床情報	情報を必要とする主要疾患	理由
症状	すべての疾患	生検診断の整合性を検証する上で不可欠である
発熱	感染性腸炎	ほとんどの感染性腸炎で組織所見が非特異的である
腹痛と下血	虚血性大腸炎	組織所見と症状から確定診断できる
排便習慣	粘膜脱症候群，宿便潰瘍	組織所見と症状から診断できる症例が多い
発症から生検までの日数	虚血性大腸炎 潰瘍性大腸炎	3日目以降の生検所見は感染性腸炎と類似する 発症直後では特徴的組織所見が揃わないことがある
薬剤投与・放射線照射・移植歴	薬剤起因性腸炎 放射線性腸炎，GVHD	組織所見のみでは感染性腸炎と鑑別困難である 組織所見と病歴から確定診断できる
治療経過と活動度	潰瘍性大腸炎	活動期，回復期，緩解期では注目すべき組織所見が異なる
合併症	アミロイドーシス Behçet病 感染性腸炎	本疾患が念頭にないと特異的所見を見逃すことがある 組織所見のみでの診断は不可能である 免疫不全状態であれば原虫や核内封入体に注意して検鏡する
便培養・血清抗体価	感染性腸炎	確定診断に不可欠である
内視鏡所見	すべての疾患	病変の全体像を把握するうえで不可欠である
罹患範囲	すべての疾患	疾患により好発部位が異なる
潰瘍の形態と位置	潰瘍を形成する疾患	形態（縦走，輪状など）と位置（直腸前壁など）から疾患を推定できる
生検部位の詳細	潰瘍性大腸炎 クローン病	炎症性ポリープからの生検組織はクローン病と類似する 潰瘍の近傍粘膜が正常ならば潰瘍性大腸炎は否定的である

スコア化生検診断基準

- 筆者らのスコア化診断基準[1]は，logistic回帰分析とROC曲線によって作成されたオリジナルの診断基準[2]の係数を数学的に整数化したものである。発症初期あるいは治療中を問わず，急性期・活動期の生検であればいつでも適用できる。

第1診断基準（IBDとnon-IBDの鑑別）（表3，図3）

- 感度・特異度は，「確診」レベルで86.2％以上・98.8％以上，「疑診」レベルで96.3％・96.7％以上である。
- IBDを示唆する4項目の組織所見は，"慢性の高度炎症"に起因している。このうちパネート細胞化生は，上行結腸と盲腸では健常人にも出現するので，この部位のものは無視する[3]。
- 慢性に経過しステロイドが薬物療法の中心であるIBDとステロイドが不要もしくは禁忌であることの多いnon-IBDを鑑別できる意義は大きい。
- IBDに誤診される可能性のあるnon-IBDには，IBD類似の所見を呈する腸結核や腸管Behçet病以外にも，頻度順にアミロイドーシス（本疾患の33.3％），宿便潰瘍（28.6％），粘膜脱症候群（15.4％），放射線性（14.3％），薬剤起因性（3.8％），感染性（2.3％），虚血性（1.3％）の各大腸炎がある[1]。
- 発症当初の生検では，IBDの所見が揃わないことがあるため確定診断に至らない症例がある。潰瘍性大腸炎の場合，初回生検が$S_{IBD} \leq 0$であった症例を再生検すると，1ヵ月後に39.1％，2ヵ月後に65.2％が確定診断されている[4]。

表3 スコア化生検診断基準

第1診断基準：IBDとnon-IBDの鑑別

診断カテゴリー	定義	IBD-score $(S_{IBD})=2H_1+3H_2+3H_3+2H_4-4$
IBD確診	$S_{IBD} \geq 2$	H_1：陰窩の萎縮（0＝なし，1＝あり）
IBD疑診	$S_{IBD} = 1$	H_2：陰窩の捻れ（0＝なし，1＝あり）
保留	$S_{IBD} = 0$	H_3：basal plasmacytosis＋高度単核細胞浸潤（0＝なし，1＝あり）
non-IBD疑診	$S_{IBD} = -1$	H_4：パネート細胞化生（肝彎曲部より肛側で）（0＝なし，1＝あり）
non-IBD確診	$S_{IBD} \leq -2$	

第2診断基準：クローン病（CD）と潰瘍性大腸炎（UC）の鑑別

診断カテゴリー	定義	CD-score $(S_{CD})=2H_5+3H_6+2H_7+3H_8-3H_9-5$
CD確診	$1.0 \leq S_{CD}$ or 類上皮肉芽腫	H_5：陰窩の配列異常（0＝直腸から連続的，1＝分節的）
CD疑診	$0.3 \leq S_{CD} < 1.0$	H_6：杯細胞減少（0＝直腸から連続，1＝分節的）
Indeterminate	$-0.3 < S_{CD} < 0.3$	H_7：杯細胞温存（潰瘍縁や周囲に好中球を伴う陰窩で）（0＝なし，1＝あり）
UC疑診	$-1.0 < S_{CD} \leq -0.3$	H_8：単核細胞浸潤のある生検のうち，浸潤がfocalな生検数の比
UC確診	$S_{CD} \leq -1.0$	H_9：高度単核細胞浸潤のある生検のうち，陰窩の萎縮を示す生検数の比

(Tanaka M, et al: Simple mucosal biopsy criteria differentiating among Crohn disease, ulcerative coltis, and other forms of colitis: measurement of validity. Scand J Gastroenterol 2000; 35: 281-6. より引用改変)

第2診断基準（クローン病と潰瘍性大腸炎の鑑別）（表3，図4）

- 感度・特異度は，「確診」レベルで90.4％以上・96.8％以上，「疑診」レベルで92.0％・93.6％以上である。
- 内視鏡と同様に生検でも，「直腸からびまん性・連続性の炎症」は潰瘍性大腸炎の典型像であり，その逆の「focalかつ分節的な炎症」はクローン病に特徴的である。第2診断基準は，こうした"クローン病らしさ"の度合いを定量化して示すものである。
- 「びまん性とfocal（図4a）」は1個の生検内での分布を，「連続的と分節的」は大腸内での分布を表現する用語である。大腸内分布を判断するためには複数個生検が必要で，筆者が関係している施設における平均生検数は，クローン病10.6±4.0個，潰瘍性大腸炎7.6±3.7個である[5]。
- クローン病にしばしばみられる杯細胞温存所見（表3のH_7，図4b〜d）は，潰瘍性大腸炎では10％未満の出現率であり，特に潰瘍縁に観察された場合はクローン病の大きな根拠となる。

ちょっと一言：肉芽腫と陰窩膿瘍

- 非乾酪壊死性類上皮肉芽腫はクローン病に特異的とされるが（図5a），実際は腸結核やエルシニア腸炎などを鑑別する必要があり，生検での出現率も15〜55％にとどまる[6]。
- 肉芽腫のうち，crypt-associated（mucin）granulomaは潰瘍性大腸炎にもしばしば出現するので，注意を要する（図5b）。
- 陰窩膿瘍は多くの腸炎にみられる非特異的所見であるため，潰瘍性大腸炎の診断根拠にならない。

図3　IBDを示唆する4つの生検所見

a, b：陰窩の密度低下(a)あるいは短縮(b)があれば陰窩の萎縮と判定する。

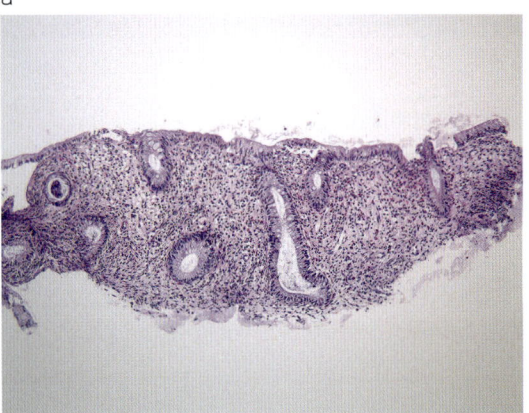

a

b

c：陰窩が平行でないものや分枝がみられるものは陰窩のねじれと判定する。

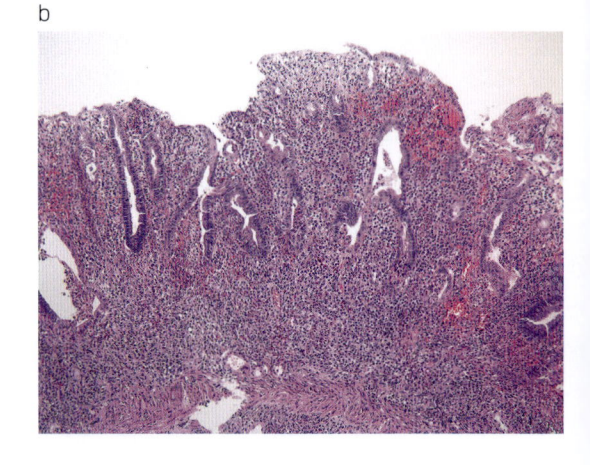

d：無名溝。陰窩のねじれと混同してはならない。

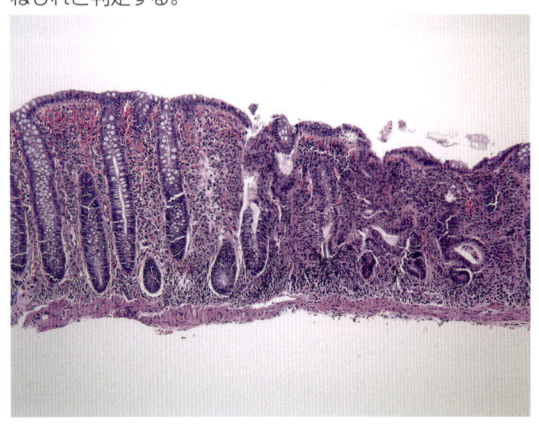

e：basal plasmacytosis。陰窩底と粘膜筋板の間に形質細胞がみられる所見。

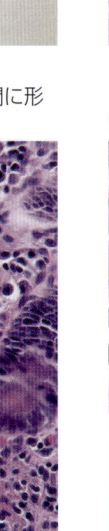

f：パネート細胞化生。

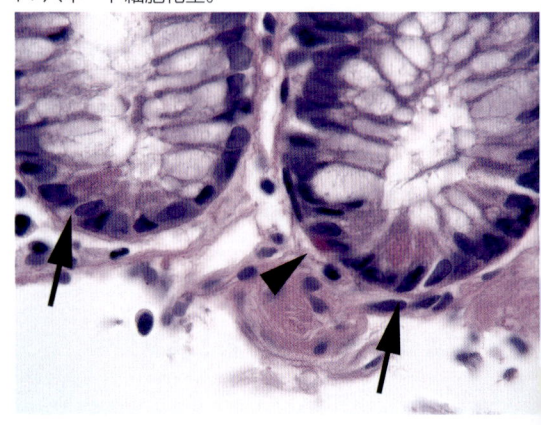

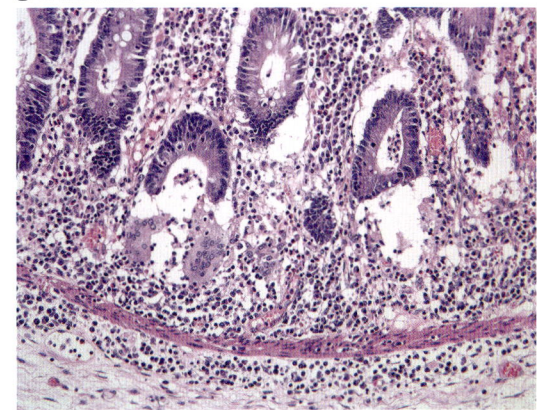

図4 クローン病の所見

a：杯細胞減少と単核細胞浸潤がfocalにみられる。

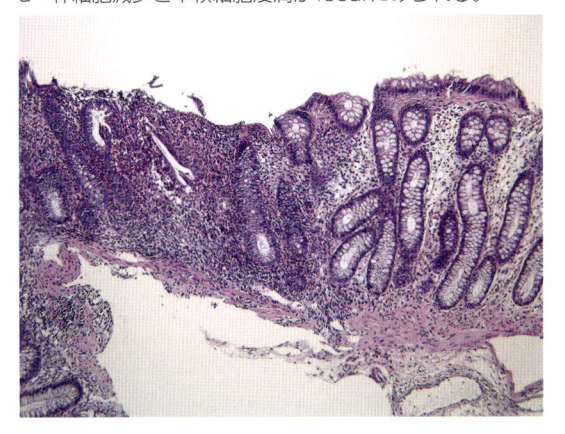

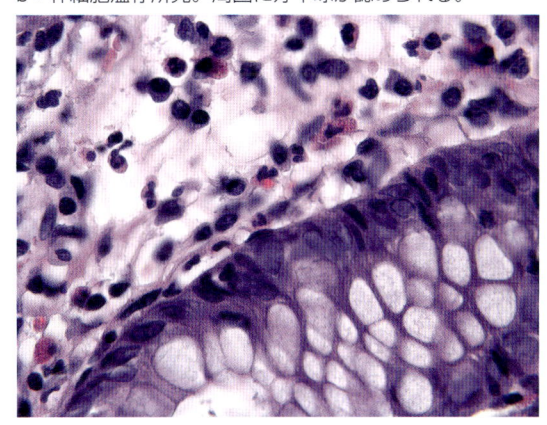

b：杯細胞温存所見。周囲に好中球が認められる。

c, d：杯細胞温存所見。潰瘍縁にもかかわらず杯細胞が温存されている。

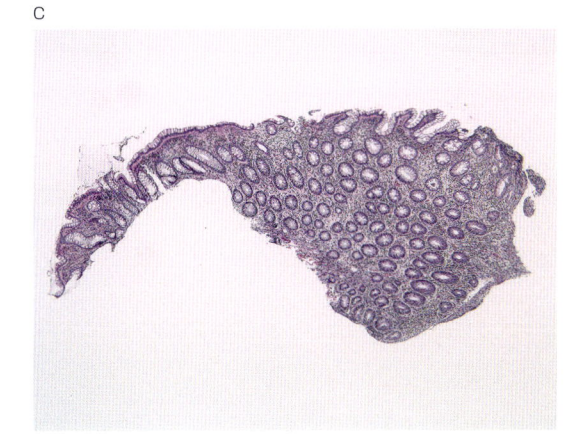

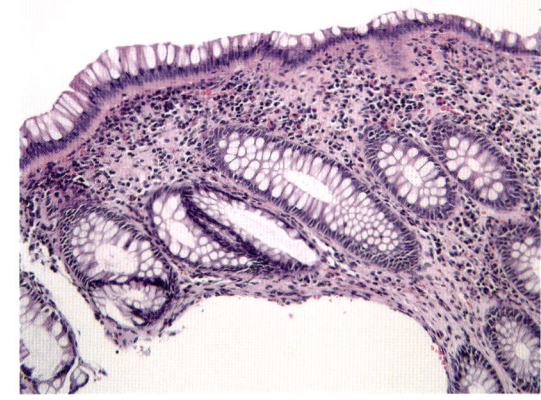

c

d

図5 肉芽腫

a：クローン病の類上皮肉芽腫。

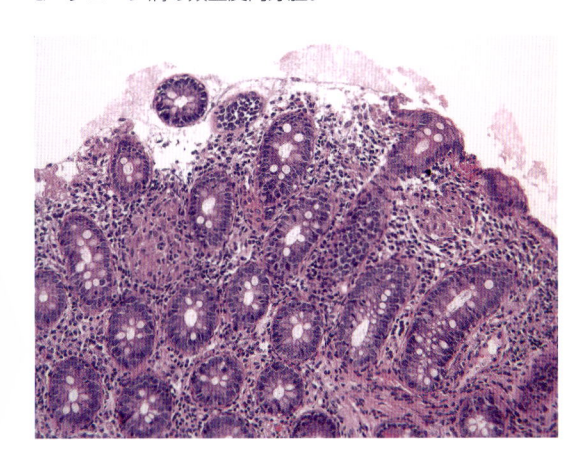

b：潰瘍性大腸炎におけるcrypt-associated granuloma。

表4　クローン病のスコア例

組織所見項目		第1基準	第2基準	直腸	S状	下行	横行	上行	盲腸
陰窩	陰窩の萎縮(−,+)	H1	H5,H9	−	−	−	−	−	−
	陰窩の捻れ(−,+)	H2	H5	−	+	+	+	+	+
	杯細胞減少(−,+,++)		H6	−	++	++	−	++	++
	杯細胞温存(−,+)		H7	−	+	+	−	−	−
炎症	単核細胞浸潤(−,+,++)	H3	H9	−	+	++	+	++	++
	Focal (F) or Diffuse (D)		H8		F	F	D	D	D
	Basal plasmacytosis(−,+)	H3		−	−	−	−	+	+
パネート細胞化生(−,+)		H4		−	+	−	+	−	−
類上皮肉芽腫(−,+)				−	−	−	−	−	−

診断基準の運用法

- 図2a〜cに示す2例では第1基準の所見がまったく観察されないため，$S_{IBD} = 0 + 0 + 0 + 0 − 4 = −4$ と計算され，"non-IBD確診"のカテゴリー診断となる。図2dの症例では陰窩の捻れのみが指摘でき，$S_{IBD} = 0 + 3 + 0 + 0 − 4 = −1$ と計算され，"non-IBD疑診"となる。
- 表4の症例では，$S_{IBD} = 0 + 3 + 3 + 2 − 4 = 4$ と計算され，"IBD確診"と診断できる。さらに，$S_{CD} = 2 + 3 + 2 + 3 × 2/5 − 3 × 0/3 − 5 = 3.2$ と計算され，肉芽腫が検出できなくても"クローン病確診"の診断が得られる。

摘出標本の病理診断

- 腸壁全層の情報が広い範囲で得られる摘出標本では，生検よりも確実な診断ができる。
- 潰瘍性大腸炎の特徴は，炎症がびまん性・全周性で，直腸から連続性であることである。炎症は粘膜下浅層に留まるものがほとんどである。
- ステロイド抵抗性の潰瘍性大腸炎では，縦走する帯状潰瘍が認められることがあるが，非潰瘍部の粘膜にも全周性に炎症がみられるのが普通である。
- クローン病では，炎症は腸間膜付着側に多く，分節的分布を呈する。潰瘍性大腸炎と異なり，介在粘膜は正常であることが多い。
- クローン病は，肉芽腫が証明されなくても，縦走潰瘍や全層性炎症，漿膜下リンパ球集簇巣を確認することで診断を確定できる。特に潰瘍底から離れた漿膜下に配列するリンパ球集簇巣は"ロザリオの首飾り所見"とよばれ，診断上重要である(図6)。

One Pointアドバイス

摘出腸管は輪状方向に切り出したほうが情報量が多い。炎症が全周性か否かの判断や縦走潰瘍の認識が容易にできるからである。

図6 クローン病
a：全層性炎症と粘膜下浮腫

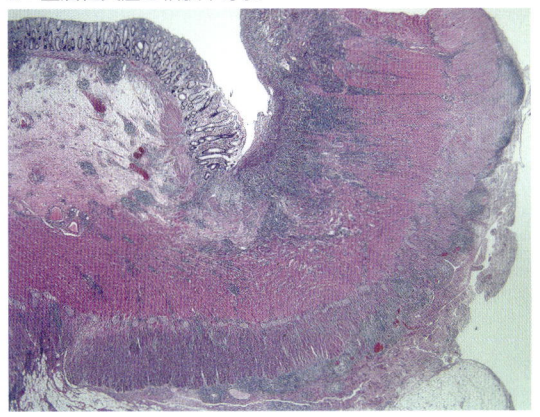

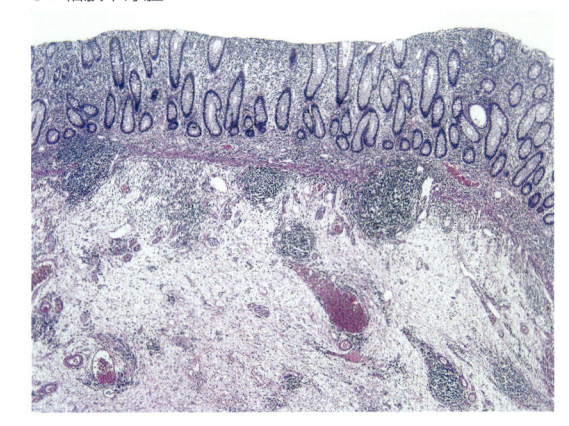

b：全層性炎症

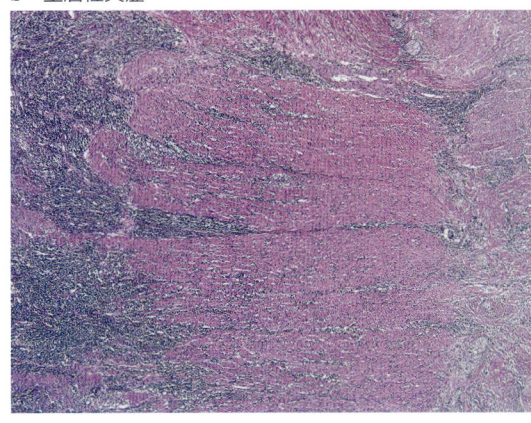

c：粘膜下浮腫

d：ロザリオの首飾り所見。漿膜下にリンパ球集簇巣が連珠状に配列している。

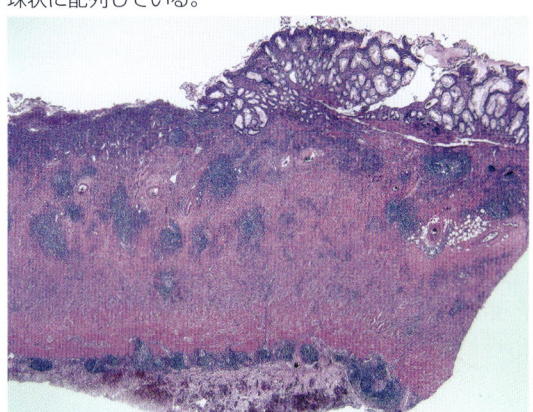

Colitic cancer と dysplasia

- "dysplasia"と"dysplastic"は，それぞれ"病名"と"形容詞"の違いはあるが，消化管病理では真の腫瘍であることを明確に示す用語である。
- 潰瘍性大腸炎患者にも通常腺癌・通常腺腫が発生する（表5）。
- 通常腺癌に比較したcolitic cancerの特徴は，しばしば多発性に発生することと，肉眼的に絨毛様ないしは平坦で輪郭不鮮明な病変が多いこと（図7a, 7b），しばしば粘液癌や印環細胞癌を含むことなどである。
- 内視鏡的に認知できる隆起を伴うdysplasiaをdysplasia-associated lesion or mass（DALM）とよぶ（図7a, c）。DALMは半数以上に浸潤癌が合併しており，全大腸切除の適応である。
- dysplasiaにはDALM以外に，内視鏡診断が難しいflat dysplasia（図7d）と，通常腺腫との区別が問題となる腺腫様DALMがある。
- 腺腫様DALMと通常腺腫にはいくつかの鑑別点がある（表6）[7]。p53の免疫染色は両者の鑑別に有用である。また，H-Eでの異型性が軽度であっても。p53

陽性であれば再生異型を明確に否定してDALMと診断することができる（図7e, 7f）。ただし，陰性であってもdysplasiaを否定できない点に留意されたい。

表5　潰瘍性大腸炎患者（UC）に発生するdysplastic lesions

UCを母地とするdysplastic lesions
① colitic cancer
② dysplasia-associated lesion or mass（DALM） 　　亜型：腺腫様DALM
③ 内視鏡的に認識できないflat dysplasia
UCとは無関係のdysplastic lesions
① 通常腺癌
② 通常腺腫

表6　腺腫様DALMと通常腺腫の鑑別

	腺腫様DALM	通常腺腫
発生部位	UCの罹患範囲内	罹患範囲外なら確実
DALMが周囲に	ある	ない
年齢（平均）	43〜48歳	64〜66歳
潰瘍性大腸炎の罹患期間（平均）	11〜13年	5〜7年
p53の免疫染色	しばしば（30〜35%）	まれ（4〜5%）

文献

1) Tanaka M, Saito H, Fukuda S, et al: Simple mucosal biopsy criteria differentiating among Crohn disease, ulcerative colitis, and other forms of colitis: measurement of validity. Scand J Gastroenterol 2000; 35: 281-6.
2) Tanaka M, Riddell RH, Saito H, et al: Morphologic criteria applicable to biopsy specimens for effective distinction of inflammatory bowel disease from other forms of colitis and of Crohn's disease from ulcerative colitis. Scand J Gastroenterol 1999; 34: 55-67.
3) Tanaka M, Saito H, Kusumi T, et al: Spatial distribution and histogenesis of colorectal Paneth cell metaplasia in idiopathic inflammatory bowel disease. J Gastroenterol Hepatol 2001; 16: 1353-9.
4) 田中正則: 大腸の炎症性疾患: 生検診断のアルゴリズム. 病理と臨床 2008; 26: 784-94.
5) 山形和史, 田中正則, 福田眞作, ほか: 炎症性腸疾患における内視鏡下生検診断基準運用上の注意点. 日本大腸検査学会誌 2002; 19: 108-10.
6) Tanaka M, Riddell RH: The pathological diagnosis and differential diagnosis of Crohn's disease. Hepatogastroenterol 1990; 37: 18-31.
7) 田中正則: 通常腺腫とcolitic cancer/dysplasiaの鑑別. 胃と腸 2002; 37: 971-9.

図7 colitic cancer と dysplasia

a：浸潤癌を伴うDALM。表面は絨毛様である。

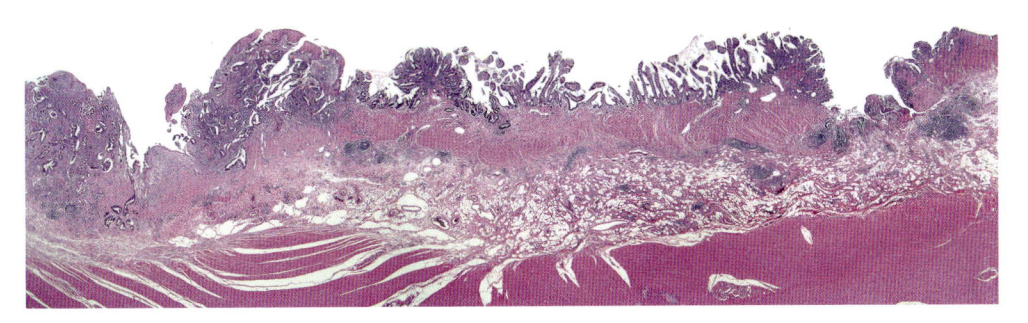

b：浸潤癌の部分。

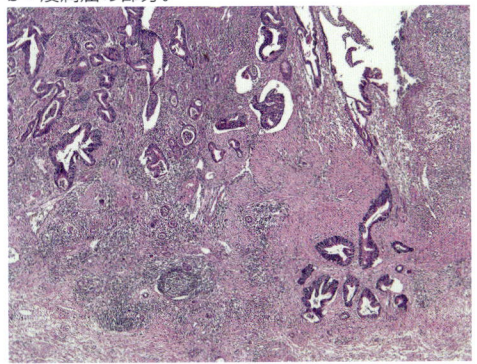

c：high-grade dysplasiaの部分。

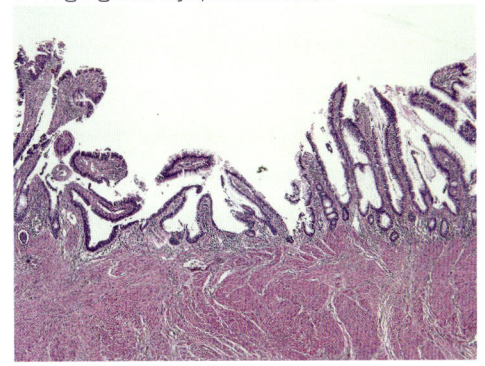

d：flat dysplasia。

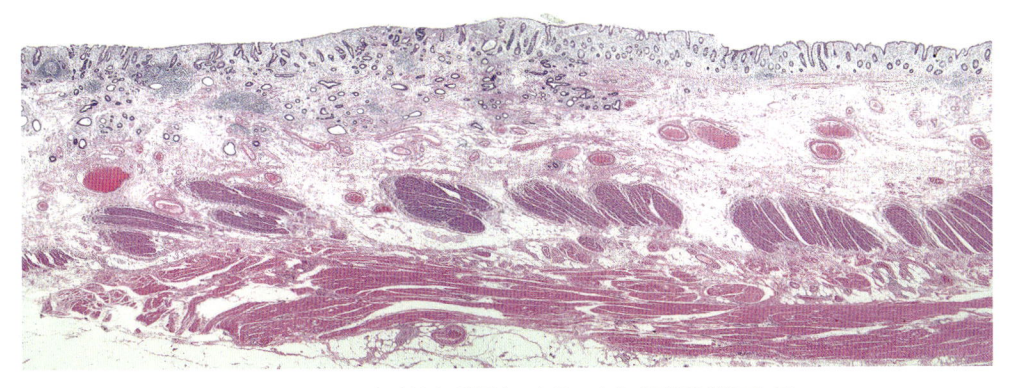

e，f：異型性の軽いdysplasia。p53免疫染色が陽性であることから診断可能である。
e
f

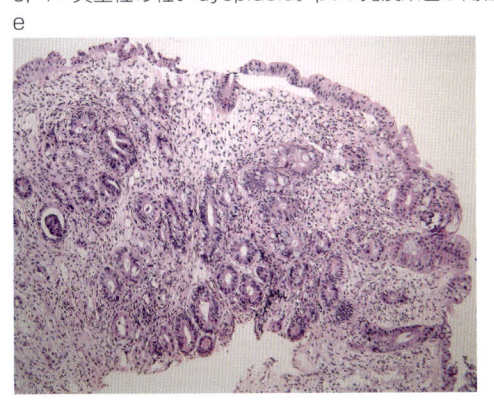

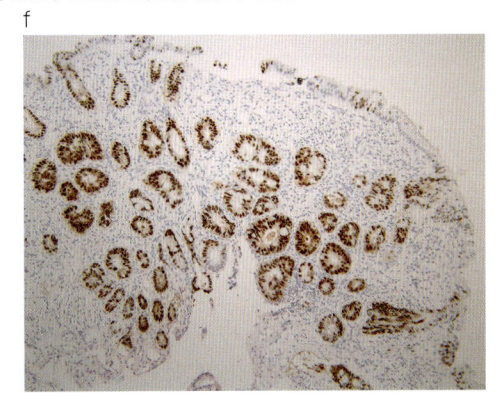

3. 炎症性腸疾患の診断

炎症性腸疾患診断に有用なバイオマーカー

上野義隆, 田中信治　広島大学病院内視鏡診療科
茶山一彰　広島大学病院消化器・代謝内科

POINT

- 炎症性腸疾患（IBD）診断のgold standardは内視鏡検査, X線検査などの画像診断であるが, いずれも侵襲性を伴う。
- バイオマーカーは疾患の診断のみならず, 予後や薬剤の効果判定にも用いられうる生物由来物質であり, 低侵襲で有力な情報が得られる利点がある。
- IBDにおいて現時点では理想的な単一のバイオマーカーは存在せず, 複数のマーカーを組み合わせることで診断能を上げる努力がなされている。
- 血清抗体に関しては微生物の構成成分に対する抗体に関する報告が多く, IBDの病態に腸内細菌が関与していることを示唆している。

key words：炎症性腸疾患, 潰瘍性大腸炎, クローン病, バイオマーカー, 血清抗体。

- バイオマーカーとは, ある特定の疾患の診断, 治療の選択, 治療の効果判定などに用いられる生物由来物質で, 近年, 各種疾患における有用性が注目されている[1]。その条件としてより非侵襲的手法により再現性のある評価ができること, 感度, 特異度が高く客観性に優れていることが求められる（表1）[2]。
- IBDの分野では単一のバイオマーカーは存在せず, わが国では急性期蛋白が補助診断的に利用されているにすぎない。しかし欧米では血清抗体や糞便マーカーに関する研究が以前より進行中である。
- 本項では, IBDのバイオマーカーとしての急性期蛋白, 血清抗体および糞便好中球由来蛋白について概説し, その測定の意義および限界につき述べてみたい。

急性期蛋白

- 感染や炎症, 強度のストレスなどに対する急性期反応に際し, 生体は数多くの急性期蛋白を産生する。IBDにおいてもさまざまな急性期蛋白が変動するが, 表2に代表的なものを挙げた[3]。
- いずれも疾患特異性には乏しいが, IBDの活動性や重症度の評価, 治療反応性の予測に有用である。

表1　IBDにおける理想的なバイオマーカーの条件

非，低侵襲性である
疾患特異的である
疾患活動性を客観的に評価できる
臨床経過を予測できる
治療効果を予測できる
予後を評価できる

(Vermeire S, et al: Laboratory markers in IBD: useful, magic, or unnecessary toys? Gut 2006, 55: 426-31. より引用改変)

表2　IBD診断における急性期蛋白

急性蛋白期		その他
CRP		エラスターゼ
ESR		ミエロペルオキシダーゼ
α_1-アシドグリコプロテイン(オロソムコイド)		白血球エステラーゼ
トロンボポエチン		好中球エステラーゼ
血小板数		血清テネイシンC
フィブリノゲン		β_2ミクログロブリン
ラクトフェリン		可溶性接着分子
血清アミロイドA		血管新生蛋白質
α_1-アンチトリプシン		
サイトカイン	インターロイキン(IL-1, IL-2, IL-6, IL-8, IL-10, IL-15)	
	インターロイキン受容体(IL-1, IL-2)	
	インターロイキン受容体アンタゴニスト(IL-1 RA)	
	TNF α	
	TNF α 受容体	

(Desai D, et al: Review article: biological activity markers in inflammatory bowel disease. Aliment Pharmacol Ther 2007; 25: 247-55. より引用改変)

血清C反応性蛋白(C-reactive protein；CRP)

- CRPは主として肝臓で合成されるMW105 kDの糖蛋白であり急性期蛋白の代表である。IL-6やTNF α，IL-1 βなどの炎症性サイトカイン産生により誘導される。
- 半減期は19時間と短く，炎症の終息に伴い急速に血清濃度が低下するため，real timeの活動性を反映し，IBDにおいても臨床的，内視鏡的疾患活動性と相関する[4]。しかし，クローン病(Crohn's disease；CD)においては臨床的活動性が高くてもCRP正常の症例が，回腸の限局性病変を有する例やbody mass index(BMI)の低い例でみられるという報告がある[5]。
- 腸管の炎症以外でCRPが上昇する因子としては腹腔内膿瘍などの感染を伴う場合や，痔瘻などの肛門部病変が挙げられる。またCRPは治療効果予測因子として使用でき，治療前0.5 mg/dL以上のCRP値をとるCDは0.5 mg/dL未満のものに比しインフリキシマブに対する反応性が高いという報告がある(76% vs 46%, p = 0.004)[6]。

赤血球沈降速度(赤沈，血沈)(erythrocyte sedimentation rate；ESR)

- 赤血球と血漿蛋白の相互作用により赤血球が凝集，沈降する現象を利用して測定する。赤血球数減少や免疫グロブリン増加により凝集が進むと亢進する。

- IBDの病態評価として赤沈は非特異的ではあるが他の検査に比し安価で速やかに結果を得られるため有益である。臨床症状が改善しても血沈は数日かけて低下するため，解釈に注意を要する。また貧血や免疫グロブリン増加など，炎症以外の要素でも亢進することがある。
- CDでは大腸病変で上昇する。潰瘍性大腸炎（ulcerative colitis；UC）のうち左側大腸炎や全大腸炎型では内視鏡的，臨床的病勢を反映するが，直腸炎型では上昇しない[7]。

他の血液由来のマーカー

- 白血球上昇は活動性上昇に伴いみられるが，ステロイド使用時には高値，アザチオプリン使用時には低値となり，薬物治療により影響を受けるので注意が必要である。
- 血小板増多もUC，CDにおいて活動性の指標となるが，正常値に大きな幅があり，マーカーとしては使用しにくい。
- アルブミンは活動性が高いと減少するが，吸収不良などでも低下するため解釈に注意が必要である。また半減期が3週間と長く，real timeの活動性を反映しない。

血清抗体

- IBDでは自然免疫や獲得免疫の異常から，腸内細菌や腸粘膜に対する抗体産生が生じるものと考えられている。その病態への関与については不明であるが，診断ツールとして期待されている。
- 表3に主要な血清抗体を挙げる[8]。
- わが国のIBD診療では一般的検査ではないが，欧米では多くの研究があり，その主要なものにつき下記に記す。

UCで陽性率の高い血清抗体
抗好中球細胞質抗体（antineutrophil cytoplasmic antibodies；ANCA）

- ANCAはエタノール固定好中球を基質とした間接蛍光抗体法による蛍光染色パターンにより次の2つのグループに分類される。
  ①細胞質全体が染まるcytoplasmic ANCA（cANCA）
  ②核周囲が染まるperinuclear ANCA（pANCA）
- このうち①はWegener肉芽腫症などでみられproteinase-3を標的抗原とする。②は血管炎でみられミエロペルオキシダーゼ（myeloperoxidase）を標的抗原とする。
- IBDでみられるpANCAは核膜内側に染色パターンを有し，対応抗原はhistone 1と考えられている[9]。一般的なpANCAと異なり好中球をDNase処理することにより抗原性を失うことから，エピトープにDNAが含まれることが推測されている。このためIBDにおけるANCAはatypical ANCAともよばれる。

表3 **IBDにおける各種血清抗体の標的抗原と陽性率**

自己抗体	標的抗原	クローン病	潰瘍性大腸炎	健常人
pANCA	多核白血球内のhistone1	2〜28%	20〜85%	<5%
ASCA	パン酵母細胞壁中のmannan	39〜69%	5〜15%	<5%
抗OmpC抗体	大腸菌の外膜蛋白	24〜55%	5〜11%	<5%
抗I2	パン酵母細胞壁中のmannan	30〜50%	2〜10%	<5%
抗CBir	大腸炎マウス常在菌の鞭毛成分	50%	<5%	8%

(Mendoza JL, et al: Biological markers in inflammatory bowel disease: practical consideration for clinicians. Gastroenterol Clin Biol 2009; 33(Suppl 3): S158-73. より引用改変)

- pANCAはUCの60〜70％，CDの10〜15％に検出され，非IBD腸炎では5％以下である[10]。またpANCA陽性CDはUCに類似する臨床表現型を示す。

CDで陽性率の高い血清抗体

- 数種類の報告があるが，代表的な4抗体につき，下記に述べる。
- 陽性抗体数の数が多いほど狭窄，穿通型である確率が高く，特に4抗体とも陽性の場合にはすべてが陰性の場合より11倍の高頻度であり[11]臨床表現型を推測できる。
- 興味深いことにいずれも細菌などの微生物の構成成分に対する抗体である。

①抗Saccharomyces cerevisia抗体（ASCA）

- 抗glycan抗体の1つで，200kDaのパン酵母 *Saccharomyces cerevisia*（*S. cerevisiae*）の細胞壁表面に存在するmannanに対する抗体である[12]。
- *S. cerevisiae*はCD患者にみられることはなく，共通の抗原性を有する未知の微生物感染を反映している可能性も示唆されている。
- ASCAの陽性率はUCの10〜15％，CDの60〜70％に検出され，非IBD腸炎では5％以下である。ASCA陽性CDでは小腸病変を有することが多く，狭窄や穿通，小腸手術と関連している[13]。また，最近ASCA以外のいくつかの抗glycan抗体も発見され，研究されている[14]。

②抗OmpC抗体

- *Escherichia coli*の外膜蛋白であるouter membrane protein C（OmpC）に対する抗体である。
- IgA抗OmpC抗体はCDで55％，UCで5〜10％，非IBD腸炎で5％に陽性で，IDでも17〜36％に陽性となる[15]。抗OmpC抗体陽性では穿通型が多い。

③抗Cbir1抗体（抗flagellin抗体）

- 大腸炎マウス常在菌の鞭毛成分であるflagellin（Cbir1）に対する抗体である[16]。
- 大腸炎を自然発症するC3H/HeJBirマウス血清からクローニングされた。
- flagellin特異的なCD4陽性T細胞をSCIDマウスに移入すると大腸炎を発症することが示され，本抗原が腸炎の病態に関与していると考えられている。CDの約半数の症例で検出される[17]。

④抗I2抗体

- CD病変部腸粘膜由来の単核球から分離された*Pseudomonas fluorescens*の成分

- I2に対する抗体である[18]。CDで50％に陽性とされる[15]。
- I2はT細胞のスーパー抗原としての活性を有している。抗I2抗体陽性では穿通型や狭窄型が多い。

血清抗体測定の意義
①コンビネーションによる診断
- pANCAおよびASCA単独では特異性がそれほど高くないことから，診断能は満足できるものではなく，これらを組み合わせることにより診断の適中度が向上することが知られている。
- CDまたはUCの診断が確定している症例を用いた検討では，ASCA陽性/pANCA陰性の場合のCDの適中度は約95％で，ASCA陰性/pANCA陽性でのUCの適中度は約90％であった[19]。
- またindeterminate colitis（IC）がCD，UCどちらに進展するかの予測にも有用で，97名のICの前向き試験による検討では，ASCA陽性/pANCA陰性26例中10例が，またASCA陰性/pANCA陽性20例中11例がUCあるいはCDと確定診断された。これに対しいずれも陰性の47例中40例（85.1％）で平均10年間確定診断に至らずICとして経過観察されていた（表4）[20]。

②治療効果の予測
- pANCA陽性のUCあるいはCDではインフリキシマブの効果が乏しいことが報告されている[21]。
- OmpC/I2陽性のCDではブデソニド（budesonide）に加えて抗生物質［シプロフロキサシン（ciprofloxacin）およびメトロニダゾール（metronidazole）］の併用が有用であり，陰性の患者ではブデソニド単独のほうが有効であったという報告もある[22]。

糞便バイオマーカー

- IBDでは腸管局所の炎症に伴い腸管内腔への好中球のマイグレーションが増加しているため，糞便中の好中球由来の物質を測定することは，疾患活動性のよいマーカーとなりうる。
- 糞便マーカーは血清マーカーに比べ，より特異的かつ鋭敏に腸管局所の炎症を反映すると考えられている。また内視鏡的活動性と相関しており，内視鏡検査を避けられる可能性がある。さらにIBD患者の臨床症状がIBDの再燃によるものかIBS症状かの鑑別に適しているとされる。
- 主な糞便バイオマーカー2つを下記に述べるが，いずれもわが国では保険適用にはなっていない。表5にそれぞれの特徴を記す[23]。

カルプロテクチン（calprotectin）
- S100蛋白に属する36kDaのカルシウム結合蛋白で，好中球に存在し，抗菌作用を有している。S100A8とS100A9蛋白が二量体を形成し，protein kinase C

表4 ASCA, pANCAとindeterminate colitis

	n	CD(%)	UC(%)	IC(%)
ASCA＋/pANCA－	26	8(30.8)	2(7.7)	16(61.5)
ASCA－/pANCA＋	20	4(20)	7(35)	9(45)
ASCA＋/pANCA＋	4	2(50)	1(25)	1(25)
ASCA－/pANCA－	47	3(6.4)	4(8.5)	40(85.1)
合計	97	17(17.5)	14(14.4)	66(68.1)

(Joossens S, et al: The value of serologic markers in indeterminate colitis: a prospective follow-up study Gastroenterology 2002; 122: 1242-7. より引用改変)

表5 糞便マーカー

糞便マーカー	カルプロテクチン	ラクトフェリン
機能	静菌	殺菌
産生細胞	好中球, 単球, 上皮細胞	好中球, 単球, マクロファージ, リンパ球
室温での安定性	7日	4日
IBSとの鑑別		
感度(%)	63～100	56～100
特異度(%)	79～83	61～100
陽性的中率(%)	75～90	59～100
陰性的中率(%)	51～100	78～99

(Foell D, et al: Monitoring disease activity by stool analyses: from occult blood to molecular markers of intestinal inflammation and damage. Gut 2009; 58: 859-68. より引用改変)

依存性に分泌され, 種々の炎症惹起ケモカイン産生や接着因子発現を誘導する。
- ^{111}In標識された好中球を用いた検討にて, 便中の好中球量と強い相関がみられる[24]。腸内細菌による分解を受けにくく, 常温の便中でも約1週間安定性を保っている。
- 便中カルプロテクチンはIBDの内視鏡所見および組織所見と強く相関しており, 小児IBDでの有用性が期待されている[25]。
- 非常に感度の高いマーカーではあるが, 特異的ではなく, 感染性腸炎やmicroscopic colitis, NSAIDs内服でも上昇することが報告されている。また消化管出血量が多いと血中の好中球のコンタミネーションにより偽陽性となることがある。

ラクトフェリン(lactoferrin)

- 76kDaの鉄含有糖蛋白で, 多型核白血球中の二次顆粒の主要な構成成分である。炎症の過程で放出され, 抗菌作用を発揮する。糞便中の好中球と相関していることが報告されている[26]。
- 常温で安定である日数は4日とカルプロテクチンよりも短い。ウイルス性, 細菌性腸炎, NSAIDs内服でも上昇することが知られている。
- ラクトフェリンはカルプロテクチンと同様にIBDの疾患活動性評価に有用であるが, 前者はより組織学的炎症を, 後者はより内視鏡的炎症を反映しているという報告がある[27]。

○ ○ ○

- IBDのバイオマーカーとして急性期蛋白，血清抗体および糞便マーカーを中心に述べた。いずれも低侵襲的手法で迅速に得られるが特異性は低く，単独での使用は診断に不十分である。
- 血清抗体においては，欧米からいくつかの報告があり，これらを組み合わせることで臨床表現型や治療効果の予測に使用できる可能性が研究されている。
- 現在わが国でも，プロテオーム解析，アミノ酸プロファイル，サイトカイン解析など多岐にわたるバイオマーカー研究が進行しており，今後の臨床応用が期待されている。

文　献

1) Lesko LJ, Atkinson AJ Jr: Use of biomarkers and surrogate endpoints in drug development and regulatory decision making: criteria, validation, strategies. Annu Rev Pharmacol Toxicol 2001; 41: 347-66.
2) Vermeire S, Van Assche G, Rutgeerts P: Laboratory markers in IBD: useful, magic, or unnecessary toys? Gut 2006; 55: 426-31.
3) Desai D, Faubion WA, Sandborn WJ: Review article: biological activity markers in inflammatory bowel disease. Aliment Pharmacol Ther 2007; 25: 247-55.
4) Solem CA, Loftus EV Jr, Tremaine WJ, et al: Correlation of C-reactive protein with clinical, endoscopic, histologic, and radiographic activity in inflammatory bowel disease. Inflamm Bowel Dis 2005; 11: 707-12.
5) Florin TH, Paterson EW, Fowler EV, Radford-Smith GL: Clinically active Crohn's disease in the presence of a low C-reactive protein. Scand J Gastroenterol 2006; 41: 306-11.
6) Louis E, Vermeire S, Rutgeerts P, et al: A positive response to infliximab in Crohn disease: association with a higher systemic inflammation before treatment but not with -308 TNF gene polymorphism. Scand J Gastroenterol 2002; 37: 818-24.
7) Gabay C, Kushner I: Acute-phase proteins and other systemic responses to inflammation. N Engl J Med 1999; 340: 448-54.
8) Mendoza JL, Abreu MT: Biological markers in inflammatory bowel disease: practical consideration for clinicians. Gastroenterol Clin Biol 2009; 33 (Suppl 3): S158-73.
9) Eggena M, Cohavy O, Parseghian MH, et al: Identification of histone H1 as a cognate antigen of the ulcerative colitis-associated marker antibody pANCA. J Autoimmun 2000; 14: 83-97.
10) Quinton JF, Sendid B, Reumaux D, et al: Anti-Saccharomyces cerevisiae mannan antibodies combined with antineutrophil cytoplasmic autoantibodies in inflammatory bowel disease: prevalence and diagnostic role. Gut 1998; 42: 788-91.
11) Dubinsky MC, Lin YC, Dutridge D, et al: Serum immune responses predict rapid disease progression among children with Crohn's disease: immune responses predict disease progression. Am J Gastroenterol 2006; 101: 360-7.
12) Main J, McKenzie H, Yeaman GR, et al: Antibody to Saccharomyces cerevisiae (bakers' yeast) in Crohn's disease. BMJ 1988; 297: 1105-6.
13) Mow WS, Vasiliauskas EA, Lin YC, et al: Association of antibody responses to microbial antigens and complications of small bowel Crohn's disease. Gastroenterology 2004; 126: 414-24.
14) Dotan I, Fishman S, Dgani Y, et al: Antibodies against laminaribioside and chitobioside are novel serologic markers in Crohn's disease. Gastroenterology 2006; 131: 366-78.
15) Landers CJ, Cohavy O, Misra R, et al: Selected loss of tolerance evidenced by Crohn's disease-associated immune responses to auto-and microbial antigens. Gastroenterology 2002; 123: 689-99.
16) Lodes MJ, Cong Y, Elson CO, et al: Bacterial flagellin is a dominant antigen in Crohn disease. J Clin Invest 2004; 113: 1296-306.
17) Sitaraman SV, Klapproth JM, Moore DA 3rd, et al: Elevated flagellin-specific immunoglobulins in Crohn's disease. Am J Physiol Gastrointest Liver Physiol 2005; 288: G403-6.
18) Sutton CL, Kim J, Yamane A, et al: Identification of a novel bacterial sequence associated with Crohn's disease. Gastroenterology 2000; 119: 23-31.
19) Peeters M, Joossens S, Vermeire S, et al: Diagnostic value of anti-Saccharomyces cerevisiae and antineutrophil cytoplasmic autoantibodies in inflammatory bowel disease. Am J Gastroenterol 2001; 96: 730-4.
20) Joossens S, Reinisch W, Vermeire S, et al: The value of serologic markers in indeterminate colitis: a prospective follow-up study. Gastroenterology 2002; 122: 1242-7.
21) Ferrante M, Vermeire S, Katsanos KH, et al: Predictors of early response to infliximab in patients with ulcerative colitis. Inflamm Bowel Dis 2007; 13: 123-8.
22) Mow WS, Landers CJ, Steinhart AH, et al: High-level serum antibodies to bacterial antigens are associated with antibiotic-induced clinical remission in Crohn's disease: a pilot study. Dig Dis Sci 2004; 49: 1280-6.
23) Foell D, Wittkowski H, Roth J: Monitoring disease activity by stool analyses: from occult blood to molecular markers of intestinal inflammation and damage. Gut 2009; 58: 859-68.
24) Røseth AG, Schmidt PN, Fagerhol MK: Correlation between faecal excretion of indium-111-labelled granulocytes and calprotectin, a granulocyte marker protein, in patients with inflammatory bowel disease. Scand J Gastroenterol 1999; 34: 50-4.
25) Bunn SK, Bisset WM, Main MJ, Golden BE: Fecal calprotectin as a measure of disease activity in childhood inflammatory bowel disease. J Pediatr Gastroenterol Nutr 2001; 32: 171-7.
26) Guerrant RL, Araujo V, Soares E, et al: Measurement of fecal lactoferrin as a marker of fecal leukocytes. J Clin Microbiol 1992; 30: 1238-42.
27) D'Incà R, Dal Pont E, Di Leo V, et al: Calprotectin and lactoferrin in the assessment of intestinal inflammation and organic disease. Int J Colorectal Dis 2007; 22: 429-37.

IV
炎症性腸疾患の内科的治療

4. 炎症性腸疾患の内科的治療

潰瘍性大腸炎治療（総論）

松本譽之　兵庫医科大学内科学下部消化管科

POINT

◆ 潰瘍性大腸炎は病因不明で再燃と寛解を繰り返す難治性疾患である。
◆ 若年者に好発することから，そのQOLへの影響が大きい。
◆ 治療に当たっては，各患者ごとに，それまでの病変の程度や重症度，病状や治療薬への反応性などを総合的に判断する必要がある。また，潰瘍性大腸炎の患者数が12万人を超える状況になり，専門医が扱う特殊な疾患とはいえなくなってきてきた。
◆ 1950年代以降種々の薬物が使用可能となってきたことから（図1），一般医においてもある程度までは共通の治療が行えるような，治療の標準化も重要なテーマとなっている[1]。

● 治療指針やガイドラインの位置づけ

- 以前から厚労省の研究班では，潰瘍性大腸炎の治療指針が作成されていた[2]。この指針は，重症度別にそれぞれの状態での治療法と有効な場合，無効な場合という形で次に進むようになっていた（図2）。しかしながら，治療オプションの増加とそれに伴う寛解導入と維持治療の関係などが変わってきた。また，海外でもいくつかの潰瘍性大腸炎治療ガイドライン[3,4]が公表され，適宜改訂されてきたが，その大部分は寛解導入治療と維持治療を分けることでわかりやすい形態をとるようになってきた。
- このようななかで，日比班のときにエビデンスとコンセンサスに基づくガイドライン[5]が作成された（プロジェクトリーダー：上野文昭先生）。このガイドラインは，いくつかの臨床上の問題点や状況をクリニカルクェスチョンとして制定し，それぞれに対してその時点での文献的エビデンスから，回答を作成する。さらに，その回答に対して，専門家のコンセンサスを加味して作成されたものである。
- 新たなエビデンスに対しては数年ごとの改訂で対処することになり，現在消化器病学会との共同作業という形で改訂作業が行われている[6]。
- 前述のガイドラインがクリニカルクェスチョンに対する回答という形をとる

図1　潰瘍性大腸炎：主な内科治療と日本における保険適用の変遷

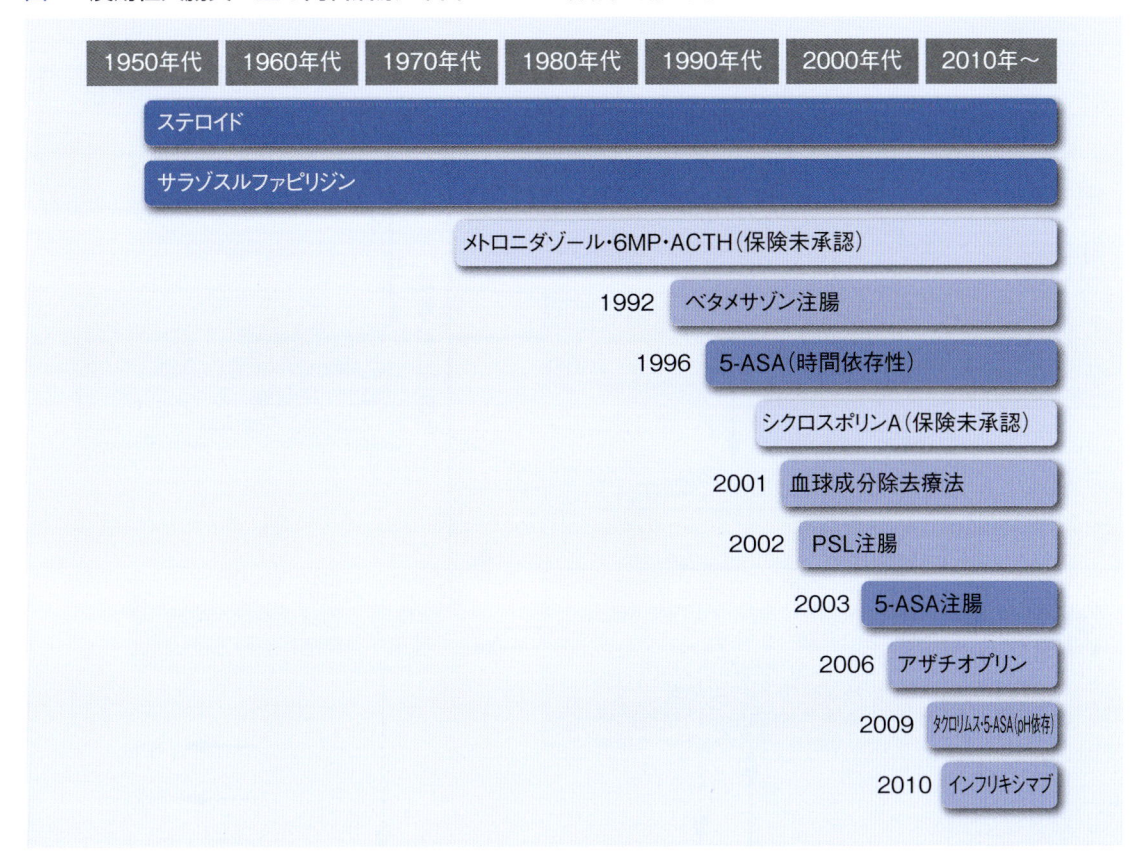

1950年代	1960年代	1970年代	1980年代	1990年代	2000年代	2010年～

- ステロイド
- サラゾスルファピリジン
- メトロニダゾール・6MP・ACTH（保険未承認）
- 1992　ベタメサゾン注腸
- 1996　5-ASA（時間依存性）
- シクロスポリンA（保険未承認）
- 2001　血球成分除去療法
- 2002　PSL注腸
- 2003　5-ASA注腸
- 2006　アザチオプリン
- 2009　タクロリムス・5-ASA（pH依存）
- 2010　インフリキシマブ

こと，その改定間隔がある程度あくことなどから，研究班の治療指針[7]を大きく改訂する作業が企画された．実際には平成20年度から方針を変えて，改訂作業が行われた．

- 従来との大きな違いは，寛解導入治療と寛解維持治療に分けたこと，エビデンスと日本における保険適用などのバランスを考え，最終的には専門家のコンセンサスを得るという形で作成した（図3）．また，従来の治療指針は主として内科治療に関するものであったが，小児への治療指針や外科治療指針も一体にする形に改め，毎年改訂することにより，新たな薬剤などへの対応も可能になった．もちろん，潰瘍性大腸炎の治療は各患者ごとの治療歴や合併症，患者の希望なども含め総合的な判断が必要であるし，治療指針に規定された標準的な治療に反応しないような場合には，特殊な治療が必要になることもある．よって，治療指針の最初に，治療指針の対象が一般医が治療するための1つの指標であることを明示した．

治療の目標

- 前述したように潰瘍性大腸炎は，長期にわたる疾患であり再燃と寛解を繰り

図2 平成19年度潰瘍性大腸炎治療指針改訂案

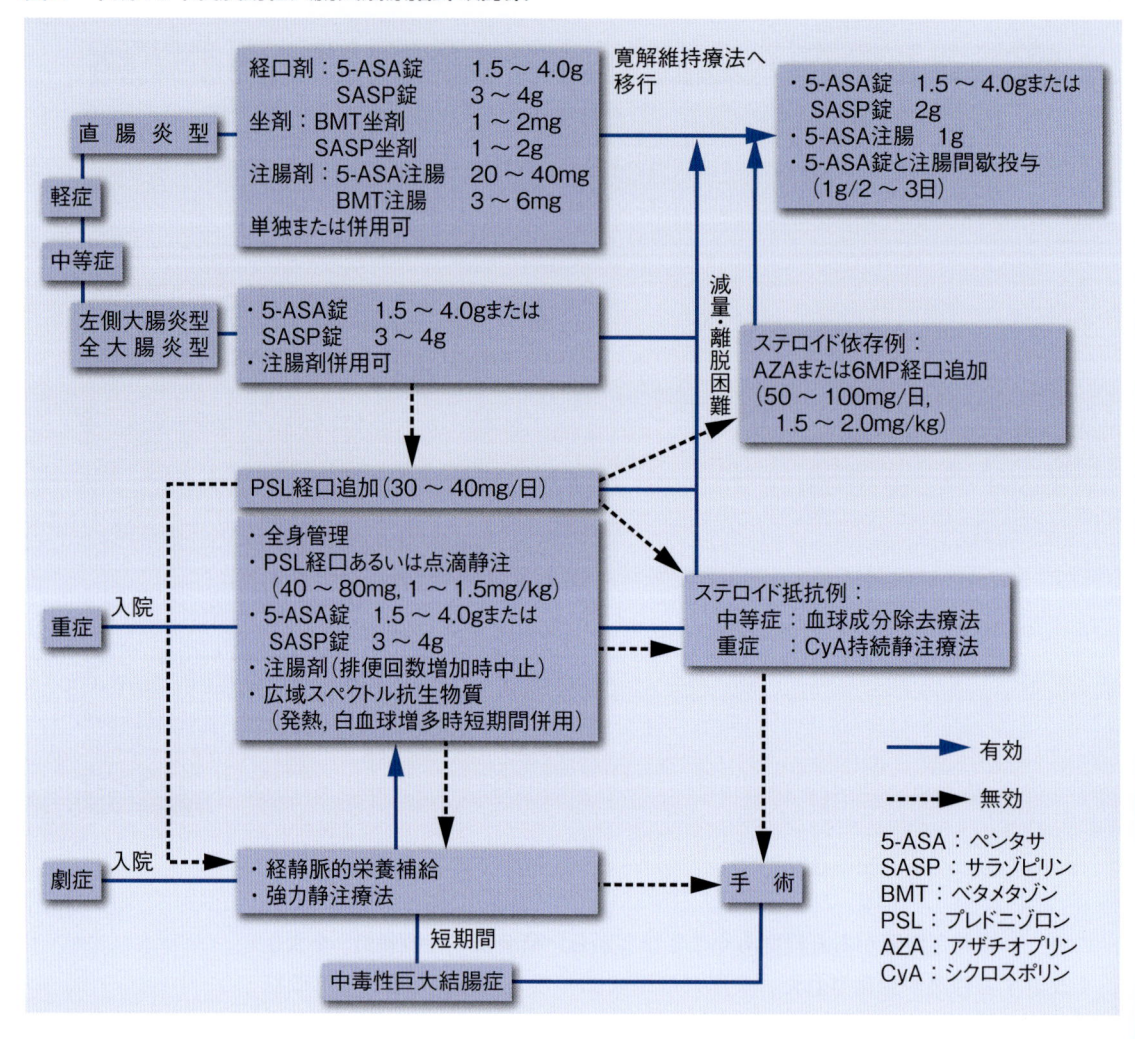

直腸炎型 軽症	経口剤：5-ASA錠 1.5～4.0g 　　　　SASP錠 3～4g 坐剤：BMT坐剤 1～2mg 　　　SASP坐剤 1～2g 注腸剤：5-ASA注腸 20～40mg 　　　　BMT注腸 3～6mg 単独または併用可	寛解維持療法へ移行 → ・5-ASA錠 1.5～4.0gまたは SASP錠 2g ・5-ASA注腸 1g ・5-ASA錠と注腸間歇投与（1g/2～3日）
中等症 左側大腸炎型 全大腸炎型	・5-ASA錠 1.5～4.0gまたは SASP錠 3～4g ・注腸剤併用可	減量・離脱困難 ステロイド依存例： AZAまたは6MP経口追加（50～100mg/日, 1.5～2.0mg/kg）
	PSL経口追加（30～40mg/日）	
重症 入院	・全身管理 ・PSL経口あるいは点滴静注（40～80mg, 1～1.5mg/kg） ・5-ASA錠 1.5～4.0gまたは SASP錠 3～4g ・注腸剤（排便回数増加時中止） ・広域スペクトル抗生物質（発熱, 白血球増多時短期間併用）	ステロイド抵抗例： 中等症：血球成分除去療法 重症：CyA持続静注療法
劇症 入院	・経静脈的栄養補給 ・強力静注療法	→ 手術
	中毒性巨大結腸症 ← 短期間	

→ 有効　　--→ 無効

5-ASA：ペンタサ
SASP：サラゾピリン
BMT：ベタメタゾン
PSL：プレドニゾロン
AZA：アザチオプリン
CyA：シクロスポリン

返すことなどから，治療に当たっては，目の前の症状に対する短期的に治療効果だけをみるのではなく，その治療を行った場合の長期予後（もちろん完全な予測は困難であるが）や患者の社会的状況/希望などにも留意して治療方針を決定する。

● 潰瘍性大腸炎の自然史についてはクローン病ほどよいデータがないのが現状である。当科に受診した初発例を3年間程度経過追求したところ，初期には約60％の症例が5-ASAを中心とした治療の対象であったこと，このようなグループでは約90％が3年後も5-ASAを中心とした治療でコントロールされ，ステロイド依存などの難治化例は10％程度であることが明らかとなった。一方，初期からステロイドの全身投与が必要なグループでは，約50％が難治化していることが明らかとなった（図4, 5）。以上より，軽症・中等症例では5-ASAによる治療をしっかりと十分に行うことが重要であり，当初からステロイド全

図3　平成22年度潰瘍性大腸炎の内科治療指針

寛解導入療法

	軽症	中等症	重症	劇症
全大腸炎型・左側大腸炎型	経口剤：5-ASA製剤 注腸剤：5-ASA注腸，ステロイド注腸 ※中等症で炎症反応が強い場合や上記で改善ない場合はプレドニゾロン経口投与 ※さらに改善なければ重症またステロイド抵抗例への治療を行う	・プレドニゾロン経口あるいは点滴静注 ※状態に応じ以下の薬剤を併用 　経口剤：5-ASA製剤 　注腸剤：5-ASA注腸 ※改善なければ劇症またはステロイド抵抗例の治療を行う ※状態により手術適応の検討	・緊急手術の適応を検討 ※外科医と連携のもと，状況が許せば以下の治療を試みてもよい ・強力静注療法 ・血球成分除去療法 ・シクロスポリン持続静注療法＊ ※上記で改善なければ手術
直腸炎	経口剤：5-ASA製剤 坐剤　：5-ASA坐剤，ステロイド坐剤 注腸剤：5-ASA注腸，ステロイド注腸	※安易なステロイド全身投与は避ける		
難治例	**ステロイド依存例** 免疫調節薬：アザチオプリン　6MP＊ ※（上記で改善しない場合）： 血球成分除去療法・タクロリムス経口・インフリキシマブ点滴静注を考慮してもよい	**ステロイド抵抗例** 中等症：血球成分除去療法・タクロリムス経口・インフリキシマブ点滴静注 重　症：血球成分除去療法・タクロリムス経口，インフリキシマブ点滴静注・シクロスポリン持続静注療法＊ ※アザチオプリン・6-MP＊の併用を考慮する ※改善がなければ手術を考慮		

寛解維持療法

非難治例	難治例
5-ASA経口製剤 5-ASA局所製剤	5-ASA製剤（経口・局所製剤） 免疫調節薬（アザチオプリン，6MP＊），インフリキシマブ点滴静注＊＊

＊：現在保険適用には含まれていない
＊＊：インフリキシマブで寛解導入した場合
　　5-ASA経口製剤（ペンタサ錠®，サラゾピリン錠®，アサコール錠®）
　　5-ASA局所製剤（ペンタサ注腸®，サラゾピリン坐剤®）
　　ステロイド局所製剤（プレドネマ注腸®，ステロネマ注腸®，リンデロン坐剤®）
※治療原則：内科治療への反応性や薬物による副作用あるいは合併症などに注意し，必要に応じて専門家の意見を聞き，外科治療のタイミングなどを誤らないようにする。薬用量や治療の使い分け，小児や外科治療など詳細は本文を参照のこと。

身投与を必要とする症例では，ステロイドの効果を速やかに判定し，適切な治療に移行することが重要と思われた。また，入院を要する難治例では生物学的製剤や免疫調整薬の使用が増えたが，なお手術例は減少していない（図6）。それまでの長い治療歴の改善が必要と思われた。

- また，以前の治療目標は，主要な症状を消失させ社会生活を送れるようにすることであったが，近年粘膜治癒（内視鏡的な治癒）が重要であることが報告されている[8]。すなわち，内視鏡的に潰瘍が消失した症例では，そうでない症例に比して良好な予後（入院や手術など）が得られることが明らかとなってきた。もちろん潰瘍性大腸炎の重症期などに不用意な内視鏡検査は症状悪化の原因になり得るので慎重な対応が必要であるが，適切なポイントで内視鏡的な病変の評価の重要性が再確認されている。

図4 当科での初発例の臨床所見

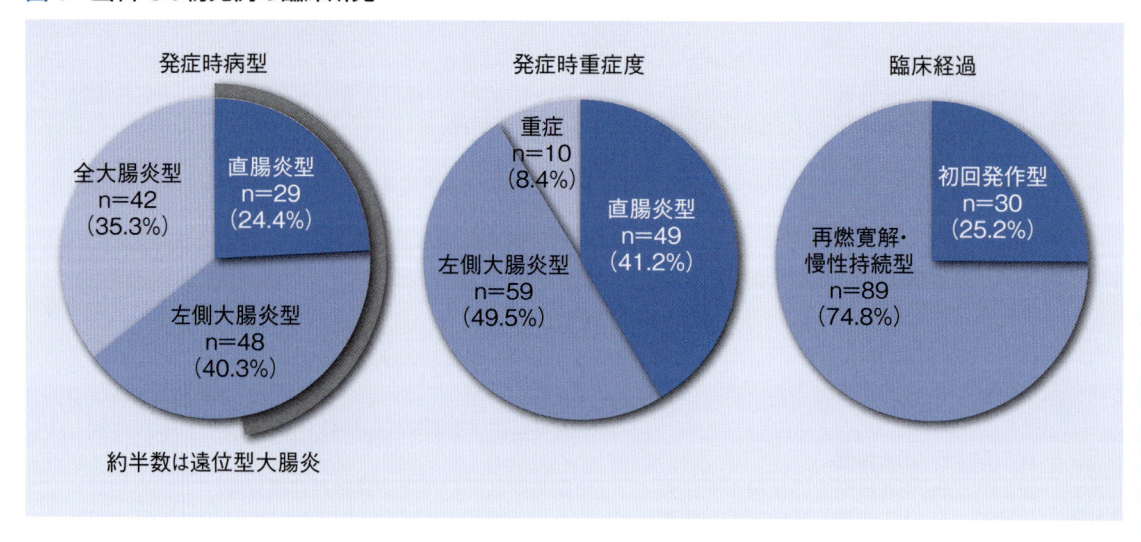

発症時病型
- 全大腸炎型 n=42（35.3%）
- 直腸炎型 n=29（24.4%）
- 左側大腸炎型 n=48（40.3%）

約半数は遠位型大腸炎

発症時重症度
- 重症 n=10（8.4%）
- 直腸炎型 n=49（41.2%）
- 左側大腸炎型 n=59（49.5%）

臨床経過
- 初回発作型 n=30（25.2%）
- 再燃寛解・慢性持続型 n=89（74.8%）

図5 当科におけるUC発症例の経過

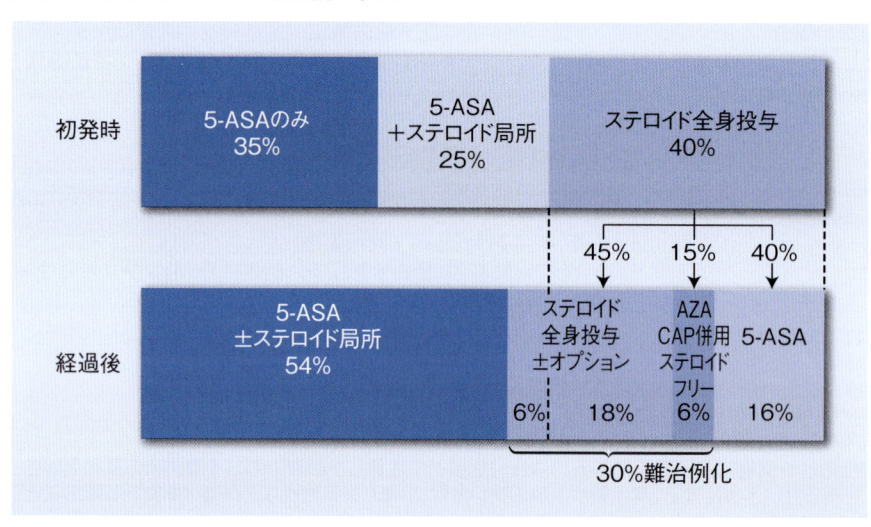

初発時
- 5-ASAのみ 35%
- 5-ASA+ステロイド局所 25%
- ステロイド全身投与 40%

経過後
- 5-ASA±ステロイド局所 54%
- ステロイド全身投与±オプション 6%（45%）
- 18%
- AZA CAP併用 ステロイドフリー 6%（15%）
- 5-ASA 16%（40%）

30%難治例化

- 今後は，患者への負担が少なくかつ内視鏡的治癒[9]や治療予後との間に良好な相関がみられる予測因子としてのバイオマーカーの確立が期待されているが，なお，どの程度までの内視鏡治癒を求めるかなどの課題が残されている（図7）。

治療指針における病態の位置づけ

- 一般に，潰瘍性大腸炎の治療にあたり最も重要なことは，その患者の病態（病勢・病期など）を正確に把握し，その後の経過がどのように推移するかの可能性をできるかぎり予測したうえで，どのような治療の対象になりうるのかを検討することである。

図6 難治例の入院後の主な内科治療

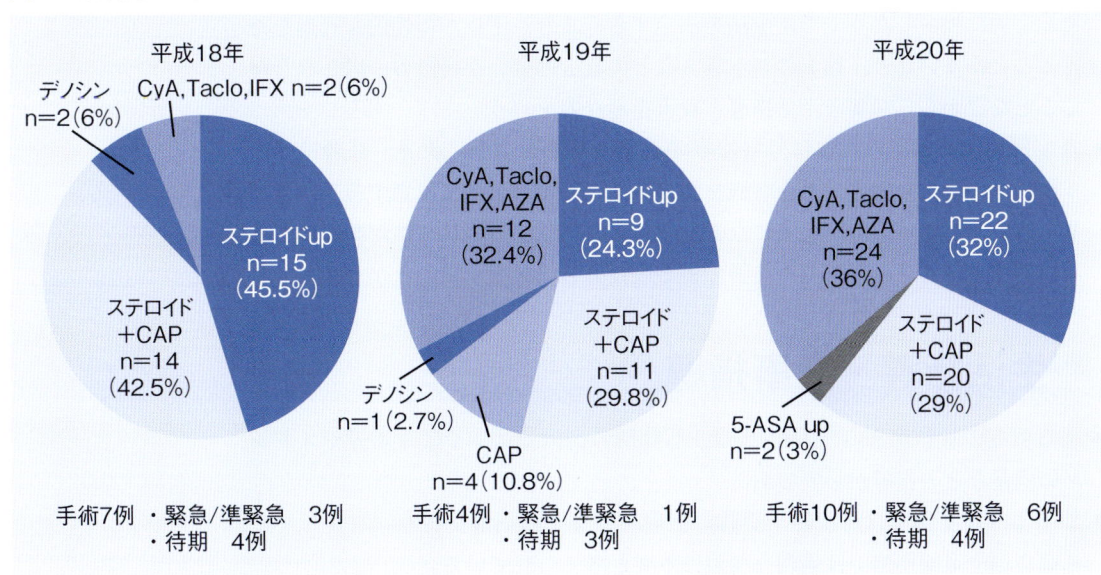

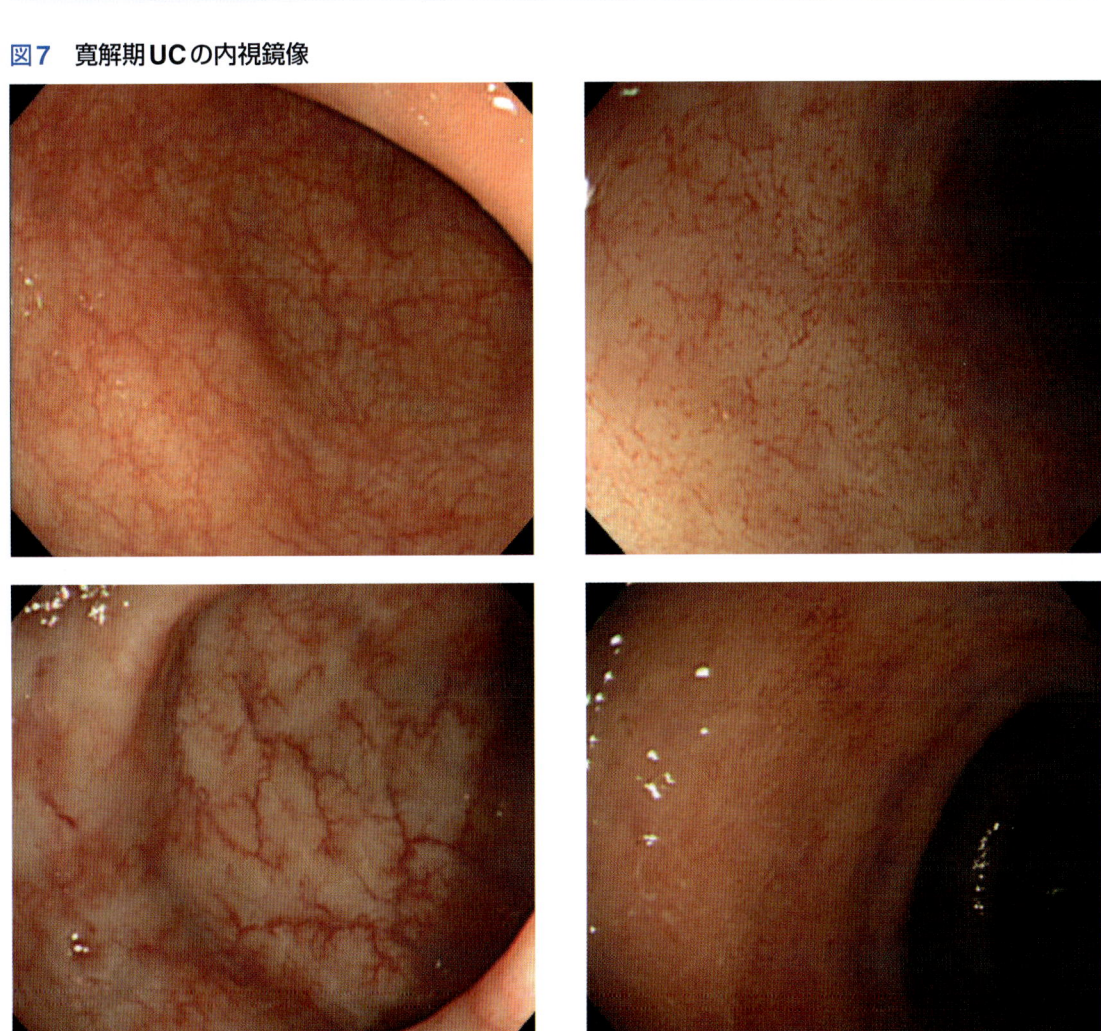

平成18年
- デノシン n=2（6%）
- CyA,Taclo,IFX n=2（6%）
- ステロイドup n=15（45.5%）
- ステロイド+CAP n=14（42.5%）

手術7例 ・緊急/準緊急 3例 ・待期 4例

平成19年
- CyA,Taclo,IFX,AZA n=12（32.4%）
- ステロイドup n=9（24.3%）
- ステロイド+CAP n=11（29.8%）
- デノシン n=1（2.7%）
- CAP n=4（10.8%）

手術4例 ・緊急/準緊急 1例 ・待期 3例

平成20年
- CyA,Taclo,IFX,AZA n=24（36%）
- ステロイドup n=22（32%）
- ステロイド+CAP n=20（29%）
- 5-ASA up n=2（3%）

手術10例 ・緊急/準緊急 6例 ・待期 4例

図7 寛解期UCの内視鏡像

- 次に，選択可能なオプションのなかで標準的なエビデンス・患者の希望などを総合的に検討したうえで治療法を決定する。また，本症が慢性的な経過をたどることが多いこと，種々のストレスなどの社会的要因が再燃の一因となり得ることなどから，必要な生活指導・食事指導などを行う。
- 重症例や難治例では，常に外科治療の適応の有無を念頭に置き，必要に応じて外科医の協力を仰ぎ，手術時機を失することのないように注意する。さらに，高齢者では，免疫抑制が過剰になると種々の日和見感染のリスクが高まること，小児例では，疾患そのものや薬物による成長障害に留意することが重要である。

生活指導・食事指導

- ある程度の症状がある（中等症以上）活動期の症例では，やはり過労やストレスの回避などの指導が必要である。
- このような症例では刺激物や脂肪の摂取制限などの指導を行う。しかしながら軽症例や寛解期例では過剰な制限は不要と考えられている。

寛解導入治療

- 基本的には，速やかに寛解導入を行うこと，薬物への反応性などを考慮して適切な治療法に移行していくことが重要である。
- 現在の治療指針では，罹患範囲と重症度に応じて治療選択肢が記載され，そのなかから選択していくこととなる。

直腸炎型
- 直腸炎型では，5-ASA製剤が治療の基本となる。また，局所製剤が有効であり，積極的な使用が有用である。なお，海外のガイドラインでは直腸病変のみならず直腸からS状結腸を主体とする遠位大腸炎型として，同様の治療選択肢が提供されている。
- 日本の診断基準では今のところ直腸炎と左側大腸炎という形で区分されているが，今後遠位大腸炎の定義を導入し，治療指針にも生かしていく必要があると考えられる。
- 一般に5-ASA製剤の有効性は，病変部における粘膜内5-ASA濃度に相関することが知られている。特に，経口投与した場合には直腸における有効5-ASA濃度は，他部位に比して高くないことから，十分量の5-ASA製剤の投与を行うが，必要に応じて注腸剤の併用が有用である。

左側〜全大腸炎で軽症〜中等症の場合
- 5-ASA製剤による治療が第一選択である。直腸炎のところで述べたように十分量の投与が重要である。
- 5-ASA製剤では服薬コンプライアンスと治療効果が相関することが知られて

おり，十分な指導や服薬法(投与回数など)の工夫も有用である。
- 5-ASA製剤で効果不十分な場合にはステロイド中等量の全身投与を行う。さらに効果不十分であれば，ステロイドの大量投与あるいは難治例(ステロイド抵抗例)として取り扱う。
- 中等量のステロイドでも長期投与になる場合には副作用への注意が必要である。

左側～全大腸炎で重症の場合
- 全身症状を伴う重症例では，入院治療が原則となる。十分な全身管理を行うとともに外科治療の適応を判断する。必要に応じ外科医に連絡し共同で治療することも重要である。
- ステロイド大量投与(プレドニソロン換算で体重あたり1～1.5mg)を使用するが，症状が強い場合には強力静注療法を行う。速やかに効果判定(通常数日から1週間以内)を行い，有効な場合にはステロイド治療を継続し，適宜漸減していく。効果不十分な場合には難治例(ステロイド抵抗例)として次のオプションを検討する。
- 安易なステロイドの長期投与は避けることが望ましい。

劇症型の場合
- 中毒性巨大結腸症などの合併に注意する。
- 生命予後にかかわる事態であり，基本は緊急手術であり，まず外科医にコンサルトすることが重要である。そのうえで，内科治療を行う時間的余裕がある場合には，ステロイド強力静注療法あるいはシクロスポリンの点滴静注療法を選択する。いずれの治療中でも常に状態の変化に注意し，手術のタイミングを逸することのないように注意する。

寛解導入治療：特に難治例

- 難治例はステロイド抵抗例(プレドニソロン換算30mg程度以上で効果不十分な場合)とステロイド依存例(ステロイド投与を続ければ寛解状態にあるが，減量困難な場合や減量により再燃した場合)である。また，今後その他のオプション治療に抵抗する場合もこの範疇に入る可能性がある。

ステロイド抵抗例
- ステロイド抵抗例と判断した場合，速やかに次のオプション治療を選択する。候補としては血球成分除去療法，タクロリムス経口投与，インフリキシマブ点滴静注，シクロスポリンの持続点滴静注がある。
- 劇症型など経口摂取不能例ではシクロスポリンや血球成分除去療法が選択されるが，常に外科治療を念頭に置く。血球成分除去療法では週2回法の効果がより高い。

- 劇症型へのインフリキシマブの効果についてはシクロスポリンと同等で安全性が高いという報告もあるがなお検証が必要である。
- 中等症〜重症では，血球成分除去療法，インフリキシマブ，タクロリムスが適応となる。タクロリムスは初期のトラフ管理が重要であり，可能なら入院治療にすると管理が容易である。
- 現状ではこれらのオプションの選択におけるエビデンスは少なく，それぞれの施設の状態などにより決定するが，強い免疫抑制を伴うシクロスポリン，タクロリムス，インフリキシマブの重複使用については慎重な対応が望ましい。

ステロイド依存例
- 第一選択は，アザチオプリンや6MPなどの免疫調節薬である。
- アザチオプリンでは，海外での標準使用量は2.5mg/kgであるが，日本人では代謝酵素の関係でより低用量から使用する。通常25〜50mgで開始し，副作用（白血球減少・肝障害・膵炎など）に注意しながら投与量を決定する。副作用の発現は比較的早く1カ月以内が多い。
- ステロイド減量に伴い再燃した場合には血球成分除去療法，タクロリムス，インフリキシマブも選択肢となる。

寛解維持治療

- 寛解維持治療の基本は5-ASA製剤である。長期にわたる投与により再燃予防を図るとともに，最近では炎症性発癌の予防効果（化学予防）[10]も期待されている。
- 難治例では5-ASA製剤だけでは不十分なことが多く，アザチオプリンや6MPなどの免疫調節薬が使用される。長期投与のベネフィットが明らかになっている。
- また寛解導入にインフリキシマブを使用した場合には，インフリキシマブの8週ごと投与による寛解維持が選択可能である。

外科治療の適応

- 絶対適応としては，大量出血，腸管穿孔，癌化ならびに劇症型や中毒性巨大結腸症（この2つは外科医と共同で短期間の内科治療は可能であるが）がある。
- 一方，長期経過に伴い薬物の副作用や社会生活上（QOL）の問題が多い場合，dysplasiaや小児における成長障害などは相対適応となり，外科治療によるリスクとベネフィットを勘案して決定する。

今後の展望

- 今後は新しい治療オプションの選択のための指標の決定，従来とは違った作用機序による治療法の開発などが望まれる。現在いくつかの生物学的製剤や低分子薬が開発中である。

文献

1) Isaacs KL: How rapidly should remission be achieved? Dig Dis 2010; 28: 548-55.
2) 松本誉之：潰瘍性大腸炎治療指針（案）の改訂．
3) 難治性炎症性腸管障害に関する調査研究．平成19年度総括・分担研究報告書．2008, p60-61.
4) Kornbluth A, Sachar DB: Practice Parameters Committee of the American College of Gastroenterology. Ulcerative colitis practice guidelines in adults: American College Of Gastroenterology, Practice Parameters Committee. Am J Gastroenterol 2010; 105: 501-23.
5) Ooi CJ, Fock KM, Makharia GK, et al: Asia Pacific Association of Gastroenterology Working Group on Inflammatory Bowel Disease. The Asia-Pacific consensus on ulcerative colitis. J Gastroenterol Hepatol 2010; 25: 453-68.
6) 上野文昭，ほか：エビデンスとコンセンサスを統合した潰瘍性大腸炎の診療ガイドライン．難治性炎症性腸管障害に関する調査研究班平成17年度研究報告書, 2006.
7) 上野文昭：IBD診療に役立つガイドライン．Intestine 2009; 13: 15-23.
8) 松本誉之，ほか：潰瘍性大腸炎治療指針改訂，厚生労働科学研究費補助金　難治性疾患克服研究事業　難治性炎症性腸管障害に関する調査研究平成21年度総括／分担研究報告書, 2010, p44-52.
9) Ardizzone S, Cassinotti A, Duca P, et al: Mucosal Healing Predicts Late Outcomes After the First Course of Corticosteroids for Newly Diagnosed Ulcerative Colitis. Clin Gastroenterol Hepatol 2010; 31 [Epub ahead of print].
10) Stallmach A, Bielecki C, Schmidt C: Malignant transformation in inflammatory bowel disease - surveillance guide. Dig Dis 2009; 27(4): 584-90.

4. 炎症性腸疾患の内科的治療

クローン病治療（総論）

鈴木康夫　東邦大学医療センター佐倉病院内科

POINT 内科治療のポイント

- ◆クローン病（CD）治療を実施する際に重要なことは，個々の症例の病勢・病像を的確に把握し，それらに即した適切な治療法を選択・実施することにある．
- ◆CDでは腸管合併症や肛門病変の存在が病状の悪化とQOLの低下を招く大きな要因の1つであり，長期の寛解導入・維持を実現すると同時に腸管合併症・肛門病変の抑制を可能にする治療が望まれる．
- ◆長期経過にて病状の悪化進展が予測される症例に対しては，早期に抗TNFα抗体製剤の投与を開始・継続することで長期経過の改善が見込める．

　クローン病（Crohn's disease；CD）における内科治療は，それまで実施されてきた標準的治療法に比べ，最近の10年間という短期間で大きな変化がもたらされたといえる．中心的治療法とされてきた栄養療法やステロイド剤投与に代わって，抗TNFα抗体製剤が治療の中心的薬剤として汎用されるようになっている．また，抗TNFα抗体製剤の導入によって，治療手順や治療目標が以前と比べ大きく変化した．厚生労働省難治性腸管障害調査研究班が作製する治療指針案，および研究班と消化器病学会とが共同作成したCD治療ガイドラインが実践的治療に際し標準的治療方針となるが，急速に進化しつつあるCD内科治療のup to dateな視点から，CD内科治療の現況を概説する．

● CD治療の原則

　通常，疾患は重症度に応じて治療法が選択されるが，CDでは同時に小腸型，大腸型，小腸・大腸型というクローン病特有の病型や腸管および腸管外合併症，そして肛門病変の有無を十分に考慮しながら治療法を選択する．さらに，CDは若年期に発症する症例が多い特徴を有することから，治療法の選択に際しては，患者が小児期・成長期・思春期にある場合は，身体的成長やメンタル面に対する影響を考慮し治療法を選択することも望まれる．

CDの治療法は寛解導入療法と寛解維持療法に区別される。

　寛解導入療法に求められることは，迅速な症状の緩和と全身および腸管における炎症所見の改善にある。寛解維持療法に求められることは，得られた寛解状態をできるだけ長期に維持可能にすることとともに，安全でコンプライアンスの高い治療法であることにある。寛解導入を可能にした治療法といえども，ステロイド剤のように長期寛解維持効果のない治療薬を寛解導入後も漫然と継続しないことが肝要である。長期寛解維持を有効にする治療法としては，以前からチオプリン誘導体AZA/6MPが長期に投与され，ステロイド離脱とともに長期寛解維持を可能にする薬剤として位置付けられてきた。しかし，それら薬剤は有効な反面，副作用の発現頻度が比較的高く，投与に際しては慎重な対応が求められる。本邦では，成分経腸栄養剤投与による食事管理が長期寛解維持に安全で有効として推奨されてきたが，QOLの低下を招くことやコンプライアンスの維持がきわめて困難である点で問題とされてきた。抗TNFα抗体製剤は強力な寛解導入と同時に，同一薬剤の継続で高率に寛解維持が可能になることや，コンプライアンスにも優れていることが示されている点で，従来の薬剤に比べ優れた治療法と思われる。

> **注意点**
> 　CDでは活動性の推移を明確に区分することや，寛解と再燃を厳密に区別することが困難な場合がある。世界基準として汎用されるCDAIは活動指数の算定に主観的要素が多く，客観性に欠ける点に注意が必要である。

CDの長期経過

　CD発症後の長期経過は多くの場合，可逆的な腸管炎症性病変を起点として発症するが，長期の経過とともに腸管病変は瘻孔や狭窄といった不可逆的病変へ進展し，貧血・低栄養などの全身的合併症を併発しながら増悪するとされてきた(図1)。臨床的寛解状態を実現させた後にも容易に再燃を繰り返し，長期経過としては病状の増悪進展を抑制することがきわめて困難であることが示されている[1]。可逆的状態にとどまる範囲内に病変を強力に改善・治癒させそのまま維持することが可能であれば，不可逆的病変形成に増悪進展することの阻止が可能と考えられる。しかし，従来の治療法では早期の段階で強力に寛解を導入・維持することが困難であると同時に，完全な寛解状態を判断する基準や根拠が明確にされていなかった点が治療を困難にする要因の一因となっていた。

治療目標

　病因が明らかな疾患では，病因除去と同時に可及的症状の緩和を目指し，最終的に完治させることが治療の目標となる。また，病因が明らかでなくとも通常の急性期疾患では，適切に治療すれば症状の緩和と治癒に至ることは可能となる。

図1 クローン病における病態の長期経過

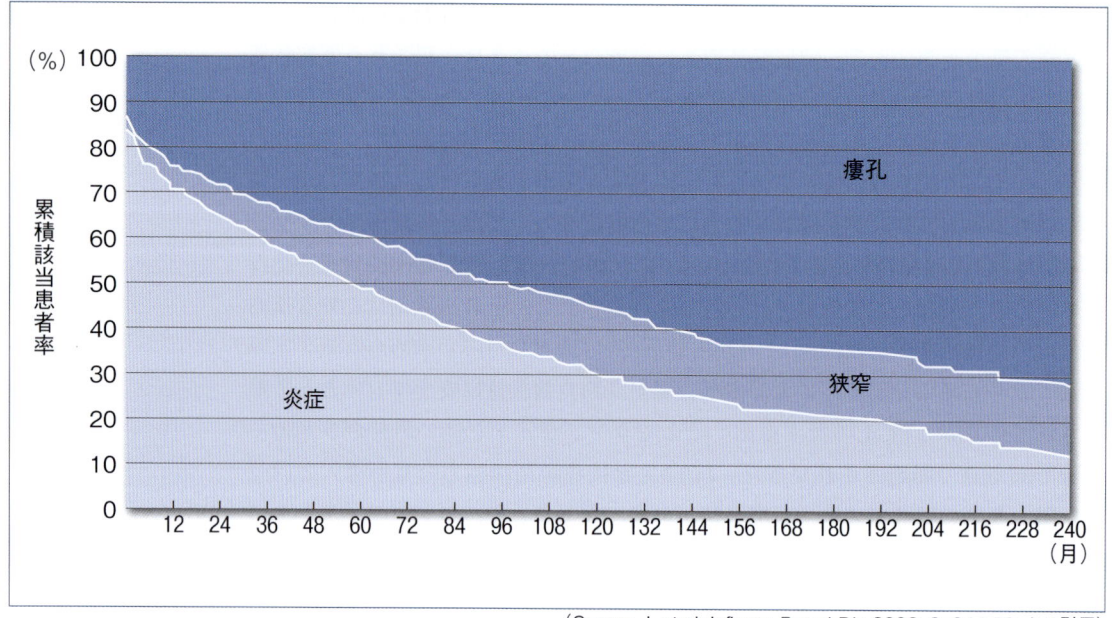

(Cosnes J, et al: Inflamm Bowel Dis 2002; 8: 244-50. より引用)

しかし，病因・病態不明で完治療法がなく，寛解・再燃を繰り返しながら慢性に経過するCDは，できるだけ速やかに症状を緩和することや日常生活への復帰を目指し，QOLを向上させることに主眼をおいた治療の実践が，内科治療の目標とされてきた。そのことは実際，CDの病勢評価に用いるCrohn Disease Activity Index(CDAI)の主要評価項目が，患者の主観的要素に基づいて計算される仕組みになっていることや，患者のQOLを評価するIBDQが，近年では各種新規CD治療薬剤の有効性を判断する重要な基準とされていることに示されている。すなわち，CDの主病変である腸管病変の治癒の有無を，治療効果判定基準として用いることはなかったといえる。実際，臨床的寛解に至っても，腸管粘膜病変が治癒に至らず残存乖離することに遭遇することは少なくなかった。

粘膜治癒

しかし，新規治療薬，抗TNFα抗体製剤は臨床的寛解導入と同時に腸管病変の粘膜治癒も高率に実現すること，寛解導入後も継続して定期に投与する寛解維持療法を実施すると長期・高率に粘膜治癒の状態が維持されることが明らかにされた[2]。その結果として，粘膜治癒が実現・維持されない患者群に比較して，入院加療・外科治療が著しく回避されることが示され，臨床的寛解の実現にとどまらず腸管粘膜病変の治癒を同時に実現させることが，現在ではCD内科治療の新たな目標と認識されつつある。

Top-Down療法

炎症の沈静化とQOL向上を治療目標に掲げてきた従来の治療法に比べ，難治

性症例の改善を可能にすると同時に，腸管病変粘膜治癒の実現も可能にすることが明らかにされた抗TNFα抗体製剤。この薬剤の特性を最大限に発揮させ，CDの長期経過の改善を高率に実現させる，新たな治療戦略の構築が望まれた結果生み出された治療戦略治が，Top-Town療法といえる（図2）。

従来のCD内科治療においては，発症後はメサラジン製剤投与と腸管安静を保ちつつ，栄養状態の改善を図る栄養療法（重症度に沿って栄養療法は強化される）が初期治療として実施され，治療結果を見極めつつ改善が認められない場合には，さらにステロイド剤や免疫調節薬・抗生剤投与などの治療法が，順次追加強化されてきた。さらに改善の得られない難治例を対象として，抗TNFα抗体製剤が投与されるStep-up療法が標準治療とされてきた。しかし，発症早期の段階から初期治療として抗TNFα抗体製剤を投与するTop-Down療法が，Step-Up療法に比べ高率に粘膜治癒を実現し，長期経過の改善に優れていることが示されている[3]。今後は，CD発症後Top-Down療法を必要とする症例と必要としない症例の層別化を明らかにすることへの努力が求められる。

術後再発

高度な狭窄・瘻孔といった腸管合併症は内科治療で改善は望めず外科治療の対象となるが，可能な限り外科治療は見送られ，絶対的適応時に限り実施されてきた。その最大の要因として，CDは術後早期に再発をきたすという事実がある。Olaisonら[4]は切除後腸管でアフタ様びらんから大きな潰瘍形成へ，そして狭窄へと進展することを観察している。したがってクローン病内科治療において，術後再発をいかに予防するかも重要な課題の1つとされてきた。

図2　クローン病の治療法

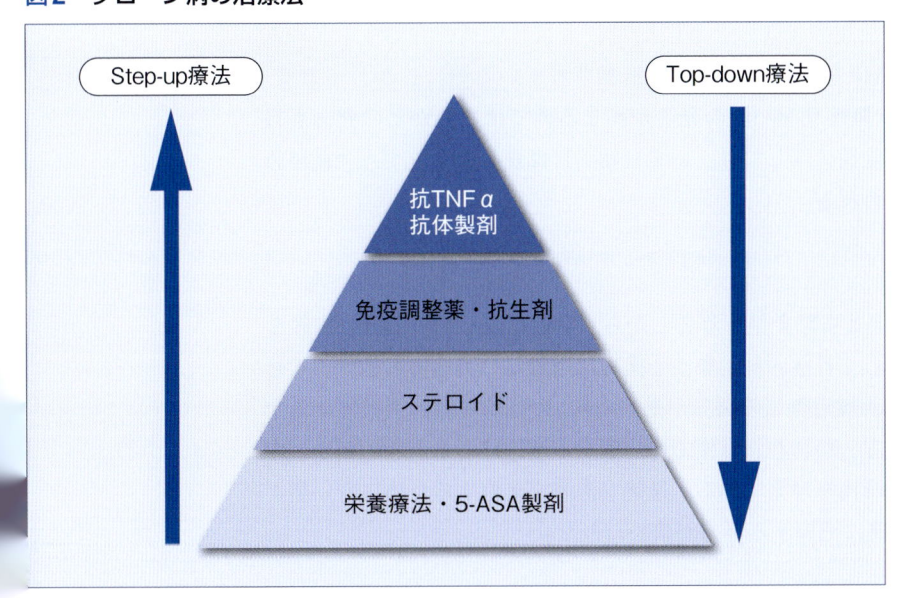

> **術後再発の危険因子**
> 1. 喫煙はクローン病の難治化や手術率の高さに関与していると同時に、術後の再発にも関与することが示されている[5]。
> 2. 穿孔・膿瘍あるいは瘻孔を形成する場合は、繰り返し外科治療の対象となることが示されている[6]。
> 3. 狭窄症状により実施された術後に比べ、穿孔や膿瘍形成あるいは瘻孔を形成するpenetrating症状により手術が実施された術後症例では、早期に再発することが示されている[7]。

術後再発に対する内科治療

　術後再発予防に対しては、従来の治療法の中ではメサラジン製剤・AZA/6MP・成分栄養剤投与が有効と報告されてきた[8〜10]が、十分とはいえなかった。最近、抗TNFα抗体製剤を術直後から投与開始し継続することで、高率に再発を予防するとの報告がなされ注目されている[11]。新たな治療法として、今後多数例による長期経過における検証が待たれる。

抗TNFα抗体製剤とImunomodulationの併用

　有効な薬剤として今後もCD治療の中心的薬剤となる抗TNFα抗体製剤において、新たな課題が浮き彫りにされてきた。有効であったにもかかわらず、投与継続中、次第に効果が減弱する二次無効症例が少なからず出現する事実である。二次無効発現予防をいかに実施するか、あるいは実際発症した場合の治療法をいかに適正化するか、異種の抗体製剤へswitchingするかなど、今後の検討課題と考えられる。

　現在、二次無効症例発現の予防とともに抗TNFα抗体製剤の有効性を高める治療法としてAZA/6MPを併用することが推奨されている[12]。しかし一方で、AZA/6MP併用症例で悪性リンパ腫の発生が高まるのではないかとの懸念も報告され[13]、有用性と危険性に関しては、いまだ結論には達しておらず、今後早急に解決すべき課題と思われる。

◎　◎　◎

　CDは複雑多彩な病像と病勢を呈することから、治療に際しては的確に病態を把握し、その病態に即して各種内科治療法を適切に選択し、迅速に実施することが肝要である。今後も新規治療法の開発が進められ、CD治療法の選択幅はますます広がると予測される。われわれはすでに、個々の症例に応じたきめ細かい内科治療の実施が可能な時代を迎えている。最適な治療を実施するためにも、個々のCD症例の病態を的確に把握する努力が求められる。

文献

1) Cosnes J, Cattan S, Blain A, et al: Long-term evolution of disease behavior of Crohn's disease. Inflamm Bowel Dis 2002; 8: 244-50.
2) Rutgeerts P, Feagan BG, Lichtenstein GR, et al: Comparison of scheduled and episodic treatment strategies of Infliximab in Crohns disease. Gastroenterology 2004; 126; 402-13.
3) D'Haens G, Baert F, Assche G, et al: Early combined immunosuppression or conventional management in patients with newly diagnosed Crohns disease; an open randomized trial. Lancet 2008; 371: 660-7.
4) Olaison G, Smedh K, Sjodahl R: Natural course of Crohns disease after ileocolic resection;endoscopically visualized ileal ulcers preceding symptoms. Gurt 1992; 33: 331-5.
5) Yamamoto T: Factors affecting recurrence after surgery for Crohns disease. World J Gastroenterol 2005; 11: 3971-9.
6) Greenstein AJ, Lachman P, Sachar DB et al: Perforating and non-perforating indications for repeated operations in Crohns disease; evidence for two clinical forms. Gut 1988; 29: 588-92.
7) Sachar DB, Lemmer E, Ibrahim C, et al: Recurrence patterns after first resection for stricturingor penetrating Crohn's disease. Inflamm Bowel Dis 2009; 15(7): 1071-5.
8) Doherty G, Bennett G, Patl S, et al: Interventions for prevention of post-operative recurrence of Crohns disease (Review). Cochrane Database Syst Rev 2009; 4 CD006873.
9) Hanauer SB, Korelitz BI, Rutgeerts P, et al: Postoperative maintenance of Crohn's disease remission with 6-mercaptopurine, mesalamine, or placebo; 2-year trial. Gastroenterology 2004; 127: 723-9.
10) Esaki M, Matsumoto T, Hizawa K, et al: Preventive effect of nutritional therapy against postoperativerecurrence of Crohn's disease, with reference to findings determined by intra-operative enteroscopy. Scand J Gastroenterol 2005; 40: 1431-7.
11) Regueiro M, Schraut W, Baidoo I, et al: Infliximab prevents Crohns disease recurrence after ileal resection. Gastroenterology 2009; 136, 441-50,
12) Colombel JF, Sanborn WJ, Renisch W, et al: Infliximab, Azathioprine, or Combination therapy for Crohns disease. N Engl J Med 2010; 362: 1383-95.
13) Beaugerie L, Brousse N, Bouvier AM, et al: CESAME Study Group: Lymphoproliferative disorders in patients receiving thiopurines for inflammatory bowel disease: a prospective observational cohort study. Lancet 2009; 374: 1617-25.

4. 炎症性腸疾患の内科的治療／各治療法

5-ASA製剤

長沼　誠　東京医科歯科大学大学院医歯学総合研究科消化管先端治療学
渡辺　守　東京医科歯科大学大学院医歯学総合研究科消化器病態学

POINT

◆わが国で使用可能な5-ASA製剤は3種類あり，それぞれの特性を知ることが重要である。
◆潰瘍性大腸炎活動期については副作用がなければ最大量使うことが望ましい。
◆潰瘍性大腸炎寛解期では服用のコンプライアンス順守が重要であり，そのため服用回数を減らすなどの工夫が重要である。
◆クローン病に対する5-ASA製剤の有用性は潰瘍性大腸炎に比べエビデンスに乏しいが，軽症例を中心に使用されている。
◆メサラミンはスルファサラジンに比べ副作用が少ないが，まれに膵炎・間質性肺炎などの重篤な副作用を起こすこともあるので注意が必要である。

●薬剤の概要と作用機序

- スルファサラジン（SASP）と5-アミノサリチル酸製剤（5-ASA）は潰瘍性大腸炎・クローン病の代表的な薬剤であり，軽症から中等症の寛解導入効果および寛解維持効果を有することが知られている。歴史的にはSASPが関節リウマチに使用されたのが始まりで，その後，抗炎症効果を有することから炎症性腸疾患にも使用されるようになっている。
- SASP（商品名：サラゾピリン®）はアミノサリチル酸（5-ASA）とスルファピリジン（SP）の2つの成分がアゾ結合したもので，薬剤が大腸に到達したのちに腸内細菌により5-ASAとSPに分解される。主に5-ASAの成分が抗炎症効果を有するが，一部SASP自身が有するプロスタグランジンの抑制作用が治療効果に寄与する可能性もあると考えられている。
- SASPの成分のうち5-ASAが主に有効成分であり[1]，SPの成分が副作用に関与すると考えられたことより5-ASA製剤が開発されてきた（図1）。現在わが国で保険適用となっているのはペンタサ®，アサコール®である。
- ペンタサ®は服用された薬剤が時間依存的小腸上部から5-ASAが溶解されるため，潰瘍性大腸炎以外にも小腸病変を有するクローン病にも効果があるとされている。一方アサコール®は5-ASAの成分が回腸末端付近で腸管内のpHに

図1　サラゾスルファピリジンの有効成分は5-ASAである

本図はサラゾスルファピリジンの有効成分が腸内細菌分解産物のスルファピリジンにあるのか5-ASAにあるのかを検討した成績である。
それぞれ、当モルの薬剤を注腸剤で2週間投与した結果、サラゾスルファピリジンと5-ASAは臨床症状、内視鏡所見、組織学的所見のいずれも同程度に改善することがわかったが、一方のスルファピリジンにはその効果が弱いことから、サラゾスルファピリジンの有効成分が5-ASAにあることが証明されることとなった。

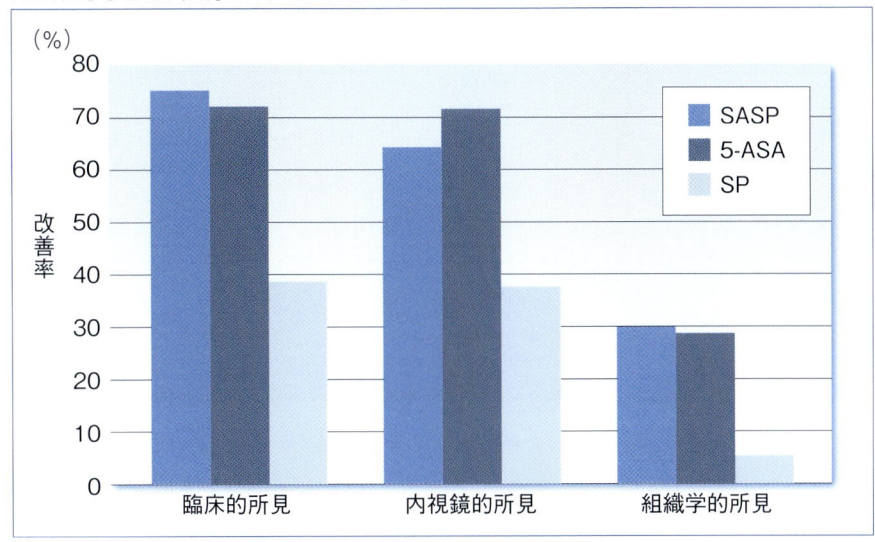

依存して薬剤が放出されることにより，主に大腸で効果を発揮することができると考えられている。

潰瘍性大腸炎に対する有用性

寛解導入効果

- 厚生労働省研究班治療指針では寛解導入に対して軽症例または中等症ではペンタサ®錠1日1.5～4.0gまたはサラゾピリン®錠1日3～4g, あるいはアサコール®錠1日2.4～3.6gを経口投与するとされている[2]。また左側結腸に炎症の主座がある場合にはペンタサ®注腸を併用すると効果の増強が期待できるとされている。ただし研究班による中等症は活動度に幅があるため, 5-ASA製剤で改善が認められない場合には速やかに他の治療法に変更が必要である。

- 治療効果判定の目安はだいたい2週間であるが, 症例によっては4～6週間で効果が現れることもある。

- 海外のメタアナリシス[3]ではSASPと5-ASA製剤であるメサラミンとの寛解導入効果は同等であるとされており（図2）, SASPのほうが副作用の頻度が高いことよりペンタサ®, アサコール®が第一選択として使用されることが多い。一方で, 経験的にメサラミンに効果がない例にSASPへ変更することにより症状が改善することもあるが, これはペンタサ®が小腸で少しずつ溶解され効果を発揮するため, 薬剤の成分が肛門に近い直腸まで行きわたりにくいためであ

図2 潰瘍性大腸炎に対するSASPと5-ASA製剤の寛解導入に関するメタアナリシス

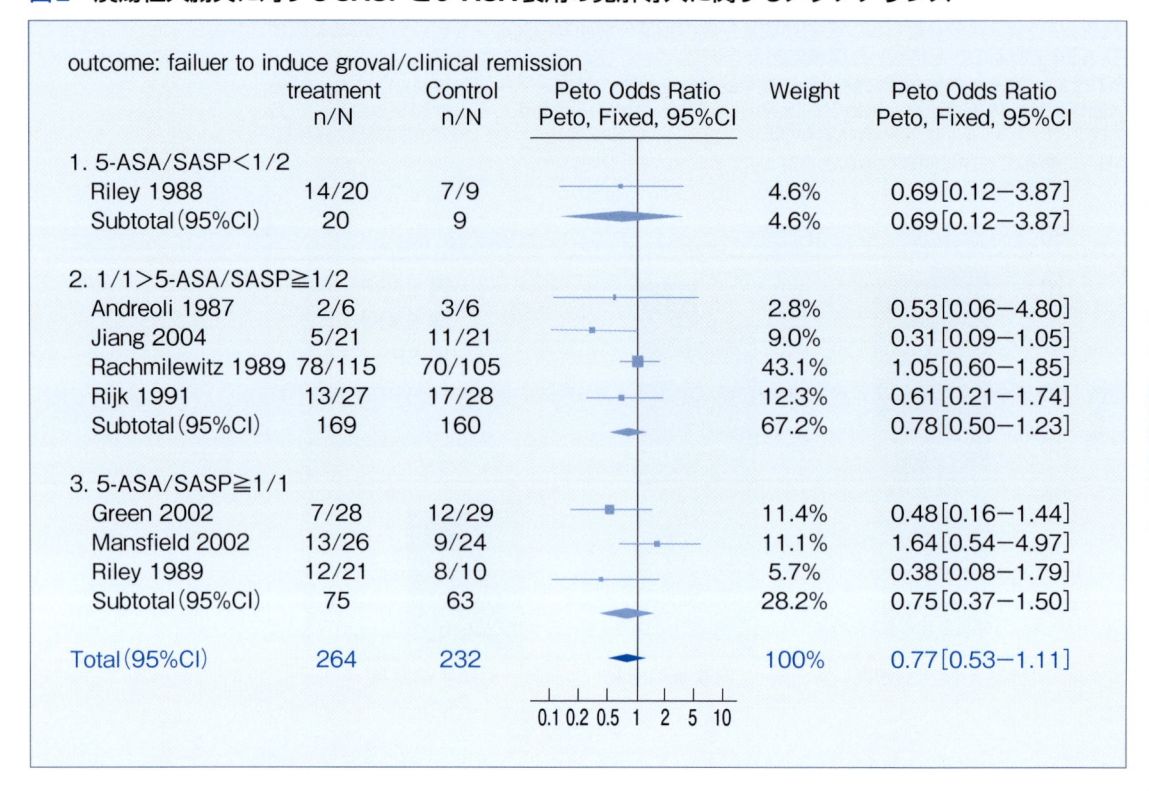

outcome: failuer to induce groval/clinical remission	treatment n/N	Control n/N	Peto Odds Ratio Peto, Fixed, 95%CI	Weight	Peto Odds Ratio Peto, Fixed, 95%CI
1. 5-ASA/SASP<1/2					
Riley 1988	14/20	7/9		4.6%	0.69[0.12−3.87]
Subtotal(95%CI)	20	9		4.6%	0.69[0.12−3.87]
2. 1/1>5-ASA/SASP≧1/2					
Andreoli 1987	2/6	3/6		2.8%	0.53[0.06−4.80]
Jiang 2004	5/21	11/21		9.0%	0.31[0.09−1.05]
Rachmilewitz 1989	78/115	70/105		43.1%	1.05[0.60−1.85]
Rijk 1991	13/27	17/28		12.3%	0.61[0.21−1.74]
Subtotal(95%CI)	169	160		67.2%	0.78[0.50−1.23]
3. 5-ASA/SASP≧1/1					
Green 2002	7/28	12/29		11.4%	0.48[0.16−1.44]
Mansfield 2002	13/26	9/24		11.1%	1.64[0.54−4.97]
Riley 1989	12/21	8/10		5.7%	0.38[0.08−1.79]
Subtotal(95%CI)	75	63		28.2%	0.75[0.37−1.50]
Total(95%CI)	264	232		100%	0.77[0.53−1.11]

ると考えられている。
- わが国の容量試験よりペンタサ®4g/日のほうが2.25g/日よりまたメサラミン3.6g/日のほうが2.4g/日より有効性が高いことより，活動期には極量を使用することが望ましい。

寛解維持効果

- 治療指針ではペンタサ®錠1日1.5～2.25またはアサコール®錠1日2.4gあるいはサラゾピリン®錠1日2gを投与し，局所治療についてはペンタサ®注腸1日1.0gまたはサラゾピリン®坐剤1日0.5g～1gを使用する，と記載されている[1]。海外のメタアナリシスでも経口メサラミンとプラセボの比較でメサラミンの寛解時効果が確認されている（図3）[4]。また直腸炎型または左側型の症例では局所療法のほうが経口投与よりやや有効性が高いとされているが[5]，実際には注腸製剤のコンプライアンスがいいとは言い難いため，直腸炎型または左側型の症例でも経口投与が行われることもある。
- 経口剤と局所療法の併用が維持に有用である報告もあり，特にわが国からは東北大学のグループがメサラミン経口3g/日と注腸週2回（週末のみ）した場合の再燃率が18%，経口薬単独では77%であることを示した[6]。この研究は併用の有用性と注腸のコンプライアンスの欠点を補った，画期的な治療法であると考えられる。

図3 メタアナリシスによる潰瘍性大腸炎に対する5-ASA製剤の寛解維持効果

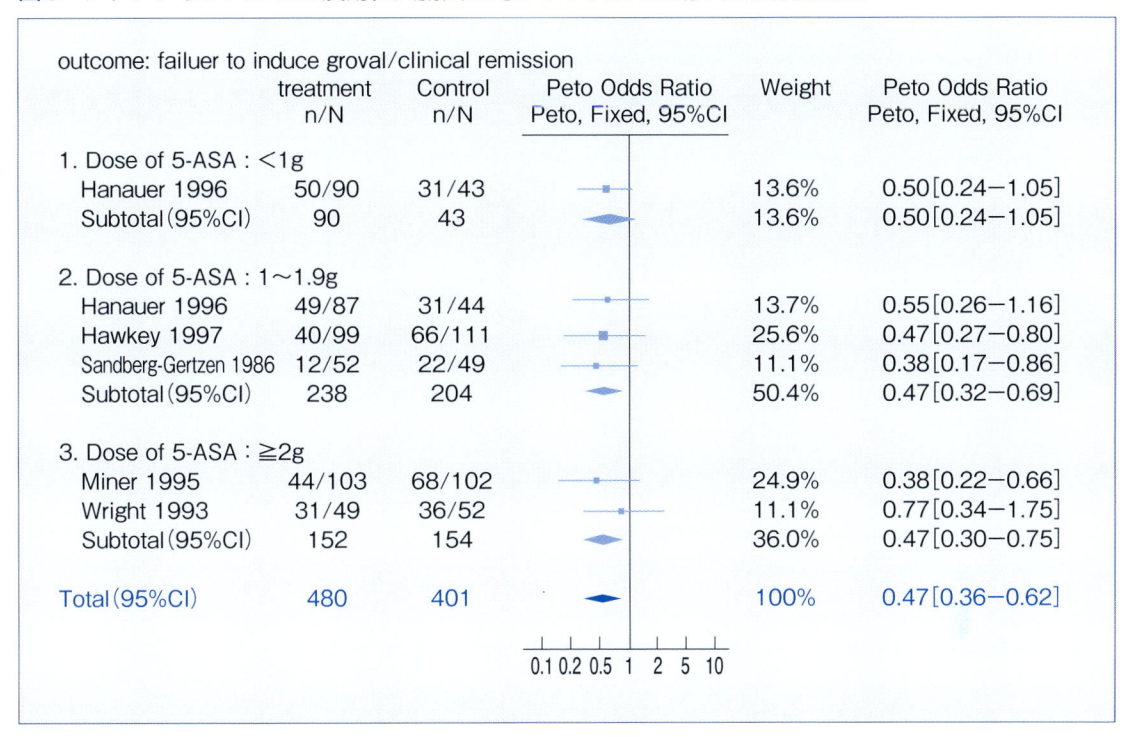

	treatment n/N	Control n/N	Peto Odds Ratio Peto, Fixed, 95%CI	Weight	Peto Odds Ratio Peto, Fixed, 95%CI
outcome: failuer to induce groval/clinical remission					
1. Dose of 5-ASA：＜1g					
Hanauer 1996	50/90	31/43		13.6%	0.50[0.24−1.05]
Subtotal(95%CI)	90	43		13.6%	0.50[0.24−1.05]
2. Dose of 5-ASA：1〜1.9g					
Hanauer 1996	49/87	31/44		13.7%	0.55[0.26−1.16]
Hawkey 1997	40/99	66/111		25.6%	0.47[0.27−0.80]
Sandberg-Gertzen 1986	12/52	22/49		11.1%	0.38[0.17−0.86]
Subtotal(95%CI)	238	204		50.4%	0.47[0.32−0.69]
3. Dose of 5-ASA：≧2g					
Miner 1995	44/103	68/102		24.9%	0.38[0.22−0.66]
Wright 1993	31/49	36/52		11.1%	0.77[0.34−1.75]
Subtotal(95%CI)	152	154		36.0%	0.47[0.30−0.75]
Total(95%CI)	480	401		100%	0.47[0.36−0.62]

- 寛解維持に関する適切な治療量は明らかな結論は得られていない。ただし容量を増やしても副作用の頻度は変わらないため，わが国の治療指針の記載にあるように[1]ペンタサ®錠1日1.5〜2.25またはアサコール®錠1日2.4gの投与は妥当であると考えられる。ECCOのコンセンサスでは，寛解導入の際に5-ASA製剤を高容量使用した症例の一部は維持にも高容量が必要である可能性があることが記載されている[5]。
- Kaneらはメサラミンにて6カ月以上寛解維持されている患者99名を対象に前向きに再燃率を検討し，コンプライアンスの高い症例で寛解時効果が高いことが示された[7]（図4）。服用コンプライアンスを高めるために服用回数を1日1〜2回にすることも必要である。実際メサラミンの1日1回投与と2回投与の比較試験がされ，治療効果が同等であることが示されている[8]。

クローン病に対する有用性

寛解導入効果

- 重篤な副作用が少なく投与しやすいことから，治療指針では軽症から中等症の活動性クローン病に対して，ペンタサ®（3gまで保険適用），また大腸型ではサラゾピリン®（4gまで保険適用）が第一選択薬として用いる，とされている[9]。SASPは小腸型には効果がないとされている。
- メサラミンは副作用が少ないこと，また3つのRCT（randomized controlled

図4 5-ASA服用のコンプライアンスが高い症例では寛解維持率が高い

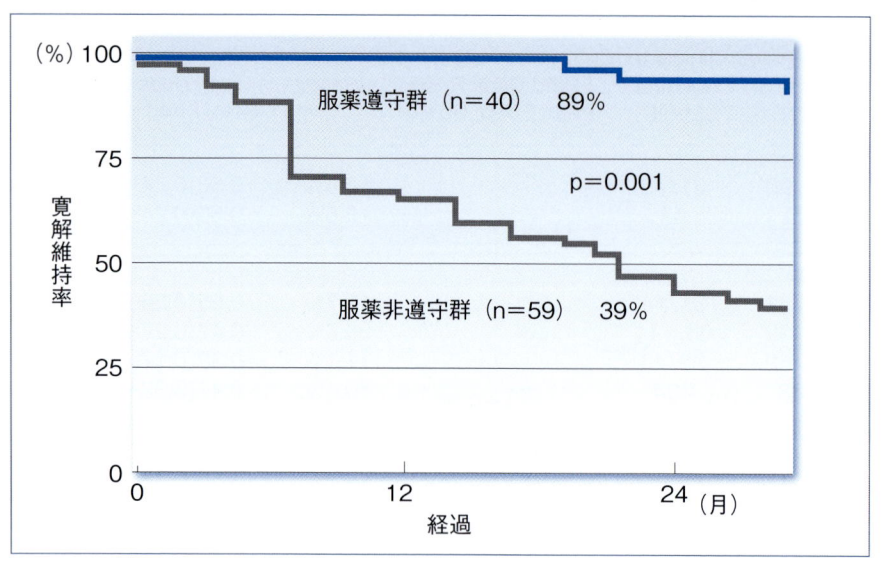

trial)を集積したメタアナリシス[10]よりプラセボに比べて治療効果が高いことより，軽症例に使用されることが多いが，CDAI（Crohn's disease activity index）の推移の違いがメサラミン群とプラセボ群でわずか18ポイントしかないことより[10]，治療効果は限定的であるとされている。

寛解維持効果

- クローン病の維持療法についてはわが国の治療指針において5-ASA製剤は他の治療（在宅経腸栄養療法，アザチオプリン，インフリキシマブ，アダリムマブなど）と並列して記載されているが[9]，明確な使用方法や使用量に関する記載はない。経験的にペンタサ®を1.5〜3g/日程度使用することが多い。
- 海外ではクローン病に対するSASP，5-ASA製剤の寛解維持効果の有用性はcontroversialであり，エビデンスは高くないとされている[11]。これはプラセボを用いたRCTやメタアナリシスにおいて結果が異なるからであると考えられる。ECCOのコンセンサスでは[11]維持療法としての5-ASA製剤を推奨していないが，潰瘍性大腸炎と同様に5-ASA製剤で寛解導入された症例は維持療法として5-ASAを使用してもよいと思われる。

●副作用

サラゾピリン®

- サラゾピリン®でみられる副作用はアレルギー反応，発疹，頭痛などがある。また男性患者では精子数の減少や運動能の低下を引き起こすが，薬剤の中止によりもとに戻るとされている。約15％の患者がSASP不耐であるとされている。
- SASPの投与により葉酸欠乏が起こりうるので，SASP服用時には葉酸（商品名：

フォリアミン®）1g/日の服用が必要である。
- 容量依存性の副作用として吐気・頭痛・発熱・発疹・男性不妊があり，一方で容量非依存性の副作用としては骨髄抑制・再生不良性貧血などが知られている。

メサラミン

- SASPのSP成分がないため副作用少ないとされている。比較的頻度の高い副作用として消化器症状や肝機能障害がある。SASP不耐の90％は使用可能であるが，10％はメサラミンにも不耐であるとされている。
- メサラミンの多くの副作用は容量非依存性であり，消化器症状（下痢）・膵炎・間質性肺炎などのようにアレルギー性のものが多い。ただし間質性腎炎のように長期使用患者に起こることもあるため注意が必要である。
- メサラミンはスルファサラジンに比べ副作用が少ないが，まれに膵炎・間質性肺炎などの重篤な副作用を起こすこともあるので注意が必要である。
- 薬剤開始後腸の調子が悪くないのに原因不明の発熱が数日続く場合にはアレルギー反応としての5-ASA製剤の副作用を考える必要がある。

文 献

1) Azad Khan AK, Piris J, Truelove SC: An experiment to determine the active therapeutic moiety of sulphasalazine. Lancet 1977; 2: 892-5.
2) 松本譽之：潰瘍性大腸炎治療指針改訂　難治性炎症性腸管障害に関する調査研究　平成21年度　総括・分担研究報告書. p44-52.
3) Sutherland LR, MacDonald JK: Oral 5-aminosalicylic acid for induction of remission in ulcerative colitis. Cochrane Database for Systematic Review 2009; 4: CD 000543.
4) Sutherland L, Macdonald JK: Oral 5-aminosalicylic acid for maintenance of remission in ulcerative colitis. Cochrane Database Syst Rev 2006; 19: CD000544.
5) Travis SP, Stange EF, Lémann M, et al: European evidence-based Consensus on the management of ulcerative colitis: Current management. J Crohns Colitis 2008; 2: 24-62.
6) Yokoyama H, Takagi S, Kuriyama S, et al: Effect of weekend 5-aminosalicylic acid (mesalazine) enema as maintenance therapy for ulcerative colitis: results from a randomized controlled study. Inflamm Bowel Dis 2007; 13: 1115-20.
7) Kane S, Huo D, Aikens J, et al: Medication nonadherence and the outcomes of patients with quiescent ulcerative colitis. Am J Med 2003; 114: 39-43.
8) Sandborn WJ, Korzenik J, Lashner B, et al: Once-daily dosing of delayed-release oral mesalamine (400-mg tablet) is as effective as twice-daily dosing for maintenance of remission of ulcerative colitis. Gastroenterology 2010; 138: 1286-96.
9) 松本譽之：クローン病治療指針改訂　難治性炎症性腸管障害に関する調査研究　平成21年度　総括・分担研究報告書. p37-43.
10) Hanauer SB, Strömberg U: Oral Pentasa in the treatment of active Crohn's disease: A meta-analysis of double-blind, placebo-controlled trials. Clin Gastroenterol Hepatol 2004; 2: 379-88.
11) Dignass A, Van Assche G, Lindsay JO, et al: The second European evidence-based consensus on the diagnosis and management of Crohn's disease: Current management. J Crohns Colitis 2010; 4: 28-62.

4. 炎症性腸疾患の内科的治療／各治療法

栄養療法

辻川知之　滋賀医科大学総合内科学講座

POINT
◆クローン病に対する栄養療法の効果は明確にされているが，継続するのが難しいことや食事制限を伴うことが問題である。
◆臨床的寛解のみならず粘膜治癒も期待できるが，瘻孔や肛門病変には無効である。
◆薬物療法に比較して安全性が高く，また以前の栄養療法治療歴に関係なく効果は期待できる。
◆他の治療法との併用効果についてはエビデンスが少ないが，難治例や重症例では様々な治療のベースとして用いられる。

栄養療法による寛解導入

効果と海外中心のエビデンス

　ステロイド剤と栄養療法を比較した1990年から2002年の論文では栄養療法の効果が20〜53％と低い結果が多いため（表1），Cochrane Libraryのメタ解析（2008年）ではステロイドに比較して効果が劣ると結論づけられている[1]。しかし，日本で発表された複数のオープン試験や2006年のBorrelli論文では80％近い寛解導入率が得られることが示されている。ただし，瘻孔や肛門病変など腸管合併症には無効である。

適応症例

- 栄養障害が懸念される小児クローン病。
- 高度の下痢や腹痛がなく，瘻孔や狭窄など腸管合併症がない中等症。
- 小腸病変が主体の炎症型。
- ステロイドや生物学的製剤の拒否例や副作用等で薬物治療困難例。

経腸栄養剤の選択

　エレンタール®が最も一般的である。ただし，完全経腸栄養では必須脂肪酸欠乏をきたしやすいため脂肪乳剤の静脈投与（週2日〜連日）を併用する。脂肪含量

表1 栄養療法とステロイドの寛解導入効果：比較試験

発表年度	著者	症例数	栄養療法	ステロイド
2006年	Borreli	36人	79.0%	66.7%
2002年	Gassull 1	29人	20.0%	77.8%
2002年	Gassull 2	33人	52.2%	80.0%
1993年	Gonzalez-Huix	32人	80.0%	88.2%
1992年	Lindor	19人	22.2%	50.0%
1991年	Lochs	107人	52.7%	78.8%
1990年	Malchow	95人	41.2%	72.7%
Total		352人	49.5%	75.0%

(The Cochrane Library 2008, Issue 4. より引用改変)

がやや多いツインライン®やラコール®でも同等の効果が得られる。ただし、さらに脂肪の多い製剤は用いるべきではない。これは脂肪（長鎖脂肪）が多いほど寛解導入率が低下したという日本での前向き試験データに基づいている[2]。

寛解導入のための栄養療法の実際(図1)

1. 入院のうえ、まず絶食と輸液にて腸管安静を図る。
2. 経腸栄養チューブ(5Fr～8Fr)を経鼻的に挿入する。
3. 栄養剤1パック(200～300mL)をポンプにより30～50mL/時で持続注入する。
4. 下痢や腹痛の悪化がなければ徐々に投与量、投与速度をアップする。この間、水分摂取は可能であるが、固形物摂取は禁ずる。
5. 1週間で体重1kgあたり30kcalまで増量する。輸液は適宜漸減、中止してよい。
6. 炎症反応(CRP)や栄養指標(Albなど)の正常化とともに臨床的寛解まで(2～4週間)継続する。可能ならば必要量の半分以上を夜間に投与し、昼間は経口的に投与するなど間欠投与法を用いてもよい。
7. 寛解導入後は寛解維持療法へ移行する。

栄養療法による寛解維持

薬物療法に対する危惧と栄養療法の安全性

現在、寛解維持効果が証明されているのはインフリキシマブ、アザチオプリン、6MP、メソトレキサートであるが、これらの薬物は重大な副作用を引き起こす恐れがあるだけでなく、長期間投与による問題も懸念される。一方、栄養療法は安全性が高く特に小児患者でも安心して使用できる。

維持療法の問題

- 後ろ向き試験や非ランダム化試験では高い寛解維持率が示されているが、アドヒアランス低下により容易に再燃をきたす。

図1　栄養療法による寛解導入の流れ

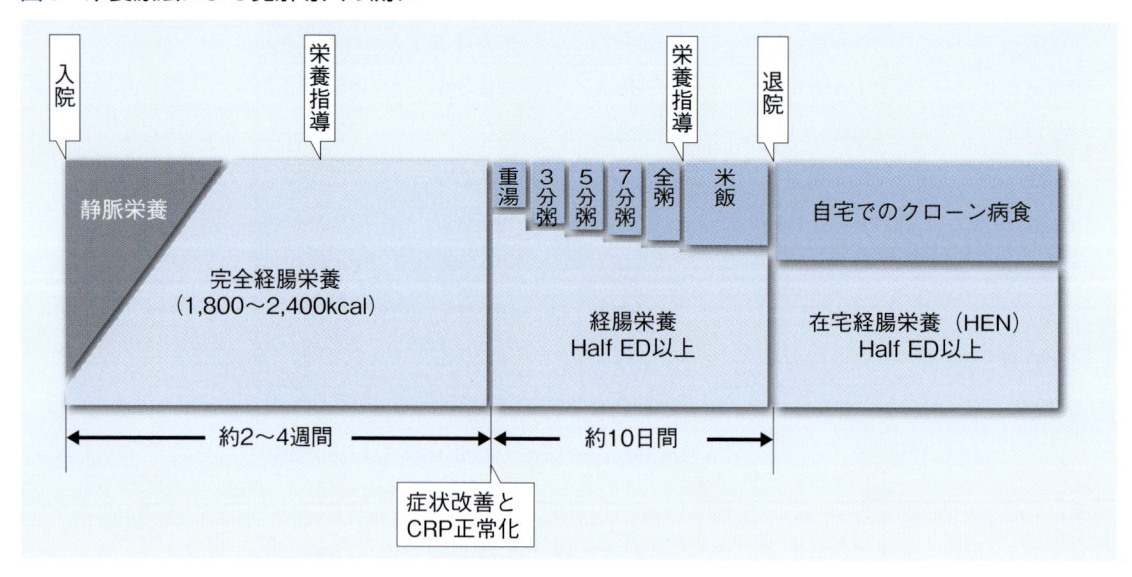

```
入院          栄養指導                        栄養指導    退院

静脈栄養                          重 3 5 7 全 米    自宅でのクローン病食
          完全経腸栄養            湯 分 分 分 粥 飯
        （1,800～2,400kcal）         粥 粥 粥
                                                  在宅経腸栄養（HEN）
                                  経腸栄養           Half ED以上
                                  Half ED以上

      ←── 約2～4週間 ──→  ←── 約10日間 ──→
                          症状改善と
                          CRP正常化
```

> **維持療法のポイント（従来と新しい考え方）**
>
> 1. 今までの考え方として，寛解維持中は栄養剤投与量を徐々に減らして食事量を増やし，再燃時は栄養剤を最大100％にアップする，いわゆるスライド方式（図2）[3]が推奨されていた．ただし，実際の臨床ではいったん減らした投与量を増やすことは困難な患者が多い．また，最低どの程度の栄養剤で効果があるのかについて明らかでなかった．
> 2. 2006年Takagiらは栄養必要量の半分を栄養療法で補ういわゆるHalf ED群とコントロール群とで前向きランダム化試験を行い，Half ED群では有意に再燃が抑制されることを証明した（図3）[4]．
> 3. 現在では栄養療法による寛解維持はHalf EDを基本として，むしろ薬物療法と組み合わせる方法が一般的である．

経腸栄養剤の選択と投与方法

　寛解導入と同様エレンタール®が基本となるが，ラコール®を用いてもよい．900mL/日程度のため，経腸栄養チューブを用いて夜間のみに投与する方法と，フレーバー添加で飲みやすくして経口的に分割摂取する方法がある．入手可能なフレーバーは9種類あり，好みに応じて患者さんに選択してもらう．

期待される効果と実際の投与量

- Takagi論文では平均11.9カ月の観察でHalf EDで68％が寛解維持され，栄養療法なしでは36％であった（オッズ比0.3）．
- Half EDとしての栄養剤投与量は体格によって大きく異なるため，実践的にはエレンタール®換算で1日当たり3パック（900kcal）以上を継続して投与できるかが効果維持の目安となる．

図2 スライド方式を用いた栄養療法による寛解維持

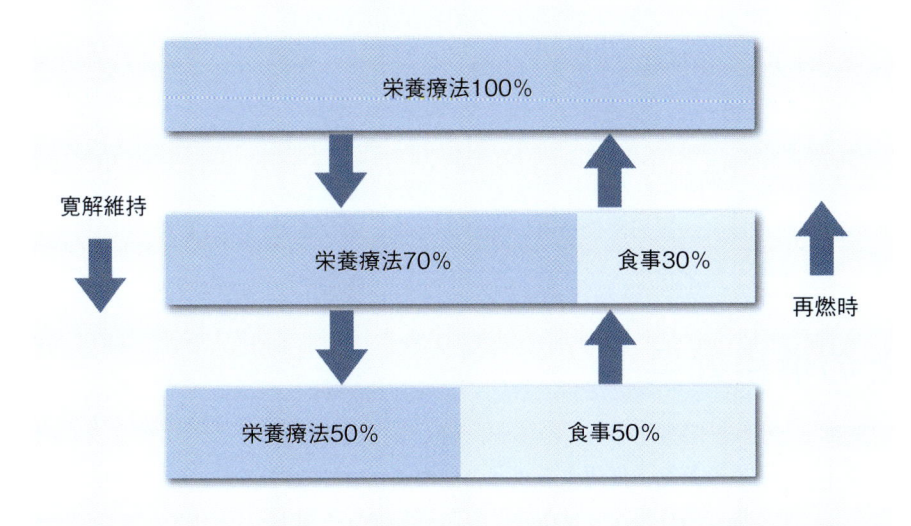

(Matsueda et al: J Gastroenterol 1995; 30: 91-4. より引用)

図3 成分栄養剤半量摂取による寛解維持効果

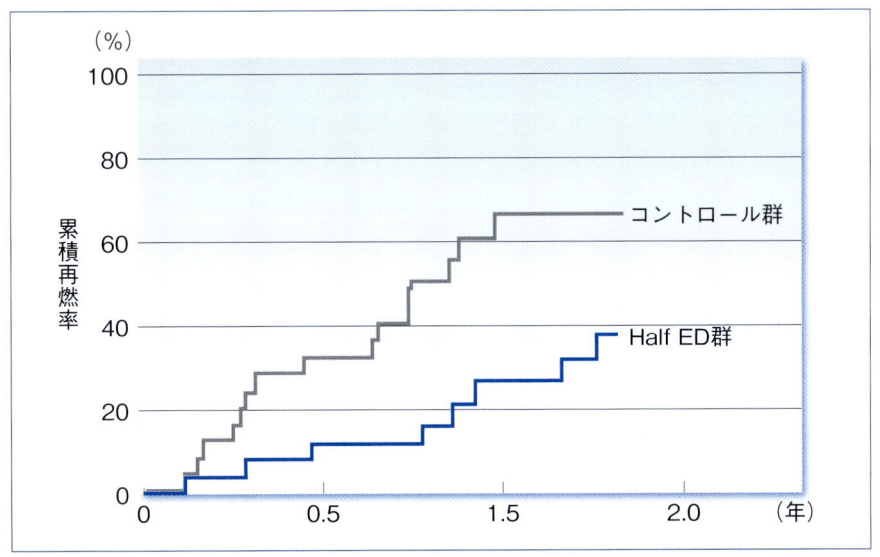

(Takagi et al: Aliment Pharmacol Ther 2006; 24: 1333-40. より引用)

- 栄養剤以外の食事は何を食べてもよいということではなく，低脂肪・低残渣の基本とすることが大切である。

術後再発予防における栄養療法の位置づけ

インフリキシマブによる術後再発抑制のデータは大きなインパクトを与えたが，栄養療法が術後再発予防に有効である報告も散見される。
- Ikeuchi論文[5]では30 kcal/理想体重以上の投与で5年後の再手術回避率は

84%，コントロールは62%。
- Yamamoto論文[6]では1,200kcal/日以上の投与で1年後の臨床的寛解が95%，コントロールが65%，また1年後の内視鏡的寛解率は70%，コントロールが30%。

高用量の栄養療法では再燃予防効果が認められているが，Half ED（900kcal程度）の投与量で，どの程度術後再発が予防できるかは明らかではない。少なくとも薬物療法なしで普通食摂取を続けると，短期間で高率に再燃することは今までの経験則から明白であり，可能な限り食事指導や栄養療法を継続すべきである。

薬物療法との併用効果

ステロイド減量効果があることはすでに報告されているが，強力な抗炎症作用を有する生物学的製剤との併用や免疫調節剤と併用することの意義については明らかにされていない。ただし，栄養療法の作用機序は薬物と異なるため，併用することの弊害はないと考えられる。エビデンスはないが，栄養療法の併用を考慮すべきポイントは小腸病変の有無と，薬物治療の効果が十分に認められているか否かにより判断すべきである（表2）。

①大腸病変が主たるクローン病で栄養療法が効果不十分の症例で生物学的製剤投与にて寛解導入された症例→栄養療法は中止可能。
②小腸病変主体で薬物治療にても効果不十分な症例→栄養療法継続を推奨。

基本的に，薬物治療単独で臨床的・内視鏡的寛解が維持されている症例では栄養療法を継続する意義は少ないが，薬物療法のみではコントロール困難な小腸病変を有する症例では，栄養療法はコンビネーション治療として用いられている。

表2 薬物治療と栄養療法併用の考え方

	薬物治療（生物学的製剤含む）の効果	
	寛解維持	効果不十分
主たる病変が大腸	栄養療法中止可能	他の治療法考慮
主たる病変が小腸	栄養療法減量または中止	栄養療法継続推奨

文献

1) Zachos M, Tondeur M, Griffiths AM: Enteral nutritional therapy for induction of remission in Crohn's disease. Cochrane Database Syst Rev 2007; (1): 1-45.
2) Bamba T, Shimoyama T, Tsujikawa T, et al: Dietary fat attenuates the benefits of an elemental diet in active Crohn's disease: a randomized controlled trial. Eur J Gastroenterol Hepatol 2003; 15: 151-7.
3) Matsueda K, Shoda R, Takazoe M, et al: Therapeutic efficacy of cyclic home elemental enteral alimentation in Crohn's disease: Japanese cooperative Crohn's disease study. J Gastroenterol 1995; 30 Suppl 8: 91-4.
4) Takagi S, Utsunomiya K, Kuriyama S, et al: Effectiveness of an 'half elemental diet' as maintenance therapy for Crohn's disease: A randomized-controlled trial. Aliment Pharmacol Ther. 2006; 24: 1333-40.
5) Ikeuchi H, Yamamura T, Nakano H, et al: Efficacy of nutritional therapy for perforating and non-perforating Crohn's disease. Hepatogastroenterology 2004; 51: 1050-2.
6) Yamamoto T, Nakahigashi M, Saniabadi AR, et al: Impacts of long-term enteral nutrition on clinical and endoscopic disease activities and mucosal cytokines during remission in patients with Crohn's disease: a prospective study. Inflamm Bowel Dis 2007; 13: 1493-501.

4. 炎症性腸疾患の内科的治療／各治療法

ステロイド

長堀正和　東京医科歯科大学大学院医歯学総合研究科消化器病態学

POINT
- ステロイド薬は炎症性腸疾患の寛解導入治療として有用であるが，寛解維持効果は証明されていない。
- ステロイド薬の使用は，予後不良因子の1つと考えられる。
- 副作用対策に十分，精通する必要がある。

作用機序

　副腎皮質ステロイドは拡散にて細胞膜を通過し，細胞内のグルココルチコイドレセプターと結合する。その後，interleukin (IL)-1, IL-6, tumor necrosis factor (TNF) α等のさまざまな炎症性サイトカインの遺伝子の発現を調節して効果を発揮すると考えられている[1]。また，グルココルチコイドレセプターとNF-B間との相互作用は，NF-Bを下方調整し，炎症反応を抑える[2]。

炎症性腸疾患における重症度別使用法

軽症および中等症例
- 副腎皮質ステロイド薬（プレドニゾンなど）は主に中等症および重症の症例に使用されている。また海外では，回腸および右半結腸のクローン病に対して，主に同部位にて放出され，局所にて有効なブデソニド（budesonide）が広く使用されている（わが国では未承認）。ブデソニドはステロイドレセプターへの親和性が高く，また，約90％は肝臓にて失活するため，ステロイド薬のさまざまな全身の副作用が軽減されるとされている。
- 一方，潰瘍性大腸炎において，ステロイド薬の局所治療が行われることがあるが，その効果はメサラミン製薬に劣ると考えられている[3]。また，注腸ステロイド薬の10〜20％は全身に吸収されるとされており，長期使用は避けるべきと考える。中等症例でも，メサラミン製薬が無効の場合は，ステロイド薬の全身投与が行われることもある。

中等症および重症例

- 潰瘍性大腸炎，クローン病ともにその寛解導入として有効とされている。プレドニゾンは経口摂取での吸収はよく，bioavailabilityは70％以上と報告されている。
- 経口のステロイド薬に反応しない場合，ステロイド薬の静脈投与が有効な場合がある。Trueloveらの研究では，重症潰瘍性大腸炎例において，静脈投与における導入率は73％ときわめて高い[4]。Järnerotらの研究では，重症例における寛解導入率は56％であるが，特に経口ステロイド薬不応例においても39％の患者で寛解導入に成功している[5]。また，Meyersらは，経口ステロイド薬不応の潰瘍性大腸炎患者において，ACTHとhydrocortisoneを比較した無作為二重盲検試験を行ったが，特に過去4週間，プレドニゾン30mg相当を投与されていた患者における寛解導入率は，ACTHでは25％に対して，hydrocortisoneでは53％であったと報告している[6]。
- 薬理学的には，重症潰瘍性大腸炎患者におけるプレドニゾン40mgの経口単回投与後の血漿濃度のピークは，健常人と比較して明らかに低く，重症例においては吸収に問題のあることが示唆される[7]。
- このように，外来での経口ステロイド薬に反応せず入院となった潰瘍性大腸炎患者，特に重症例においての治療は難しい選択と思われる。
- ステロイド薬の経静脈投与は選択肢の1つであるが，患者背景，重症度，施設での他の治療の経験等によっては，カルシニューリン阻害薬やinfliximabの使用が望ましい場合もあると思われる。
- 特に，効果判定の時期に関しては，通常は7～10日後と考えられており，これらの患者では手術を要するリスクが高いことも考えると，「不応例」の判定を速やかに行い，ステロイド薬に固執することなく，他の内科治療または手術の適応を考慮すべきと思われる。

維持療法

- 長期のステロイド薬投与の寛解維持効果は証明されておらず，そのリスクは効果を上回るとされている。したがって，ステロイド薬の離脱が困難な場合では，免疫調節薬の適応がある。一方，海外では前述のブデソニドが回盲部クローン病に対して寛解維持目的に多くの研究がなされている。
- 副作用の点からは有望と思われるが，Greenbergらの研究[8]をはじめ，いずれの研究の結果からも，その効果は1年に満たないとされている。

投与量

- ステロイド薬の最も有効な投与量を決定する目的の研究はほとんどないが，一般的にはプレドニゾン1日40～60mgまたは体重1kg当たり1～1.5mgで投与される。また寛解導入後の減量のスケジュール如何がその後の再発に影響を与

えるという研究はないが，一般的には減量を開始して，3～6週間後にて投与終了となるように減量される。例えばプレドニゾンでは20mgまでは週5mgずつ，以降は週2.5～5mgずつなどで減量される。

ステロイド薬投与後の予後

- ステロイド薬は多くの場合に有効であるが，患者の予後は必ずしも良好とはいえない。Olmsted Countyの疫学研究では，初回のステロイド薬投与後の潰瘍性大腸炎およびクローン病患者の30日後および1年後の予後を調査している[9]。特に1年後では，手術をせず，寛解を維持している例は，クローン病患者の32％，潰瘍性大腸炎患者の49％，かつ手術例はそれぞれ38％および29％であった。
- したがって，ステロイド薬の使用は，予後不良の予測因子と考えられており，短期有効例においても，次の治療に関する説明をしておく必要があると考えられる。

副作用

- ステロイド薬使用の患者の約半数が，何らかの副作用を経験するとされている。初期にはacne，moon face，edemaなどのcosmeticな問題，睡眠や気分の障害，耐糖能障害などがよくみられる。長期投与では，白内障，骨粗鬆症，大腿骨頭壊死，筋症，易感染性などが問題となることがある。
- 感染のリスクに関しては，TREAT registryの結果を紹介したい[10]。この研究では，infliximabの安全性を評価する目的にて，infliximab治療群およびinfliximab非治療群を，それぞれ3,000人以上の患者で前向きに調査した。
- 死亡率に関連する因子を明らかにするため，多変量解析を行ったところ，プレドニゾン投与のみが有為な因子となった（Odds比2.10，95％ CI 1.15－3.83，$p = 0.016$）。また，重篤な感染症の合併に関しても同様の検討を行ったが，やはり，infliximabは独立した因子とはならず，プレドニゾン投与（Odds比2.21，95％ CI 1.46－3.34，$p < 0.001$），麻薬の使用（Odds比2.38，95％ CI 1.56－3.63，$p < 0.001$），中等症から重症の疾患活動性（Odds比2.11，95％ CI 1.10－4.05，$p = 0.024$）が独立した危険因子であった。
- また，ステロイド薬投与の患者では，免疫調節薬投与中の患者と比較して術後感染症の合併が高率であるとの研究がある。
- Aberraらは，待機手術が行われた159名のIBD患者の内服薬，特にステロイド薬および免疫調節薬と術後感染合併症の関係について検討した[11]。免疫調節薬に関しては，有為な相関関係はなかったものの，ステロイド薬に関しては，術後感染症，特に重篤なものに関して，それぞれOdds比3.69（95％ CI 1.24－10.97），Odds比5.54，（95％ CI，1.12－27.26）と，有為に上昇を認めた。
- 骨粗鬆症に関しては，Mindsに掲載されている骨粗鬆症の予防と治療GL作成委員会編のガイドライン（2006年）を参考にするとよい（図1）。このガイドラ

図1　ステロイド性骨粗鬆症の管理と治療のガイドライン

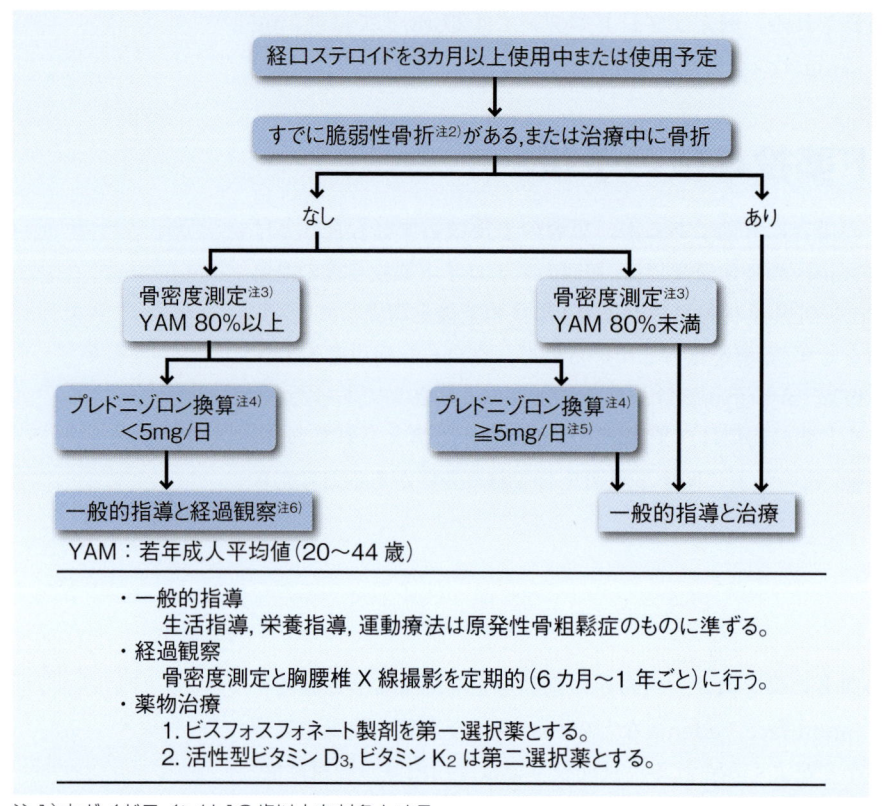

```
                経口ステロイドを3カ月以上使用中または使用予定
                                │
                すでに脆弱性骨折(注2)がある,または治療中に骨折
                        ┌───────┴───────┐
                       なし              あり
                ┌───────┴───────┐          │
           骨密度測定(注3)    骨密度測定(注3)      │
           YAM 80%以上       YAM 80%未満       │
                │                │             │
        プレドニゾロン換算(注4)  プレドニゾロン換算(注4)  │
           <5mg/日           ≧5mg/日(注5)       │
                │                │             │
        一般的指導と経過観察(注6)   一般的指導と治療
```

YAM：若年成人平均値（20〜44歳）

- 一般的指導
  　生活指導，栄養指導，運動療法は原発性骨粗鬆症のものに準ずる。
- 経過観察
  　骨密度測定と胸腰椎X線撮影を定期的（6カ月〜1年ごと）に行う。
- 薬物治療
  1. ビスフォスフォネート製剤を第一選択薬とする。
  2. 活性型ビタミン D_3，ビタミン K_2 は第二選択薬とする。

注1）本ガイドラインは18歳以上を対象とする。
注2）脆弱性骨折の定義は原発性骨粗鬆症と同一である。
注3）骨密度測定は原発性骨粗鬆症(2000年度改訂版)に準ずる。
注4）1日平均投与量。
注5）1日10mg以上の使用例では骨密度値が高くても骨折の危険性がある（骨折閾値％YAM90）
注6）高齢者では骨折の危険性が高くなる。
（Nawata H, et al: Guidelines on the management and treatment of glucocorticoid-induced osteoporosis of the Japanese Society for Bone and Mineral Research. J Bone Miner Metab 2005; 23: 105-9. より引用）

ンにもある通り，ステロイド薬投与期間が3カ月を超える場合には，骨密度測定を行うことが勧められる。
- 骨折の既往のある患者や，場合によっては，閉経後女性など特にリスクが高いと考えられる患者には，ビスフォスフォネートを第一選択薬として投与すべきである。このガイドラインの根拠となった研究[12]の対象患者の多くはリウマチ関連疾患であるが，炎症性腸疾患自体は治療以外にも，疾患自体や栄養障害などにより骨粗鬆症および骨折のハイリスク群であり，注意が必要である[13]。
- また，ビスフォスフォネートは骨から，数年に渡って放出されるため，理論的には胎児の骨への影響を否定できない。妊娠可能年齢の女性に対する投与に関しては，考慮すべき点と思われる。
- このガイドラインにあるとおり，ステロイド剤の投与は3カ月以内にとどめ，

依存例に対しては，積極的に免疫調節薬等の投与により，ステロイド薬からの離脱を図る必要がある。

◎ ◎ ◎

長期にステロイド薬を投与されていた患者では，特に手術などストレス下では，副腎不全も念頭においておきたい。起立性低血圧，嘔気，高カリウム血症，低ナトリウム血症が認められる場合にはACTH刺激試験を行う。

文献

1) Hyams JS: Corticosteroids in the treatment of gastrointestinal disease. Curr Opin Pediatr 2000; 12(5): 451-5.
2) Yang YX, Lichtenstein GR: Corticosteroids in Crohn's disease. Am J Gastroenterol 2002; 97(4): 803-23.
3) Marshall JK, Irvine EJ: Rectal corticosteroids versus alternative treatments in ulcerative colitis: a meta-analysis. Gut 1997; 40(6): 775-81.
4) Truelove SC, Jewell DP: Intensive intravenous regimen for severe attacks of ulcerative colitis. Lancet 1974 Jun 1; 1 (7866): 1067-70.
5) Järnerot G, Rolny P, Sandberg-Gertzén H: Intensive intravenous treatment of ulcerative colitis. Gastroenterology 1985 Nov; 89(5): 1005-13.
6) Meyers S, Sachar DB, Goldberg JD, Janowitz HD: Corticotropin versus hydrocortisone in the intravenous treatment of ulcerative colitis. A prospective, randomized, double-blind clinical trial. Gastroenterology 1983 Aug; 85(2): 351-7.
7) Elliott PR, Powell-Tuck J, Gillespie PE, et al: Prednisolone absorption in acute colitis. Gut 1980 Jan; 21(1): 49-51.
8) Greenberg GR, Feagan BG, Martin F, et al: Oral budesonide as maintenance treatment for Crohn's disease: a placebo-controlled, dose-ranging study. Canadian Inflammatory Bowel Disease Study Group. Gastroenterology 1996 Jan; 110(1): 45-51.
9) Faubion WA Jr, Loftus EV Jr, Harmsen WS, et al: The natural history of corticosteroid therapy for inflammatory bowel disease: a population-based study. Gastroenterology 2001 Aug; 121(2): 255-60.
10) Lichtenstein GR, Feagan BG, Cohen RD, et al: Serious infections and mortality in association with therapies for Crohn's disease: TREAT registry. Clin Gastroenterol Hepatol 2006 May; 4(5): 621-30.
11) Aberra FN, Lewis JD, Hass D, et al: Corticosteroids and immunomodulators: postoperative infectious complication risk in inflammatory bowel disease patients. Gastroenterology 2003; 125(2): 320-7.
12) Nawata H, Soen S, Takayanagi R, et al: Guidelines on the management and treatment of glucocorticoid-induced osteoporosis of the Japanese Society for Bone and Mineral Research. J Bone Miner Metab 2005; 23: 105-9.
13) Ali T, Lam D, Bronze MS, Humphrey MB: Osteoporosis in inflammatory bowel disease. Am J Med 2009; 122(7): 599-604.

4. 炎症性腸疾患の内科的治療／各治療法

免疫調節薬（6MP/AZA）

本谷　聡，山下真幸，田中浩紀，今村哲理　札幌厚生病院IBDセンター

POINT

◆ 6MP/AZAはステロイド依存性潰瘍性大腸炎（UC）のステロイド離脱とその後の寛解維持に有効である。ステロイド抵抗性UCや早期再燃例でも，他の寛解導入治療とともに寛解維持を目的に導入される。

◆ 短期的な寛解導入効果は乏しいが，緩徐な効果発現でも病勢がコントロールできる場合はUC/CDともに寛解導入に用いてもよい。

◆ クローン病（CD）に対しIFX計画的維持投与を行う場合は，6MP/AZAの併用により，寛解維持率・粘膜治癒率が向上しIFXの二次無効も軽減する。

◆ 日本人の標準用量はAZA 50mg，6MP 30mgであるが，投与初期の骨髄抑制には特に留意を要する。

6MP/AZAの基礎知識

薬物動態

- アザチオプリン（azathiopurine；AZA）は消化管から速やかに吸収され，6メルカプトプリン（6-mercaptopurine；6MP）となる。
- 6MPは，不活化酵素であるチオプリンメチルトランスフェラーゼ（thiopurine methyltransferase；TPMT）により，活性代謝産物［6チオグアニンヌクレオチド（6-thioguanine nucleotides；6TGN）］濃度が規定される。

TPMT活性と6TGN

- 6TGN濃度は治療効果モニターに有用である可能性がある[1]（200～400 pmol/8×10^8 RBCが安全な治療域だが，450 pmol/8×10^8 RBCを超えると骨髄毒性のリスクが高くなる[2]と考えられているが否定的意見[3]もある）。
- 日本人では，およそ15％が6MP/AZA不耐である。日本人ではTPMT遺伝子多型はむしろ少なく，酵素産生能の低下が6MP/AZA不耐の原因と考えられる[4]。

6MP/AZAの副作用と安全に使用するためのポイント

骨髄抑制
- TPMT活性がきわめて低い場合に，重篤な骨髄抑制や全脱毛が発生しうる。
- 重篤な骨髄抑制は6MP/AZA服用後早期（平均13日後，8週まで）に発生する[5]。
- したがって投与後1カ月までは1〜2週ごと，3カ月までは4週ごと，以後も少なくとも3カ月に1回の血液モニタリングが望ましい[6]。
- 長期経過後に出現する晩期骨髄抑制も出現する。MCV (mean corpuscular volume) の上昇は，6MP/AZAの効果を反映するが，その後は大球性貧血の増悪にも留意する。

消化器症状
- 6MP/AZA投与後早期には上腹部痛・嘔気の出現をしばしば認める。低用量（AZA 25 mg）投与により症状が緩和し，継続投与が可能になる場合が多い。
- 膵炎の合併にも留意する。アミラーゼが上昇しない場合があり注意を要する。

6MP/AZAの妊娠への影響と投薬の是非
- かつては流産，奇形のリスクが危惧されていたが，最近の報告では妊娠期間中の6MP/AZAの使用は異常妊娠のリスクを増加させない[7]と結論されている（異常妊娠発生は，薬剤の影響ではなく，UC/CDともに活動期での妊娠で高くなる[8]）。
- ただし，6MP/AZA服薬による低体重児出生のリスクは否定できない[7]。
- 病勢コントロールによる安全な妊娠継続を目的に，妊娠中でも6MP/AZAを継続する場合が多くなっている[9]。
- 6MP/AZA服用中の母親から授乳された児の，重篤な感染症のリスクは増加しない[10]。
- 十分なインフォームドコンセントに基づき，6MP/AZA服薬の是非が決定されるべきである。

炎症性腸疾患に対する6MP/AZAの有効性と位置付け

寛解導入の考え方と6MP/AZAの適応
- 6MP/AZAは効果の発現に1〜3カ月要し，緩徐に奏功するため，短期的な寛解導入効果は期待できない[11]（サイドメモ①）。
- よって，急性期症状を速やかに改善させる必要がある場合には，他の寛解導入治療と並行して6MP/AZA投与が検討される。
- 症状が穏便で治療効果に時間を要してもよい場合には，寛解「導入」目的に使用してもよい（適応を見極めれば，時間を要するものの寛解導入可能である）。
- 中等症程度までのステロイド依存例［プレドニゾロン（PSL：predonisolone）の減量・離脱が困難な場合］が，6MP/AZAのよい適応であり，PSLの完全離

脱も目標の1つとして治療する。
- 日本人の標準投与量はAZA 50 mg，6MP 30 mg，1日1回投与であるが[3]，投与後2週間程度はAZA 25 mgから開始し，副作用の発現に留意しながら至適用量に増量するのも1つの工夫である（1日1回投与のほうが，分割投与よりも6TGNが治療域に到達しやすい）。

寛解維持成績と6MP/AZAの適応

- 6MP/AZAは，UC/CDともに再発予防すなわち寛解維持に特に有用であり，諸家報告45例のレビューによるCDの寛解維持率は71%（56〜95%，6〜24カ月），UCの寛解維持率は60%（41.7〜82.4%，12カ月）[12]と優れた成績を示している。
- さらに6MP/AZAはステロイド減量効果も明らかにされ，再燃による入院率や手術率も低下させる[13]。CDでは粘膜治癒率も向上する[14]。
- 寛解維持のために6MP/AZAを投与すべき適切な期間はいまだ不明であるが，少なくとも6MP/AZA投与後18カ月までは中止による再燃リスクが高まることが証明されている[15]。
- 2年程度の6MP/AZA投与後に中止を検討することがかつて提唱されていたが，中止後の再燃率の高さ（6MP/AZA中止後1年で50%，5年では75%との報告がある）も広く認識されつつある。
- したがって，6MP/AZAは長期間継続投与すべきであるとする考えが，世界のIBD専門医に多くなっている[16]。
- 6MP/AZAによる寛解維持は，ステロイド依存例がよい適応である。ステロイドによる寛解導入後も数回再燃を繰り返す場合には6MP/AZAを投与すべ

サイドメモ①

ごく最近，多数のプラセボを対照にしたランダム化試験から6MP/AZAの有効性を検証したメタ解析結果が報告された[11]。

活動性CDの寛解導入の非寛解に対するRR（相対危険率）は0.87（95% CI：0.71－1.06），活動性UCでは0.85（95% CI：0.71－1.01）であり，6MP/AZAの寛解導入効果は統計学的に認められなかったと結論された。この結果は，6MP/AZAがstep-up治療戦略の一端に位置づけられることすらエビデンスに基づかないと，厳しい指摘が記載されている。

一方で，寛解維持効果は，CD再燃に対するRRが0.39（95% CI：0.21－0.70），UCで0.60（95% CI：0.37－0.95）であることから，6MP/AZA継続投与がステロイド減量・離脱，かつ再燃予防に寄与する可能性には一定の評価がなされている。

したがってこの結果は，6MP/AZAはIBDの急性期治療には適切ではないものの，時間を要しつつもステロイドを離脱し，慢性的な症状改善を目的とする「長期的な寛解導入」を否定するもではないことに留意を要しよう。

きである．ステロイドによる重篤な副作用が懸念される場合は，初回再燃時から6MP/AZAを導入する．
- ステロイド抵抗例や5-ASA製剤アレルギー・不耐例では，再燃率が高いため寛解導入治療と並行して6MP/AZAによる寛解維持治療を開始してもよい．
- 一般に，寛解導入後早期に再燃をきたす場合には，再寛解導入時に速やかに6MP/AZA投与を開始すべきである（ECCOのガイドライン[17]には3カ月以内の再燃例が6MP/AZAのよい適応と記載されている）．
- 6MP/AZAはメタ解析により，CD手術後の臨床的，内視鏡的な再発を予防し，術後の寛解維持にも有用であることが明らかになった[18]．

6MP/AZAとインフリキシマブ（infliximab；IFX）併用効果によるクローン病の新しい治療目標

寛解維持率の向上

- CDでは，IFXの0, 2, 6週投与による寛解導入と引き続く8週間隔での計画的寛解維持投与の際に，IFX投与開始時からのAZA併用によりステロイド離脱も含めた寛解維持率と粘膜治癒率が有意に向上する[19]（サイドメモ②）．
- IFXで寛解導入後，AZA投与のみ継続した場合の26週後の寛解維持率は30.0％，IFX単独での維持治療で44.4％であるのに対し，AZAを併用したIFX計画的維持治療では56.8％に向上する[19]（図1）（AZA併用・非併用群で$p = 0.02$，AZA単独治療とでは$p < 0.001$）．

サイドメモ②

　IFXはヒトにとって異物となる抗原性を有したキメラ型抗体であることから，6MP/AZA併用によりIFXに対する抗体（antibody to infliximab；ATI）産生を制御し，高いIFXのトラフ値を維持することが長期的なCDの寛解維持にきわめて重要である．

　しかし，IFXと6MP/AZA併用は特に若年男性で肝脾T細胞リンパ腫（hepato-splenic T cell lymphoma；HSTL）の発症リスクを高め，さらにIFXの臨床効果は6MP/AZA併用を問わず同等であるとする報告[22, 23]から，6MP/AZA併用の是非が数年来，議論されてきた．筆者らは，粘膜治癒やIFXの免疫原性に原因する副作用抑制の観点から，長期的なQOL向上と寛解維持には，6MP/AZA併用によるIFX計画的維持投与が重要であると考えてきた．

　最も新しい大規模臨床試験であるSONIC試験の結果[19]では，生物学的製剤や免疫調節剤での治療歴のない患者群ではAZAを併用したIFX計画的維持投与が，最大限の治療効果を引き出すことが証明されたが，治療効果とリスクの正確なインフォームドコンセントにより治療方針を決定することが肝要である．

図1 26週,50週での臨床的寛解維持率

CDAI＜150およびステロイドフリーを寛解としている。
SONIC試験では,AZA単独およびIFX単独による維持よりもAZAを併用したIFX維持投与の高い寛解維持効果が示された。

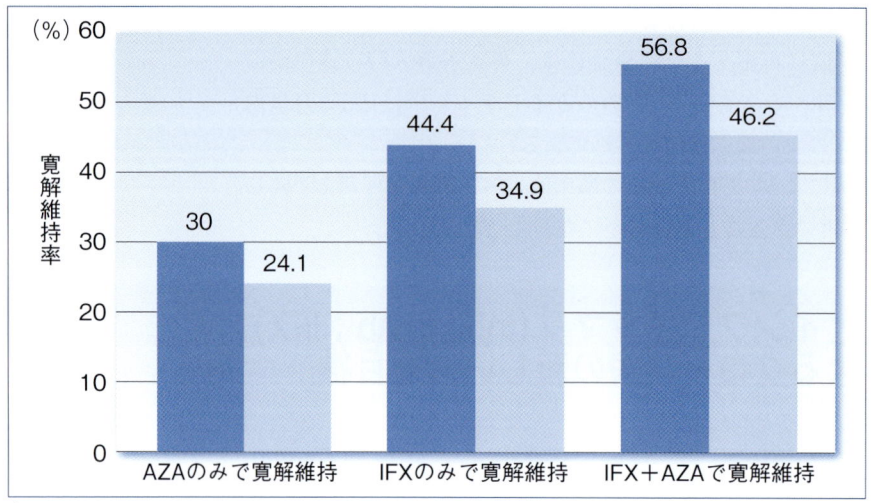

(Colombel WJ, et al: Infliximab, Azathioprine, or combination therapy for Crohn's disease. N Engl Med 2010; 362: 1383-95. より引用)

- また,26週後の粘膜治癒率は,AZA単独で16.5％,IFX単独で30.1％,IFX＋AZAで43.9％である。
- 6MP/AZAの併用により,CRPも含めた病勢はより抑制され,再燃リスクも軽減する[20]。
- 6MP/AZAの併用が,完全ヒト型抗体であるアダリムマブ（adalimumab；ADA）の寛解維持率を向上するかは明らかでなく,わが国で多施設共同研究が進行中である。

IFX二次無効の予防

- 6MP/AZAの併用により,IFX二次無効率が低下する。その結果,IFXの倍量投与や,IFXからADAへの治療変更率も軽減する[20]。
- これらの結果から6MP/AZAの併用IFX計画的維持投与は,より長期間のQOL向上に寄与すると考えられる（図2）。

HSTLのリスクと6MP/AZAの離脱

- IBD患者でのHSTL報告例は36例（男性29例,女性2例,不明5例）であり,20例が6MP/AZAとIFX/ADA併用治療で,16例は6MP/AZAのみの治療で発生しているが,IFX/ADA単独治療では発生していない[21]。
- HSTL発生時の年齢は22.5歳（中央値）であり,若年男性でのリスクが高い。
- 6MP/AZA併用を約2年3カ月（811日）継続しCRPが正常である場合は,6MP/AZAを離脱しIFX単独治療のみを継続し,寛解維持可能とする報告がある。HSTLのリスク管理を展望した治療戦略として興味深い。

図2　非二次無効でのインフリキシマブ計画的維持投与による寛解維持率

CDAI＜150のみならず，CRPも正常値が維持され，さらに8週間隔でのIFX維持投与が継続された非二次無効例を，ここでの寛解とした。AZA/6MP併用により長期的にインフリキシマブ計画的維持投与での二次無効率が減少し，寛解維持率が向上している。

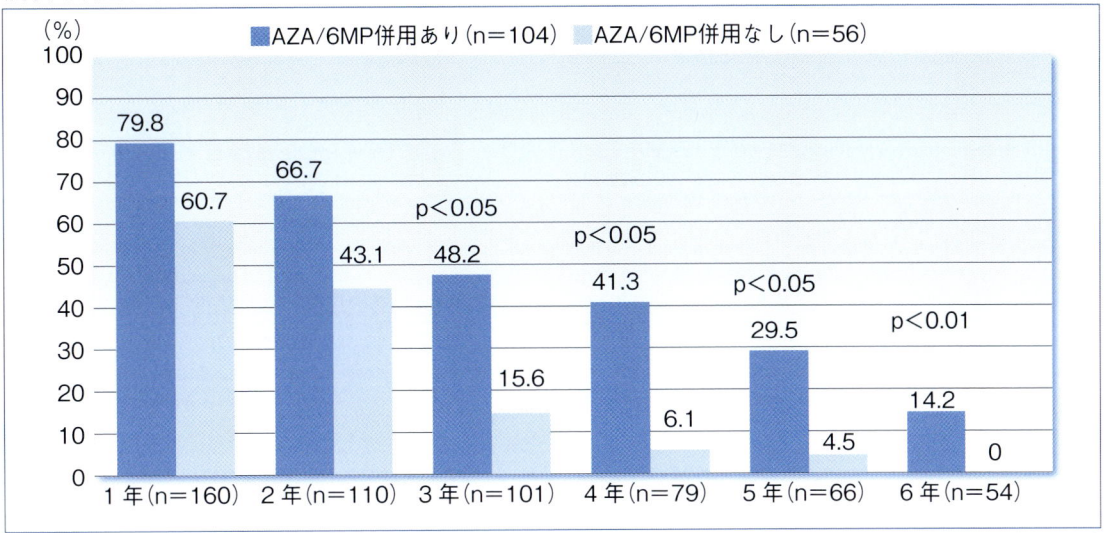

	1年(n=160)	2年(n=110)	3年(n=101)	4年(n=79)	5年(n=66)	6年(n=54)
AZA/6MP併用あり(n=104)	79.8	66.7	48.2	41.3	29.5	14.2
AZA/6MP併用なし(n=56)	60.7	43.1	15.6	6.1	4.5	0
p値			$p<0.05$	$p<0.05$	$p<0.05$	$p<0.01$

（本谷　聡：第96回日本消化器病学会総会，2010）

◎ ◎ ◎

- 6MP/AZAの適応と効果，さらにIFXの臨床効果を最大化するAZAの意義について述べた。
- 正確な情報と患者との信頼関係に基づくインフォームドコンセントにより，副作用のリスクから臨床医がいたずらに逃避することなく治療方針を決定することが，6MP/AZAの投与に際し，最も重要であると考える。

文　献

1) Murakami Y, Matsui T, Hirai F, et al: Efficacy of azathioprine in mild or moderate relapse in Crohn's disease: clinical and endoscopic evaluation. Dig Endosc 2010; 22: 25-32.
2) Osterman MT, Kundu R, Lichitenstein GR, et al: Association of 6-thioguanine nucleotide level and inflammatory bowel disease activity: a meta-analysis. Gastroenterology 2006; 130: 1047-53.
3) Komiyama T, Yajima T, Kubota R, et al: Lower doses of 6-mercaptopurine/azathioprine bring enough clinical efficacy and therapeutic concentration of erythrocyte 6-mercaptopurine metabolite in Japanese IBD patients J of crohn's acd colitis 2008; 2: 315-21.
4) Takatsu N, Matsui T, Murakami Y, et al: Advers reaction to azathioprine cannot be predicted by thiopurine S-methyl transferase genotype in Japanese patients with inflammatory bowel disease. J Gastroenterol Hepatol 2009; 24: 1258-64.
5) Lewis JD, Abramson O, Pascua M, et al: Timing of myelosuppression during thiopurine therapy for inflammatory bowel disease: implications for monitoring recommendations. Clin Gastroenterol Hepatol 2009; 7: 1195-201.
6) Chebli JM, Gaburri PD, DeSouza AF, et al: Long-term results with azathioprine therapy in patients with corticosteroid-dependent Crohn's disease: open-label prospective study. J Gastroenterol hepatol 2007; 22: 268-74.
7) Coelho J, Beaugerie L, Colombel JF, et al: Pregnancy outcome in patients with inflammatory bowel disease treated with thiopurines: cohort from the CESAME Study. Gut 2011; 60: 198-203.
8) Mountifield RE, Prosser R, Bampton P, et al: Pregnancy and IBD treatment: this challenging interplay from a patients' perspective. J Crohns Colitis 2010; 4: 176-82.
9) Peyrin BL, Oussalah A, Robin X, et al: The use of azathioprine in Crohn's disease during pregnancy and the post-operative setting: a worldwide survey of experts. Aliment Pharmacol Ther 2011; 33: 707-13.
10) Angelberger S, Reinisch W, Messerschmidt A, et al: Long-term follow-up of babies exposed to azathioprine in utero and via breastfeeding. J Crohns Colitis 2011; 5: 95-100.
11) Khan KJ, Dubinsky MC, Ford AC, et al: Efficacy of immunosuppressive therapy for inflammatory bowel disease: a systematic review and meta-analysis. Am J Gastroenterol 2011; 106: 630-42.
12) Peyrin BL, Lémann M: Review article: remission rates achievable by current therapies for inflammatory bowel disease. Aliment Pharmacol Ther 2011; 33: 870-9.
13) Gisbert JP, Niño P, Cara C, et al: Comparative effectiveness of azathioprine in Crohn's disease and ulcerative colitis: prospective, long-term, follow-up study of 394 patients. Aliment Pharmacol Ther 2008; 28: 228-38.
14) D'Haens G, Geboes K, Ponette E, et al: Healing of severe recurrent ileitis with azathiprine therapy in patients with Crohn's disease. Gastroenterol 1997; 112: 1475-81.
15) French H, Mark DA, Srinivasan R, et al: Relapse Rate Following Azathioprine Withdrawal in Maintaining Remission for Crohn's Disease: A Meta-Analysis. Dig Dis Sci 8 Apr (on line publication), 2011.
16) Robin X, Oussalah A, Chevaux JB, et al: Use of thiopurine testing in the management of inflammatory bowel disease in clinical practice; A worldwide survey of experts. Inflamm Bowel Dis 23 Feb (on line publication), 2011.
17) Dignass A, Assche GV, Lidsay JO, et al: The second Europian evidence-based consensus on the diagnosis and management of Crohn's disease: Current management. J Crohn's and Colitis 2010; 4: 28-62.
18) Peylin-Biroulet L, Deltenre P, et al: Azathioprine and 6-mercaptopurine for the prevention of post-operative reccurencein Crohn's disease: A meta-analysis: Am J Gastroenterol 2009; 104: 2089-96.
19) Colombel WJ, Sandborn WJ, Rnisch W, et al: Infliximab, Azathioprine, or combination therapy for Crohn's disease. N Engl Med 2010; 362: 1383-95.
20) Sokol H, Seksik P, Carrat F, et al: Usefulness of co-treatment with immunomodulators in patients with inflammatory bowel disease treated with scheduled infliximab maintenance therapy. Gut 2010; 59: 1363-8.
21) Kotlyar DS, Osterman MT, Diamond RH, et al: A systematic review of factors that contribute to Hepatosplenic T-cell lymphoma in patients with inflammatory disease. Clinical gastroenterol and hepatol (on line publication), 2010.
22) Lichtenstein GR, Diamond RH, Wagner CL, et al: Clinical trial: benefits and risks of immunomodulators and maintenance infliximab for IBD-subgroup analyses across four randomized trials. Aliment Pharmacol Ther 2009; 30: 210-26.
23) Schnitzler F, Fidder H, Ferrante M, et al: Long-term outcome of treatment with infliximab in 614 patients with Crohn's disease: results from a single-centre cohort. Gut 2009; 58: 492-500.

4. 炎症性腸疾患の内科的治療／各治療法

シクロスポリン・タクロリムス

仲瀬裕志　京都大学医学部附属病院内視鏡部
松浦　稔，千葉　勉　京都大学大学院医学研究科消化器内科学

POINT

- ◆シクロスポリン・タクロリムスは細胞内に存在するCyclophilin A，FKBP-12と各々結合複合体を形成し，Calcineurin(CN)に結合することで，転写因子であるnuclear factor of activated T cells(NFAT)の核内移行を阻害し，種々のサイトカインの産生を抑制する。
- ◆いずれの薬剤もステロイド抵抗性，重症潰瘍性大腸炎治療に有効とされている。しかしながら，クローン病における治療効果は確立されてはいない。
- ◆上記の薬剤の治療効果が最大限に発揮され，副作用を予防するためには，血中濃度(trough値)を測定することが重要である。したがって，治療経過中は患者の適切なモニタリングがきわめて重要である。

シクロスポリン

シクロスポリン(CsA)は土壌中に存在する*Tolypocladium inflatum Gams*から抽出された。1970年代に発見されたこの強力な免疫抑制薬はまず移植領域で使用され，現在では多くの免疫疾患，IBD治療の領域に拡大している。**CsAは，厚生労働省の治療指針案に重症潰瘍性大腸炎の治療法の1つとして記載されているが，いまだに保険承認は得られていないのが現状である。**

機序

CsAは細胞内に存在するCyclophilin Aと結合複合体を形成し，Calcineurin(CN)に結合することで，転写因子であるnuclear factor of activated T cells(NFAT)の核内移行を阻害し種々のサイトカインの産生を抑制するとされている。

投与方法

対象となる患者は重症潰瘍性大腸炎患者の場合がほとんどである。一般的には，中心静脈栄養下に3〜4mg/kgのシクロスポリンを24時間持続投与する。CsA

による治療を行う場合，持続的有効血中濃度の維持や副作用発現予防のため，血中濃度の測定は必須である。静注療法の場合は有効血中濃度350～500ng/mL（施設によっては400～600ng/mL）と推奨されている。また，多くの場合は1週間程度で臨床症状の改善を認めるとされており，投与期間については原則2週間以内とされている。それ以上の投与は副作用の危険が高くなる。

副作用

CsAによる副作用は高血圧，てんかん発作，感覚異常，振戦，歯肉腫脹，多毛症，電解質異常，日和見感染，腎機能障害などが挙げられる。

潰瘍性大腸炎に対する治療効果

1980年代から1990年代初めにかけて，重症で，ステロイド静注療法に抵抗性の潰瘍性大腸炎患者に対してCsAが有効であることが報告された[1]。Lichtigerらは，1週間のステロイド静注に対して反応しなかった重症潰瘍性大腸炎に対して，CsA（4mg/kg/日）投与群とプラセボ投与群を行い，比較検討した。結果として，CsA治療群は平均7日以内に11人中9人の患者が改善し，プラセボ群では改善傾向が認められた患者は存在しなかった[2]。治療反応群はその後，経口CsA製剤に変更され，経過観察されている。その結果，9人中4人が6カ月後に大腸切除を受けたとの報告であった。このような点からも，一般的にはCsA静脈投与から経口投与に移行した場合，血中濃度の維持が困難である場合が多い。その理由としては，①胆汁分泌や食事の影響による影響。②腸管運動による吸収率の変動が考えられている。したがって，CsA寛解導入後は6MPやAZAを使用することが寛解維持治療として推奨されている。

CsAは実際臨床の現場においても，ステロイド不応例に投与することが多いと思われる。実際，重症例に対する単独投与の効果についてはどうなのであろうか？

D'Haensらは大量のステロイド剤とCsA単独投与による重症潰瘍性大腸炎に対する治療効果を比較した。CsAは単独投与でも，大量のステロイド剤の投与とほぼ同等の有効性を示すと報告されている[3]。また，日本においては，吉村らが重症潰瘍性大腸炎例に対し，ステロイドを使用せず，CsA単独投与による重症潰瘍性大腸炎に対する有用性を報告している[4]。重症潰瘍性大腸炎に対するCsA単独療法については，今後日本でもまとまった成績が期待される。

クローン病に対するCsAの治療効果

一方，炎症型クローン病に対するシクロスポリン静注療法の効果は潰瘍性大腸炎に比べると劣り，寛解導入および維持においても満足のいく治療成績は報告されてはいない[5,6]。一方，瘻孔を有するクローン病患者に対するシクロスポリンの治療効果は，Eganらの報告によると90％の瘻孔患者で閉鎖が確認されたとされている。しかしながら，シクロスポリンを中止による再燃率は82％と高く，シクロスポリン静注療法による瘻孔閉鎖後にはやはりAZA，6MPなどの長期投与を行う必要があると述べられている[7]。

タクロリムス

タクロリムスは放線菌 *Streptomyces tsukubaensis* の代謝産物として発見されたマクロライド骨格を有する免疫抑制薬である。

最初は肝移植後の拒絶反応抑制に用いられた。その後，関節リウマチ，重症筋無力症，ループス腎炎などの自己免疫疾患の治療薬として適応が拡大されていった。炎症性腸疾患にはシクロスポリンとほぼ同等の効果を示すと考えられている。わが国において2009年7月7日，難治性（ステロイド抵抗性，ステロイド依存性）の活動期潰瘍性大腸炎（中等症〜重症に限る）に対するタクロリムス使用が保険適用となった。

機序

シクロスポリン同様，細胞内に存在するFKBP12と結合複合体を形成し，NFATの核内移行を阻害する。T細胞からのIL-2やIFN-γの産生などの抑制を阻害することで効果を示す。

投与方法

日本においては難治性（ステロイド抵抗性，ステロイド依存性）の活動期潰瘍性大腸炎患者（中等症〜重症）に限るとなっている。**なお，タクロリムス製剤には，顆粒剤，カプセル剤，注射液があるが，今回，潰瘍性大腸炎に保険適用が認められたのは，カプセル剤のみである。**

添付文書では，通常，成人には初期には1回0.025mg/kgを1日2回に朝食後および夕食後に経口投与し（0.05mg/kg/日），2週間以降は目標血中トラフ濃度を5〜10ng/mLとし，投与量を調節すると記載されている。しかしながら，寛解導入を目的とした血中トラフ値は10〜15ng/mLが推奨され[9]，寛解導入のためには血中トラフ値を比較的早急に上げる必要があると考えられている。われわれの施設では経静脈的に投与する場合0.01〜0.02mg/kgのタクロリムスの24時間持続投与を行い，連日血中トラフ値の測定する。経口の場合は0.1〜0.2mg/kgからタクロリムスを開始し，開始後2〜3日後に血中トラフ値を測定することにより，適切な投与量を設定している。

タクロリムスによる治療を行う場合も，CsAと同様に持続的有効濃度の維持や副作用発現予防のため，血中トラフ濃度の測定は必須である。

用語解説

トラフ値（trough）定常状態最低血中濃度

薬物を反復投与したときの定常状態における最低血中薬物濃度。トラフ値は投与直前値である。薬効発現に一定以上の血中濃度の維持が必要な場合のよい指標となる。

寛解導入後は，5〜10ng/mLのトラフ値に下げることを考慮すべきである。経口タクロリムスは腸管からの吸収に関しては，胆汁や粘膜障害の影響を受けることがないため，経口CsAよりも血中トラフ値の安定性が高いともいわれている。

潰瘍性大腸炎に対する治療効果

Bousvarosは，血中トラフ濃度を10〜15ng/mL維持した場合のタクロリムス投与による小児重症潰瘍性大腸炎およびクローン病患者の寛解導入率は，69%（9/13）であると報告している[10]。Fellermanらは38人の難治性潰瘍性大腸炎患者，および分類不能腸炎患者に対する治療効果を報告した。彼らは，まずタクロリムスの経静脈持続投与（0.01〜0.02mg/kg）を行い，0.1〜0.2mg/kgの経口投与に置き換える治療法を行った[11]。その後，治療に反応した47%の患者に対し，AZAおよび6MPの投与を行っている。上記の治療を受けた患者の34%が大腸切除術を受けることに到ったが，その半数は2年間の大腸切除の回避が可能であった。

山本らは，難治性潰瘍性大腸炎患者に対して，タクロリムスを投与し，短期および長期の効果について報告した。投与開始後30日以内に寛解導入が可能となった患者は70.4%（27人中19人）であった。さらに，治療開始後の65カ月間の観察期間で，非大腸切除率は62.3%であった[12]。したがって，タクロリムスは難治性潰瘍性大腸炎に対する治療法として期待されている。

クローン病に対するタクロリムスの治療効果

タクロリムスのクローン病に対する治療効果（難治性痔瘻を含む）については，二重盲検比較検討試験による検討結果はわずか1報告のみである。しかしながら，その有効性に関する報告は多い[13〜15]。玉置らは既存治療抵抗性のクローン病患者14例に対するタクロリムスの寛解導入効果を報告している[16]。タクロリムス投与による3カ月以内の寛解導入率は64%であったと報告されている。これらの点からも，既存の治療に抵抗性のクローン病に対して試みるべき1つの治療法と考えられている。今後，難治性クローン病におけるタクロリムスを使用した二重盲検プラセボ対照試験が望まれる。

副作用

タクロリムス投与後，ほとんどの患者は，手の振戦やほてり感を訴える。しかしながら，この副作用のみで投与を中断する必要は全くない。頭痛については，軽いものから重篤（かなり強い）までさまざまであり，重篤な場合は血中濃度を下げても持続する場合があり注意を要する。

また高濃度では腎機能障害（クレアチニンの上昇，K上昇，BUNの上昇）などが報告されているが，血中濃度を下げることで，腎機能は比較的速やかに回復する。今後，外来でタクロリムスによる寛解維持療法が必要な症例に遭遇した場合，クレアチニン上昇（腎機能障害）は最も注意すべき副作用の1つであると考えられる。タクロリムスを使用する際にはシクロスポリンと同様に血中濃度の適切な調節が重要である。

合併症としての感染症には常に注意を払う必要がある。われわれの施設では，タクロリムス開始時に，ステロイドが15mg以上併用されている患者には，バクトラミンの予防投与を2錠，分2（週に2回）行っている。

◎ ◎ ◎

以上，シクロスポリン，タクロリムスの使用法，現在までの治療効果について述べてきた。いずれの治療も難治性炎症性腸疾患にとって，有用であることは間違いがない。しかしながら，ステロイド剤と併用する場合が多く，使用開始後は種々の感染症および副作用に注意を払うべきである。これらの薬剤をうまく使用することにより，難治性潰瘍性大腸炎患者のステロイドの減量と寛解導入が可能となり，患者QOL向上につながるものと考えられる。

文献

1) Gupta S, Keshavarzian A, Hodgson HJ, et al: Cyclosporin in ulcerative colitis. Lancet 1984; 2: 1277-8.
2) Lichtiger S, Present DH, Kornbluth A, et al: Cyclosporin in severe ulcerative colitis refractory to steroid therapy. N Engl J Med 1994; 330: 1841-5.
3) D'Haens G, Lemmens L, Geboes K, et al: Intraveous cyclosporine versus intravenous corticosteroids as single therapy for severe attacks of ulcerative colitis. Gastroenterology 2001; 120: 1323-9.
4) 吉村直樹，鈴木康夫，高添正和：ステロイド依存性・抵抗性炎症性腸疾患におけるAZA/6MPと他の治療法との比較（1）シクロスポリン．臨床消化器内科2007; 22: 1605-11.
5) Allan BF, Tillman JE, Thomson TJ, et al: Effective intravenous cyclosporin therapy in a patients with severe Crohn's disease on parenteral nutrition. Gut 1987; 28: 1166-9.
6) Lobo AJ, Juby LD, Rothwell J, et al: Long-term treatment of Crohn's diseae with cyclosporine: the effect of a very low dose on maintenance of remission. J Clin Gastroenterol 1991; 13: 42-5.
7) Egan LJ, Sandborn WJ, Tremaine WJ, et al: Clinical outcome of following treatment of refractory inflammatory and fistulizing Crohn's disease with intravenous cyclosporine. Am J Gastroenterol 1998; 93: 442-8.
8) Muller EA, Kovarik JM, van Bree JB, et al: Improved dose linearity of cyclosprine pharmacokinetics from a microcmulsion formulation. Pharm Res 1994; 11: 301-4.
9) Ogata H, Matsui T, Nakamura M, et al: A randomized dose finding study of oral tacrolimus (FK506) therapy in refractory ulcerative colitis. Gut 2006; 55: 1255-62.
10) Bouvaros A, Kirschner BS, Werlin SL, et al: Oral tracrolimus treatment of severe colitis in children. J. Pediatr 2000; 137: 794-9.
11) Fellermann K, Tanko Z, Herrlinger KR, et al: Response of refractory colitis to intravenous or oral tacrolimus (FK506). Inflamm Bowel Dis 2002; 8: 317-24.
12) Yamamoto S, Nakase H, Mikami S, et al: Long-term effect of tacrolimus therapy in patients with refractory ulcerative colitis. Aliment Pharmacol Ther 2008; 28: 589-97.
13) Baumgart DC, Pintoffl JP, Sturm A, et al: Tacrolimus is safe and effective in patients with severe steroid-refractory or steroid-dependent inflammatory bowel disease-a long-term follow-up. Am J Gastroenterol 2006; 101: 1048-56.
14) Sandborn WJ, Present DH, Isaacs KL, et al: Tacrolimus for the treatment of fistulas in patients with Crohn's disease: a randomized, placebo-controlled trial. Gastroenterology 2003; 125: 380-8.
15) Benson A, Barrett T, Sparberg M, Buchman AL: Efficacy and safety of tacrolimus in refractory ulcerative colitis and Crohn's disease: a single-center experience. Inflamm Bowel Dis 2008; 14: 7-12.
16) Tamaki H, Nakase H, Matsuura M, et al. The effect of tacrolimus (FK-506) on Japanese patients with refractory Crohn's disease. J Gastroenterol 2008; 43: 774-9.

4. 炎症性腸疾患の内科的治療／各治療法

血球成分除去療法

福永　健，松本譽之　兵庫医科大学内科学下部消化管科

POINT

◆血球成分除去療法（CAP）は，本来相反する有効性と安全性を高いレベルで両立したわが国独自の非薬物，非手術治療である。
◆現状ではCAPが治療標的とするIBDは潰瘍性大腸炎（UC）とクローン病（CD）である。
◆施行頻度や対象症例の適切な設定によって，CAPの抗炎症効果は安全性という得難い特性によって，薬物療法に積極的に介入し，その臨床効果をより増強できる可能性がある。

　従来の内科的治療に対して抵抗性難治性を示す炎症性腸疾患（inflammatory bowel disease以下，IBD）患者に対する非薬物・非手術治療である体外循環治療という新しい切り口から，血球成分除去療法（広義：Cytapheresis以下，CAP）がまずはステロイド抵抗性の難治性急性期潰瘍性大腸炎（ulcerative colitis以下，UC）に対する本邦独自の治療手技として，IBD臨床治療の場に登場してから早くも10年が経過した。その間に，2009年には同じIBDであるクローン病（Crohn's disease以下，CD）への適応追加や，2010年のUCに対する施行計画の改善など，CAP自体もよりその適応疾患と有効性の向上を図ってきた。しかしながら同時に，この10年はUCに対する免疫調節薬（azathioprine以下，AZA）の認可や，まずは2004年にCD，さらに2006年にはUCに対する生物学的製剤，レミケード®（インフリキシマブ：infliximab以下，IFX）の適応など難治性IBDに対する治療方針は多面的に大きな変化があった。したがって本項においては，現在の難治性IBDに対するCAPの現状と課題を他治療や病態に相関させて論述したい。

● IBDとアフェレシス

- 上述の如く，現在CAPが治療標的とするIBDはUCとCDである。両者はともに消化管における慢性・再燃性炎症を主態とする原因不明の難病であり，若年層に好発し，食事制限や反復入院により患者のquality of life（QOL）は著し

く障害される点で共通である。わが国においても近年飛躍的に患者数が増加し，約10万人のUC患者，約3万人のCD患者が現在厚生労働省難治性腸管障害研究班に登録されている（2009年データ）。

- IBDの原因は依然不明であり，根治療法は存在しない。したがって現在の治療目標は，早期寛解導入とその長期維持にある。
- UCが大腸粘膜を主に侵すのに対して，活動期CD患者は，持続性かつ反復性の消化管全層性炎症による特徴的な消化管狭窄や瘻孔・痔瘻を形成し，下痢・腹痛・体重減少・貧血などの自覚症状を呈するが，CDでは口腔から肛門にいたるあらゆる全消化管全層がその標的となる[1]ため，治療はより困難である。近年，IBDの病態理解は特に免疫学的観点から飛躍的に進歩しており，患者末梢免疫システムの異常が，その発症と進展に大きく関与していると理解されている。この考えに基づき，米国において免疫学的治療アプローチとしてIBDにおける炎症のprimary triggerであるTNFαの選択的阻害を狙った初の生物学的製剤，抗TNFα抗体製剤であるとIFXが開発・導入され[2]，わが国でも難治性IBD患者の寛解導入および維持治療として広く臨床使用されている。
- 一方，日本からは上述の如くCAPがまずは難治性UC患者への独自の治療アプローチとして開発[3]され，保険適用となった。

UCに対するCAP

現状

- UCに対するCAPは主に2種類が一般的である。つまり，免疫吸着ビーズを充填したカラムを用いた顆粒球単球吸着除去療法（granulocyte/monocytapheresis 以下，GMA）と，ポリエステル不織布を充填したカラムを用いたフィルター式白血球除去療法（leukocytapheresis以下，LCAP）がある。2011年4月現在，GMAが急性期UCおよびCDに，LCAPが急性期UC患者にそれぞれ保険適用となっている。
- UC治療において，両者の使い分けには明らかな指針となるevidenceはない。しかしながら，両者の相違点はそれぞれの治療器（カラム）の相違に由来することは明らかであろう。つまり，GMA専用カラム（Adacolumn®［アダカラム］，JIMRO株式会社，群馬）は補体活動性による免疫吸着により患者末梢血中の顆粒球・単球を半選択的に除去するのに対して，LCAP専用カラム（Cellsorba E™［セルソーバ］，旭化成クラレメディカル，東京）はリンパ球を含む白血球成分を網羅的に，さらにUCの病態への積極的関与が示唆される末梢血血小板を二次的に除去する[4]。
- 加えて，患者臨床背景すなわち，罹病期間・年齢・病型・炎症強度（血液生化学的所見）・臨床活動性（画像所見）を鑑み，体外循環治療であるCAPの特異性に留意する。つまり，CAPは施行時間（＝施行時間×施行速度）で規定されるため，長時間仰臥位の保持が不能な症例や，強度の脱水・低体重や炎症による血液粘調性の亢進した症例では最適な脱・返血がかなわず，十分量の処理がで

きない。さらに，回路・カラム内凝血を引き起こせば患者全身状態の悪化につながる。

- したがって，われわれはこのような高リスク症例にはGMAを第一選択とするように考えてきた[5]が，近年LCAPの臨床効果が従来の3,000mL/回ではなく半分の1,500mL/回（half-LCAP）でも十分な効果があるとの報告がなされ[6]，さらにわれわれは患者体重に合わせた30mL/kg/回の可変法（Body-weight oriented LCAP）を提唱している（Kamikozuru K, et al. 米国消化器病週間［DDW］2010，New Orleans LA, USA）。いずれにしてもLCAPはその施行時間を短縮できる可能性が示唆されており，同治療においては施行時間短縮は高リスク患者に対する施行の安全性を向上させると期待される。一方，GMAは現在，症例一様に1,800mL/回の施行を基本としているが，最近われわれはLCAPとは対照的にGMAの寛解導入効果が従来の1,800mL（体重60kgとして30mL/kg）/回群より40kg/mL（同2,400mL）/回群で有意に向上することを証明した[7]。

- 以上より，LCAPは毎回施行量の減少によって効果を担保することなく安全性の向上が期待でき，他方GMAは毎回施行量を増加することで，さらに有効性の向上が期待できる。さらに，全体の治療計画としてはCAPの施行頻度はその臨床効果に直接的相関が期待される。

- 以前より，急性期UC患者のうち，厚生労働省分類で劇症の症例に関しては週2回のいわゆる"intensive"CAPが保険認可されていたが，第1週に限定されていた。しかしながらわが国における多施設共同研究で，GMAの週2回法は従来の週1回法より有意に短期間かつ「深い」寛解に導入できることが証明された[8]。この結果を受けて，2010年に急性期UCに対するCAPの施行条件が改善され，総施行回数（通常10回，劇症は11回）はそのままに，施行頻度に対する制限が解除された。今後はこれらの新しい設定条件（図1）での施行が主流になると考えられ，CAPの臨床効果がさらに改善されると期待している。

今後の課題

- CAPは，本来相反する有効性と安全性を高いレベルで両立したわが国独自の非薬物，非手術治療である。特に，CAPの安全性は年々複雑化するUCの免疫調節（抑制）治療にあって，今後重要な役割を果たすことが期待される。
- まず，第一にステロイド抵抗性・難治性の素地を有するUC患者の，長期寛解維持治療としての可能性が期待される。われわれは，最近，偽カラム（シャムカラム）を用いた無作為割り付け二重盲検試験で，4週1回のGMAの有効性を評価した。結果，維持治療開始時の併用ステロイド量が20mg/日以下の症例で，明らかな寛解維持効果が証明された（Fukunaga K, et al. ヨーロッパ消化器病週間［UEGW］2010，Barcelona, Spain）。今後，施行条件を最適化した大規模試験が期待される。また，ステロイドや抗TNFα抗体製剤，および免疫抑制薬・調節薬の単独・併用投与が一般的になるにつれ，IBD患者の慢性免疫抑制状態に起因する潜在ウイルスの再活性化，特にサイトメガロウイルス（CMV）によ

図1　急性期UCに対するCAPの至適施行計画

われわれが予想し，提唱するCAPの至適施行計画を示す．Sakurabaらの報告[9]に従って，施行頻度は週2回を基本とする．また毎回施行量に関しては，われわれの報告に従い患者体重を指標として行うべきであると考える．つまり，LCAPでは30 mL/kg/回[7]，GMAでは40 mL/kg/回[8]を推奨したい[図では体重60 kgの場合を示している．体重に合わせて調整されたLCAP，GMAの毎回処理量はそれぞれ1,800 mL（現状3,000 mL）/回と2,400 mL（現状1,800 mL）/回となる]．

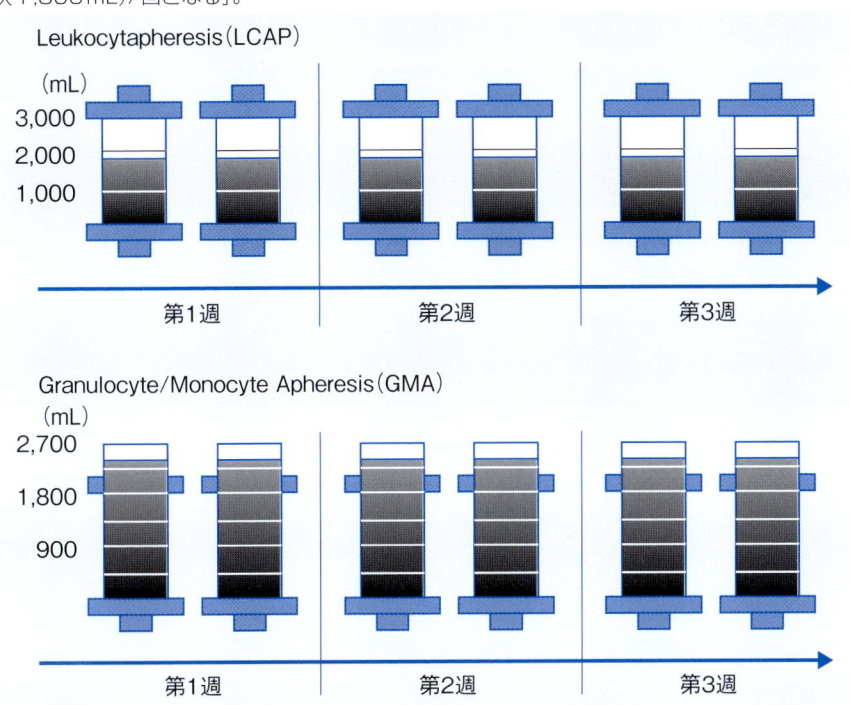

Leukocytapheresis（LCAP）

Granulocyte/Monocyte Apheresis（GMA）

る腸炎が難治性UCの原因の重要な原因として問題となっている．

- しかしながら，最近，YoshinoらがGMAは免疫調節治療でありながらCMVの再活性化を誘導しないとの報告[9]もあり，外科手術との境界にあるような重症例において，併用薬剤の減量と病態の改善を期待できる安全な治療として，今後CAPの積極的施行が推奨される可能性が期待される．

CDに対するCAP

現状

- CDに対するCAPとしては1979年，HoldstockらはPlasmapheresis（血漿分離法）によるCD患者の治療を報告[10]，1987年にはBicksらが遠心式血球成分分離（除去）装置を用いたリンパ球除去療法の有効性を報告している[11]．一方，わが国ではステロイドや成分栄養療法（elemental nutrition 以下，EN）に対して，難治性・抵抗性かつ大腸型の急性期CD患者を対象にGMAを用いた多施

設共同前向きオープン試験が施行され[12]，その結果を基に，2009年1月から「既存内科治療抵抗例で大腸に主病変を有する」CDに対してGMAのみが保険適用となっている。

- CDの寛解導入・維持治療において，近年で最大のimpactはIFXに代表される抗TNFα抗体製剤の登場であることに言を俟たない。それまで，わが国におけるCDの内科療法は栄養療法を基本として，ステロイド，スルファサラジン，5-アミノサリチル酸に加えてアザチオプリン（azathioprine；AZA）に代表される免疫調節薬の内服であった[13～17]。しかしながら，ステロイドや免疫調節薬の長期内服による副作用の問題や，栄養療法の継続に伴う終生的な食事制限のため，若年層に好発するこの難病患者のQOL障害は甚大である。さらに，消化管狭窄やそれに伴う腸閉塞，難治性内・外瘻などCDの長期合併症の発生の抑制および治療は，これらの従来治療では期待できず，結果CD患者は発症以降，個人差レベルの差異はあっても全例が腸管切除に向かって緩やかなdown hillの過程に入らざるをえないとされてきた。

- IFXは，初めて患者QOLを自然史レベルで改善できる薬剤であるとして世界中で広く用いられており，わが国でも欧米に習い，IFXを発病早期から積極的に用いるいわゆる"Top-down therapy"が行われるようになっている[18]。したがって，GMAの申請適応である「既存内科的治療不応例」のハードルは，IFXの登場以降さらに高いものとなった。

- とはいえ，病態学的に外科治療で標的臓器の摘除が可能であるUC以上に，より有効でQOL維持に優れたCD治療の選択肢が増えることは，依然，大いに期待されるところである。

今後の課題

- CD患者の末梢炎症カスケードを直接的に抑制する合成蛋白製剤による，本格的な抗サイトカイン療法の時代において，CAPがいかなる症例を適応とし，いかなる治療スケジュールを最適とするかは，依然，不透明である。

- 図2は当院におけるIFXの新規導入例の経過をまとめたものである[19]。89.7%（139/155）の症例でIFXが有効であったが，その後，寛解導入・維持へと反復投与を行うにつれて，22.4%（28/125）の症例で効果減弱が認められた。欧米では，このような「IFX効果減弱例」に対する治療選択肢として，IFXの増量（5→10mg/kg）や完全ヒト型抗TNFαモノクローナル抗体アダリムマブ（Adalimumab）[20, 21]や抗α4インテグリン抗体ナタリズマブ（Natalizumab）[21, 22]などが続々と開発され，臨床使用されているが，選択肢は依然限りがあるため，彼の地のIBD専門医にしてもいかにIFXにとどまるか腐心している。

- 副作用が少ない免疫調節治療であるCAP（現状ではGMA）の適応とは，「IFX抵抗例」つまり，①IFX投与困難例（投与時反応 infusion reaction，本人の意思など），②IFX効果減弱（loose of response；LOR）例が想定される。CD患者のQOL向上には良質な寛解（粘膜治癒）の早期導入とともに，長期維持が重要である。CAPの有効性と安全性を生かせば，患者の個別状況に応じた治療計

図2 兵庫医科大学消化器内科(IBDセンター内科)の2007～2008年度におけるIFXによる寛解導入・維持治療の経過

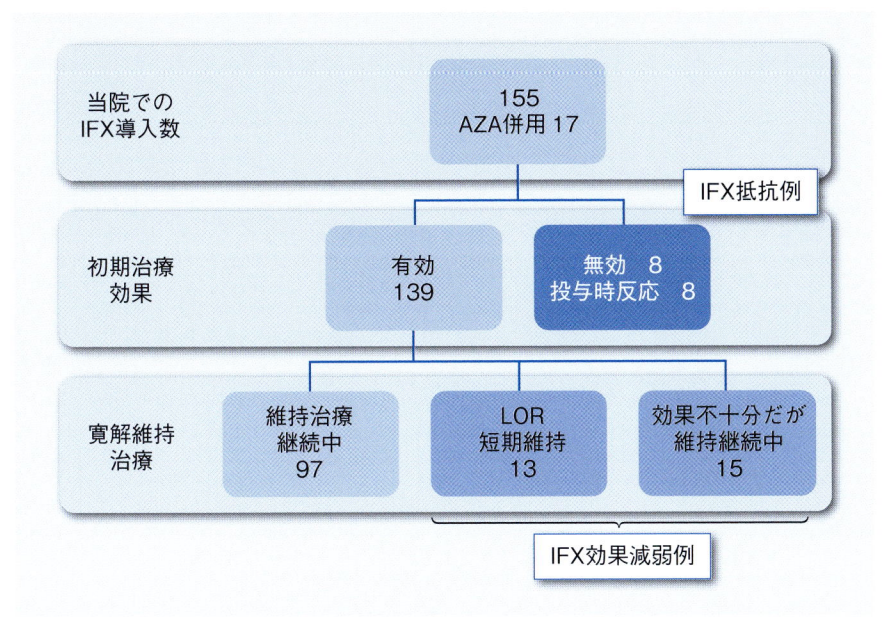

```
当院での
IFX導入数    ─  155
                 AZA併用 17
                    │
                    │                        ┌── IFX抵抗例
初期治療              ┌───────┴───────┐
効果          有効 139        無効     8
                                投与時反応 8
                    │
       ┌────────────┼────────────┐
寛解維持  維持治療      LOR        効果不十分だが
治療    継続中       短期維持     維持継続中
        97          13           15
                    └─────┬──────┘
                       IFX効果減弱例
```

(福永　健：クローン病に対するGMA：寛解維持療法の立場から. 日本アフェレシス学会雑誌 2011; 30: 16-20.より引用)

画の立案が可能であると期待される。IFX投与困難例に対してはCAP単独，IFX効果減弱例ではIFXとCAP併用[22]など，今後の症例蓄積と評価が期待される。

◎　◎　◎

- 活動期IBD患者に対するCAPに関して，これまでの経過と最新の話題，および今後の課題を紹介した。わが国においてもCDに引き続いてUCにもIFXが保険適用を得，広く臨床使用されるようになった現在，CAPをいかに位置付けるかはこれまでより複雑な状況にあると言わざるをえない。しかしながら，施行頻度や対象症例の適切な設定によってCAPの抗炎症効果はそれ自体での臨床効果はもちろん，その安全性という得難い特性によって生物学的製剤や免疫抑制薬といった強力である半面，用量依存的に副作用発生の可能性が高まると考えられる寛解導入治療の臨床効果を，より増強できる可能性がある。
- さらに，他の急性期IBD治療より優れた安全性を活かした小児や高齢者，高リスク患者における高いQOLを有した寛解導入／維持治療としてCAPは難治性IBD患者の治療戦略に独自の立場を築ける可能性があると期待している。
- CAPがわが国発の新しい治療として今後，広く世界に認知され，治療法に悩む多くの難治性IBD患者・家族そして医師の一助とならんことを切に期待して稿を終える。

文 献

1) Sands BE: Crohn's disease. In: Feldman M, Friedman LS, Sleisenger MH, ed. Gastroenterology and Liver disease: Pathophyology, diagnosis, and management, 7th ed. Philadelphia, Saunders, 2002, p2005-38.
2) Targan SR, Hanauer SR, Denvrter SJH, et al: A short-term study of chimeric monoclonal antibody cA2 to tumor necrosis factor a for Crohn's disease. N Engl J Med 1997; 337: 1029-35.
3) Sawada K, Ohnishi K, Fukui S, et al: Leukocytapheresis therapy, performed with leukocyte removal filter, for inflammatory bowel disease. J Gastroenterol 1995; 30: 322-9.
4) Fukunaga K, Fukuda Y, Yokoyama Y, et al: Activated platelet as a possible early marker to predict clinical efficacy of Leukocytapheresis in severe ulcerative colitis patients. J Gastroenterol 2006; 41: 524-32.
5) 福永 健: 臨床編III-7炎症性腸疾患. Clinical Engineering 別冊. アフェレシスマニュアル (第3版) 秀潤社, 東京, 2010, p363-70.
6) Shimada M, Iwase H, Tsuzuki T, et al: A pilot study of leukocytapheresis efficacy with 1.5 liter blood processing volume in patients with ulcerative colitis. Ther Apher Dial 2008; 12: 368-73.
7) Kikuyama R, Fukunaga K, Yokoyama Y, et al: The relevance of the processed blood volume per Granulocyte and monocyte apheresis session to its clinical efficacy in patients with ulcerative colitis. Ther Apher Dial 2011 (in press).
8) Sakuraba A, Motoya S, Watanabe K, et al: An open-label prospective randomized multicenter study shows very rapid remission of ulcerative colitis by intensive granulocyte and monocyte adsorptive apheresis as compared with routine weekly treatment. Am J Gastroenterol 2009; 104: 2990-5.
9) Yoshino T, Nakase H, Matsuura M, et al: Effect and Safety of Granulocyte-Monocyte Adsorption Apheresis for Patients with Ulcerative Colitis Positive for Cytomegalovirus in Comparison with Immunosuppressants. Digestion 2011; 84: 3-9.
10) Holdstock GE, Fisher JA, Hamblin TJ, Loehry C: Plasmapheresis in Crohn's disease. Digestion 1979; 19: 197-201.
11) Bicks RC, Groshart KW: The treatment of severe chronically active Crohn's disease by T8 (suppressor cell) apheresis (abstr). Gastroenterology 1985; 88: A1325.
12) Fukuda Y, Matsui T, Suzuki Y, et al: Adsorptive granulocyte and monocyte apheresis for refractory Crohn's disease: an open multicenter prospective study. J Gastroenterol 2004; 39: 1158-64.
13) Summers RW, Switz DM, Sessions JT Jr, et al, National cooperative Crohn's disease study: Results of drug treatment. Gastroenterology 1979; 77: 847-69.
14) Das KM, Dubin R: Clinical pharmacokinetics of sulphasalazine. Clin Pharmacokinet 1976; 1: 406-425.
15) Rasmussen SN, Binder V, Maier K, et al: Treatment of Crohn's disease with peroral 5-aminosalicylic acid. Gastroenterology 1983; 85: 1350-3.
16) Brooke BN, Cave DR, King DW: Place of azathioprine for Crohn's disease. Lancet 1976; 1: 1041-2.
17) Fischer JE, Foster GS, Abel RM, et al: Hyperalimentation as primary therapy for inflammatory bowel disease. Am J Surg 1973; 125: 165-75.
18) Lin MV, Blonski W, Lichtenstein GR: What is the optimal therapy for Crohn's disease: step-up or top-down? Expert Rev Gastroenterol Hepatol 2010; 4: 167-80.
19) 福永 健: クローン病に対するGMA: 寛解維持療法の立場から. 日本アフェレシス学会雑誌 2011; 30: 16-20.
20) Sandborn WJ, Hanauer S, Loftus EV Jr, et al: An open-label study of the human anti-TNF monoclonal antibody adalimumab in subjects with prior loss of response or intolerance to infliximab for Crohn's disease. Am J Gastroenterol 2004; 99: 1984-9.
21) Ghosh S, Goldin E, Gordon FH, et al: Natalizumab for active Crohn's disease. N Eng J Med 2003; 348: 24-32.
22) Fukunaga K, Yokoyama Y, Kamikozuru K, et al: Selective Depletion of Peripheral Granulocyte/Monocyte Enhances the Efficacy of Scheduled Maintenance Infliximab in Crohn's Disease. J Clin Apher 2010; 25: 226-8.

4. 炎症性腸疾患の内科的治療／各治療法

抗TNFα製剤
（インフリキシマブ/アダリムマブ）

伊藤裕章　医療法人錦秀会インフュージョンクリニック

POINT

◆抗TNFα製剤インフリキシマブを用いたクローン病治療により，症状の寛解のみならず内視鏡的寛解というさらに高次元の目標をも達成できるようになり，患者のQOLを改善し，社会復帰を可能とし，繰り返す入院・手術，その結果としてのストマや短腸症候群といったクローン病の自然史まで変えられる可能性がある。

◆クローン病治療には第二の抗TNFα製剤アダリムマブも承認された。インフリキシマブが8週ごと2時間かけての点滴静注，アダリムマブが2週ごとの皮下注射（自己注射も可能）と投与法が異なり，それぞれに長所・短所があり，どちらを選択するかは個々の患者とよく話し合って決める必要がある。

◆インフリキシマブ不耐例，効果減弱例の一部は，アダリムマブにより再び寛解を得られる可能性がある。しかしこのような症例には内科的治療の限界にあるものが含まれることに注意が必要で，時期を逸することなく画像診断の再評価等を行うことが肝要と思われる。

◆インフリキシマブは，中等症から重症潰瘍性大腸炎の寛解導入と維持にも用いることができるようになった。

抗TNFα製剤の作用機序，用法・用量

- IBDの病態には過剰産生された炎症性サイトカイン，とりわけtumor necrosis factor α（TNFα）が重要な役割を演じている。
- TNFαに対するモノクローナル抗体がIBDの分子標的治療薬として開発された。
- インフリキシマブ（レミケード®）はヒトIgG1定常領域およびTNFα特異的なマウス可変領域を有するキメラ型モノクローナル抗体である。日本では2002年5月にクローン病治療薬として発売され，2010年6月に潰瘍性大腸炎にも適用が追加承認された。0，2，6週に体重1kg当たり5mgを点滴静注したあと，8週ごとに同量を投与する。
- アダリムマブ（ヒュミラ®）はファージディスプレイ法を用いて作成したTNFαに対するヒトIgG1モノクローナル抗体で，日本では2010年10月にクローン病

の適用が承認された。0，2週に160mg，80mgを皮下投与したあと，2週ごとに40mgを維持投与し，また自己注射も可能である。

臨床的有用性に関するエビデンス

インフリキシマブ─クローン病

- 中等症から重症の治療抵抗性クローン病患者に，インフリキシマブ5，10，20mg/kgかプラセボを単回投与し，4週後の有効率は全実薬群65％に対しプラセボ17％（p＜0.001），寛解率は33％対4％（p＜0.001）であった[1]。
- 外瘻を有するクローン病患者に，インフリキシマブ5，10mg/kgかプラセボを0，2，6週に投与し，2，6，10，14，18週に観察した。少なくとも2回連続の観察日に50％以上の外瘻閉鎖が認められた割合は，実薬62％に対しプラセボ26％（p＝0.002），全外瘻閉鎖が認められた割合は，実薬46％に対しプラセボ13％（p＝0.001）であった[2]。
- クローン病に対するインフリキシマブ維持投与を評価するACCENT I試験が行われ，54週まで有効性を維持できたのがプラセボ17％，5mg/kg投与群43％，10mg/kg投与群53％であった[3]。また，ステロイドを中止後も寛解を維持できた患者はプラセボ10.7％に対し，5mg/kg，10mg/kg投与群で各々31％，36.8％であった。さらに内視鏡的寛解率は10週目の時点でプラセボ0％に対し全実薬群31％，54週時点では前者7％に対し後者50％であった[4]。
- インフリキシマブの外瘻閉鎖維持効果を評価するACCENT II試験が行われた。0，2，6週の3回インフリキシマブ5mg/kgを投与し，10週と14週の時点で外瘻が50％以上閉鎖した患者の割合は69％であった。この患者にさらにプラセボあるいは実薬を8週ごとに維持投与したところ，54週の時点で外瘻が100％閉鎖した患者はプラセボ19％に対し実薬36％であった[5]。
- 内視鏡的寛解率はインフリキシマブの維持投与がエピソディック投与に勝る（44％対18％）[6]。
- 維持投与は抗インフリキシマブ抗体（antibody to Infliximab；ATI）の出現率も低く，維持投与さえすれば免疫調節薬併用の有無でATIの出現率に差はない[7]。さらに，8週ごとの維持投与を受けた患者のうち，インフリキシマブのトラフ値が常に検出限界以上であった患者の1年以上の寛解率は82％であったのに対し，そうでなかった患者では6％であった[7]（図1）。このことはトラフ値を保つよう，必要なら増量するか間隔を縮めて投与すべきことを示唆しており，欧米では10mg/kgへの増量が行われ，日本でも承認される予定である。
- 回盲部切除を受け残存病変のないクローン病患者に対し，術後4週以内にインフリキシマブ5mg/kgかプラセボを投与開始し，0，2，6週の導入治療ののち8週ごとの維持療法を1年間行った結果，1年後の内視鏡的再発率は，プラセボ群84.6％に対し実薬群が9.1％（p＝0.0006）と低かった（図2）。組織学の再発率も，プラセボ群84.6％に対し実薬群が27.3％と有意に低かった（p＝0.01）。これに対し症状だけをみると，プラセボ群でもまだ53.8％の患者は寛解にあった[8]。

たとえ患者が異常を感じていなくても，術後1年もたてば再発が始まっていることを示唆しており，術後早期からのインフリキシマブ投与が必要と考えられる。

図1　インフリキシマブのトラフ値とクローン病寛解率

インフリキシマブの維持投与を行い，トラフ値が常に検出された患者では，高い寛解率が得られた。

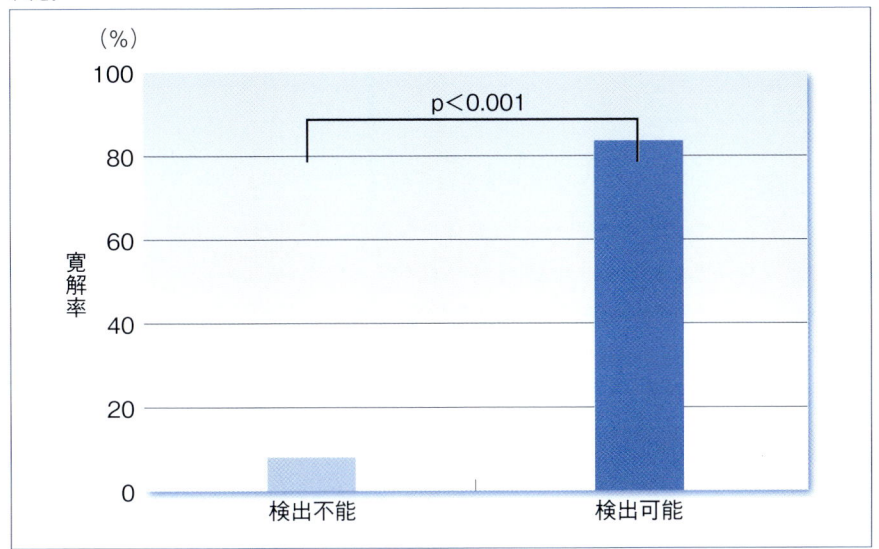

(Maser EA, et al: Association of trough serum infliximab to clinical outcome after scheduled maintenance treatment for Crohn's disease. Clin Gastroenterol Hepatol 2006; 4: 1248-54. より引用)

図2　インフリキシマブによる術後内視鏡的再発の予防

術後のインフリキシマブ治療は1年後の内視鏡的再発を減少させた。

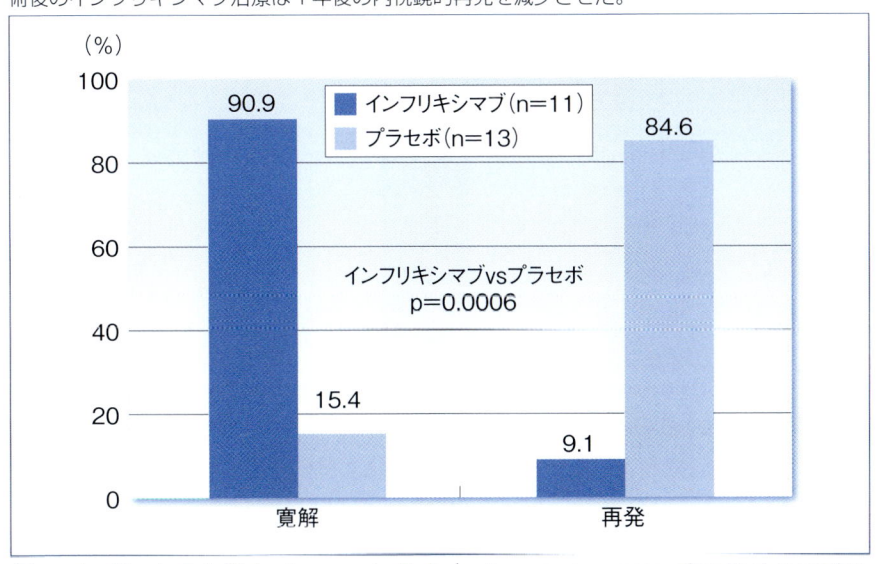

(Regueiro M, et al: Infliximab prevents Crohn's disease recurrence after ileal resection. Gastroenterology 2009; 136: 441-50. より引用)

- クローン病治療をまずステロイドから開始するstep-up治療に対し，インフリキシマブと免疫調節薬から開始するTop-down治療は，寛解導入かつステロイド離脱をより高率に達成し，より多くの患者で潰瘍が治癒し，ひいては再発率・手術率を減少させる可能性がある[9]。
- インフリキシマブもアザチオプリンも未投与の中等症から重症クローン病患者を対象に，6カ月間インフリキシマブ単独，アザチオプリン単独，あるいは両者併用で治療するSONIC試験が行われた。その結果，6カ月後のステロイド離脱寛解率は，それぞれ44.4％，30.6％，56.8％で，インフリキシマブ単独・併用ともアザチオプリン単独より有意に高かったが，併用療法は最も高い効果を示した[10]（図3）。

アダリムマブ-クローン病

- 抗TNFα製剤投与歴のない中等症から重症クローン病患者を対象に，アダリムマブの寛解導入効果を検討するCLASSIC I 試験が行われた[11]。0/2週に40mg/20mg，80mg/40mg，160mg/80mgあるいはプラセボを皮下投与する4群にランダム化し，4週目の寛解率はそれぞれ18％（p = 0.36），24％（p = 0.06），36％（p = 0.001），12％であった。
- アダリムマブの56週間の寛解維持効果を検討するCHARM試験が行われた[12]。中等症から重症クローン病患者に対し0/2週に80mg/40mgの実薬を投与した結果，4週目に58％で有効性が得られた。さらに有効例を40mg隔週投与，

図3　SONIC試験26週時におけるステロイド離脱寛解
インフリキシマブ・アザチオプリン併用療法はインフリキシマブ単独療法にも勝る。

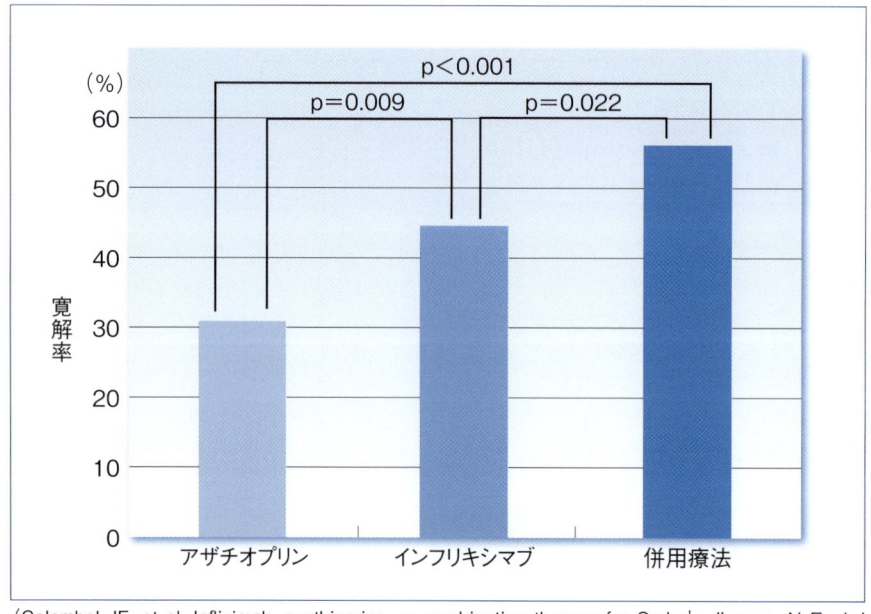

(Colombel JF, et al: Infliximab, azathioprine, or combination therapy for Crohn's disease. N Engl J Med 2010; 362: 1383-95. より引用)

40mg毎週投与とプラセボの3群にランダム化した。その結果，26週における寛解率はそれぞれ40％，47％，17％，56週における寛解率はそれぞれ36％，41％，12％で，実薬はプラセボに勝ったが，隔週投与と毎週投与に有意差はみられなかった(図4)。

- インフリキシマブ抵抗性，あるいは不耐性の中等症から重症クローン病患者を対象にアダリムマブの寛解導入をみたGAIN試験が行われた[13]。0/2週に160mg/80mgの実薬投与かプラセボの2群に患者をランダム化した。その結果第4週での寛解率は実薬21％，プラセボ7％（$p<0.001$）であった(図5)。
- 生物学的製剤の中でインフリキシマブが最も豊富なエビデンスを有するが，アダリムマブもクローン病に対して同様の効果を有するものと思われる[14]。
- 2つの抗TNFα製剤には点滴静注・皮下注射の違いや，それぞれの長所・短所があり，選択にあたっては個々の患者と十分に話し合う必要がある[14]。
- 1つの抗TNFα製剤で効果減弱がみられた場合，増量や他剤への変更で効果が回復する場合がある。しかしその場合も効果減弱の原因を十分に検討する必要がある[14]。
- 現時点ではまだ「いつ抗TNFα製剤を中止してもよいか」について十分なデータがない[14]。

インフリキシマブ－潰瘍性大腸炎

- 中等症から重症潰瘍性大腸炎患者を対象に，寛解導入と維持におけるインフリキシマブの有効性を調べるため，ACT 1, ACT 2試験が行われた。投与レジメンはクローン病と同じである[15]（図6）。
- ACT 1試験では，ステロイド，アザチオプリン/6メルカプトプリン（MP）の

図4 アダリムマブCHARM試験26週後および56週後の寛解率

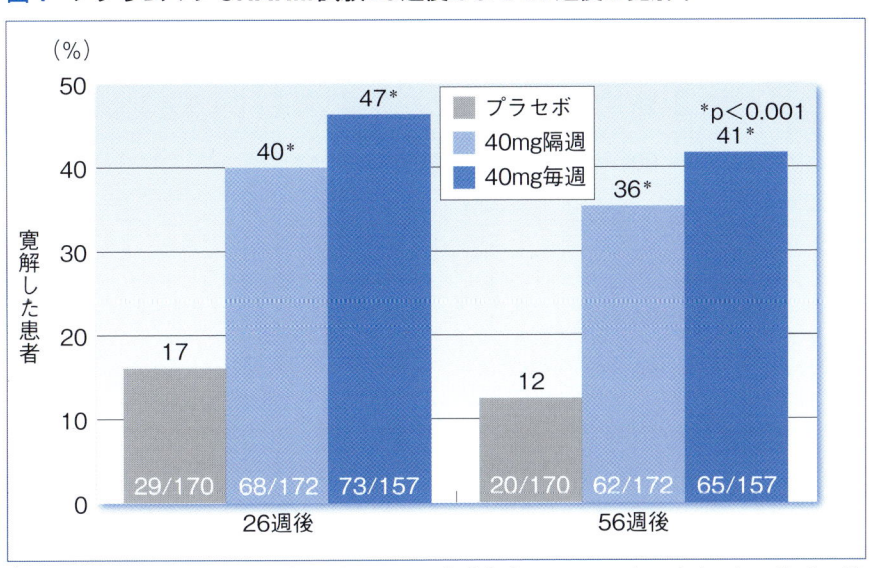

(Colombel J, et al: Adalimumab for maintenance of clinical response and remission in patients with Crohn's disease: the CHARM trial. Gastroenterology 2007; 132: 52-65.より引用)

少なくとも1剤に抵抗性の患者を対象に54週まで観察し，8週目の改善率はインフリキシマブ69％，プラセボ37％で，有意差を認めた[15]。
- ACT 2試験では，ACT 1の対象患者にメサラジン抵抗例を加え，30週まで観察し，8週目の改善率は実薬64％，プラセボ29％であり，有意差を認めた[15]。

図5　インフリキシマブ抵抗性・不耐性クローン病患者に対するアダリムマブの効果

4週後における寛解導入，有効性（CDAIで70以上の減少，100以上の減少）はすべて実薬がプラセボを優位に上回った。

$*p<0.001$，$†p<0.01$，いずれも対プラセボ

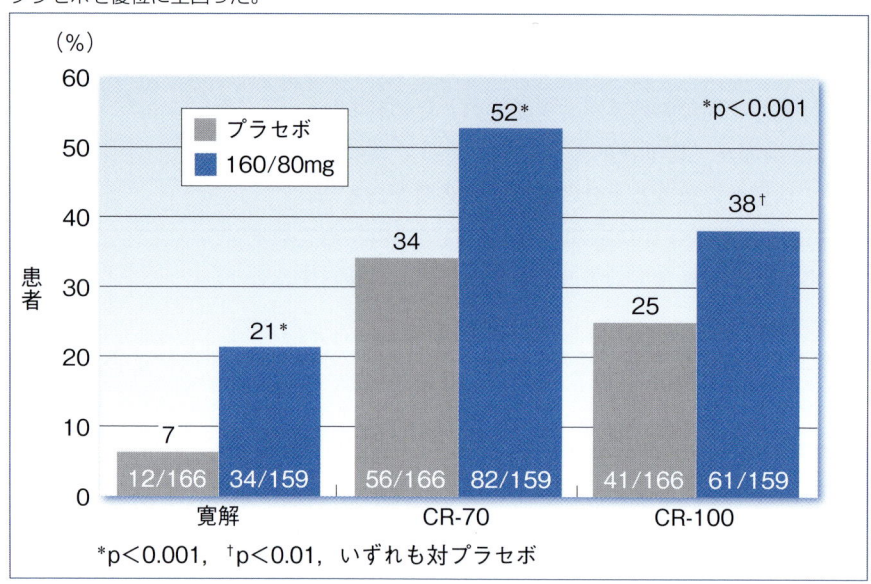

（Sandborn WJ, et al: Adalimumab induction therapy for Crohn disease previously treated with infliximab: a randomized trial. Ann Intern Med 2007; 146: 829-38. より引用）

図6　潰瘍性大腸炎に対するインフリキシマブの効果：ACT 1，2試験

8週における有効率はいずれの試験でも実薬がプラセボを優位に上回った。

$*p<0.001$，vs. プラセボ群

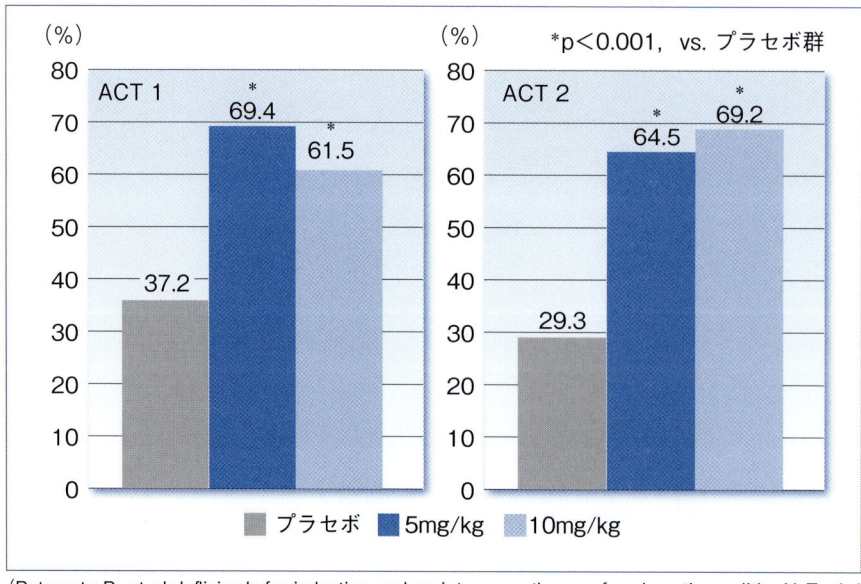

（Rutgeerts P, et al: Infliximab for induction and maintenance therapy for ulcerative colitis. N Engl J Med 2005; 353: 2462-76. より引用）

副作用

投与時反応・アレルギー反応

　投与時反応はインフリキシマブ投与中あるいは直後に発現する症状を指す。軽微な場合は動悸，息切れ，皮膚紅潮や頭痛程度だが，重篤な場合はアナフィラキシー様症状が現れることもある。発症した場合には投与を中断して抗ヒスタミン薬とアセトアミノフェンを投与する。症状が重篤な場合や投与時反応の既往のある場合にはヒドロコルチゾンを静脈内投与する。そしてすべての症状が消失したらゆっくり投与を再開する[16]。一方，アダリムマブはヒト型抗体であるが，アナフィラキシーを含む重篤なアレルギー反応も報告されている。また，注射部位に紅斑，発赤，疼痛，腫脹，瘙痒，出血等が認められる。

遅発性過敏症

　関節痛，筋肉痛，発熱，皮疹などで，多くの場合インフリキシマブ投与の5～9日後に発症する。通常1～3日で自然に消褪するが，持続する場合や症状の重いときはステロイドの投与が必要となる。

感染症

　感染症，なかでも結核のリスクを増大し，また播種性結核(粟粒結核)や肺外結核を発症し，致命的な例も報告されているので特に注意を要する。投与開始前に十分な問診，ツベルクリン反応と胸部X線検査を行い，既感染が疑われる場合にはイソニアジド等の抗結核薬を予防投与する。

リンパ腫・悪性腫瘍

　アメリカ食品衛生局は2009年8月，青少年患者では抗TNFα製剤の使用により，リンパ腫や他の悪性腫瘍のリスクが増加する可能性があると結論づけた。TNF阻害薬の投与を受けた青少年，特に若年男性にごくまれではあるが肝脾T細胞リンパ腫が発症した。患者のほとんどはアザチオプリンか6MPを服用していたため，若年男性に併用する時には特に注意を要する。

その他

　脱髄疾患の発生もしくは悪化，ループス様症候群などの報告がある。

文　献

1) Targan SR, Hanauer SB, van Deventer SJH, et al: A short-term study of chimeric monoclonal antibody cA2 to tumor necrosis factor a for Crohn's disease. N Engl J Med 1997; 337: 1029-35.
2) Present DH, Rutgeerts P, Targan S, et al: Infliximab for the treatment of fistulas in patients with Crohn's disease. N Engl J Med 1999; 340: 1398-405.
3) Hanauer SB, Feagan BG, Lichtenstein GR, et al: Maintenance infliximab for Crohn's disease: the ACCENT I randomized trial. Lancet 2002; 359: 1541-9.
4) Rutgeerts P, Van Assche G, Vermeire S: Optimizing anti-TNF treatment in inflammatory bowel disease. Gastroenterology 2004; 126: 1593-610.
5) Sands BE, Anderson FH, Bernstein CN, et al: Infliximab maintenance therapy for fistulizing Crohn's disease. N Engl J Med 2004; 350: 876-85.
6) Rutgeerts P, Diamond RH, Bala M, et al: Scheduled maintenance treatment with infliximab is superior to episodic treatment for the healing of mucosal ulceration associated with Crohn's disease. Gastrointest Endosc 2006; 63: 433-42.
7) Maser EA, Villela R, Silverberg MS, et al: Association of trough serum infliximab to clinical outcome after scheduled maintenance treatment for Crohn's disease. Clin Gastroenterol Hepatol 2006; 4: 1248-54.
8) Regueiro M, Schraut W, Baidoo L, et al: Infliximab prevents Crohn's disease recurrence after ileal resection. Gastroenterology 2009; 136: 441-50.
9) D'Haens G, Baert F, Van Assche G, et al: Early combined immunosuppression or conventional management in patients with newly diagnosed Crohn's disease: an open randomised trial. Lancet 2008; 371: 660-7.
10) Colombel JF, Sandborn WJ, Reinisch W, et al: Infliximab, azathioprine, or combination therapy for Crohn's disease. N Engl J Med 2010; 362: 1383-95.
11) Hanauer SB, Sandborn WJ, Rutgeerts P, et al: Human anti-tumor necrosis factor monoclonal antibody (adalimumab) in Crohn's disease: CLASSIC-I trial. Gastroenterology 2006; 130: 323-33.
12) Colombel J, Sandborn WJ, Rutgeerts P, et al: Adalimumab for maintenance of clinical response and remission in patients with Crohn's disease: the CHARM trial. Gastroenterology 2007; 132: 52-65.
13) Sandborn WJ, Rutgeerts P, Enns R, et al: Adalimumab induction therapy for Crohn disease previously treated with infliximab: a randomized trial. Ann Intern Med 2007; 146: 829-38.
14) D'Haens GR, Panaccione R, Higgins PD, et al: The London position statement of the World Congress of Gastroenterology on biological therapy for IBD with the European Crohn's and Colitis Organization: When to start, when to stop, which drug to choose, and how to predict reaponse? Am J Gastroenterol 2011; 106: 199-212.
15) Rutgeerts P, Sandborn WJ, Feagan BG, et al: Infliximab for induction and maintenance therapy for ulcerative colitis. N Engl J Med 2005; 353: 2462-76.
16) Sandborn W, Hanauer S: Infliximab in the treatment of Crohn's disease: a user's guide for clinicians. Am J Gastroenterol 2002; 97: 2963-72.

4. 炎症性腸疾患の内科的治療／各治療法

現在開発中の治療法

久松理一　慶應義塾大学医学部消化器内科

POINT
◆病態に直接関与する分子標的治療薬の開発が欧米を中心に進んでいる。
◆次世代型抗TNFα抗体製剤やその他のサイトカインやケモカインを標的とした抗体製剤の開発が進められている。
◆抗接着分子抗体も異なった作用機序を有する薬剤として注目されている。

概説

　炎症性腸疾患の病態が分子レベルで解明されつつあり，その結果サイトカインや接着分子など，病態に直接関与する分子を標的とした治療薬の開発が欧米を中心に急速に進んでいる。現在，インフリキシマブに続く次世代型抗TNFα抗体製剤や，TNFα以外のサイトカインやケモカインを標的とした抗体製剤の開発が進められている。またリンパ球のホーミングを阻害する抗接着分子抗体も，異なった作用機序を有する薬剤として注目されている（表1，図1）。また経口投与可能な低分子化合物の開発も進み，一部はすでに臨床試験が始まっている。

新しい抗TNFα抗体製剤

golimumab（Centocor社）

　Centcore社の開発したgolimumabは完全ヒト化型抗TNFα抗体で，インフリキシマブの2～4倍の可溶性TNFαに対する中和作用を有する。投与経路は皮下注射で用いられる。現在，わが国を含めて潰瘍性大腸炎に対する国際共同治験が行われている。

表1　現在開発中の治療法

サイトカインを標的とした抗体		
golimumab	新しいヒト化型抗TNFα抗体	国際共同治験中（潰瘍性大腸炎）
briakinumab（ABT-874／J695）	抗IL-12p40抗体	海外で試験中（クローン病）
ustekinumab（商品名：Stelara）	抗IL-12p40抗体	海外で第Ⅲ相（クローン病）
fontlizumab（商品名：HuZAF）	抗IFN-γ抗体	海外で第Ⅱ相（クローン病）
AIN-457	抗IL-17A抗体	海外で第Ⅱ相（クローン病）
apilimod mesilate（STA5326）	経口IL-12/23阻害薬	海外で第Ⅱ相（クローン病）
接着分子を標的とした治療薬		
natalizumab（商品名：TYSABRI）	ヒト化抗α4インテグリン抗体	米国で承認（クローン病）
vedolizumab（MLN-02）	ヒト化抗α4β7インテグリン抗体	米国で第Ⅲ相（クローン病）
AJM-300	経口α4インテグリン阻害薬	日本で第Ⅱ／Ⅲ相（クローン病）
CCX282-B（商品名：Traficet-EN）	CCR9の選択的阻害薬	国際共同治験中（クローン病）
AP-1451	ICAM-1アンチセンス化合物	海外で第Ⅲ相
免疫細胞の活性化阻害		
etiprednol dicloacetate（BNP-166）	新しいステロイド	米国で第Ⅱ相
OPC-6535（一般名：テトミラスト）	チアゾール誘導体	日本で第Ⅲ相（クローン病）
visilizumab	CD3抗原に対するmAb	開発中止
delmitide acetate	MAPK阻害薬	海外で第Ⅰ／Ⅱ相
腸管上皮細胞の修復		
teduglutide（商品名：Gattex）	GLP-2のアナログ	海外で第Ⅱ相（クローン病）
その他		
HRC-101	新しい白血球除去カラム	日本で試験中（潰瘍性大腸炎）
remestemcel-L	間葉系細胞（MSC）移植	海外で第Ⅱ相（クローン病）
AG-011	IL-10産生 Lactococcus lactis	海外で第Ⅰ／Ⅱ相

下線は日本で進行中もしくは計画のあるもの

●サイトカインを標的とした治療薬

抗IL-12p40抗体（ABT-874／J695, briakinumab, Abbott社）

　クローン病の病態には，局所のIFN-γ産生亢進に代表されるTh1免疫応答へのシフトが中心的な役割を果たしていると考えられるが，そのTh1免疫応答を誘導するサイトカインであるIL-12に対するヒト化モノクローナル抗体ABT-874／J695の有効性が報告された[1]。IL-12はp35とp40のヘテロダイマーよりなり，ABT-874／J695はp40に対する抗体である。79名のクローン病患者を対象にプラセボとの二重盲検試験が行われ，3mg/kg/週の7週連続投与において有意差をもって有効性が示された。しかし，その後の基礎研究から炎症性腸疾患，特にクローン病においてIL-23およびTh17免疫応答の関与が示唆されている。IL-23はp40とp19のヘテロダイマーからなり，p40というIL-12と共通のサブユニットを有する。したがって，ABT-874／J695がIL-12あるいはIL-23のいずれか，もしく

図1　IBD病態と治療のターゲット（開発中）

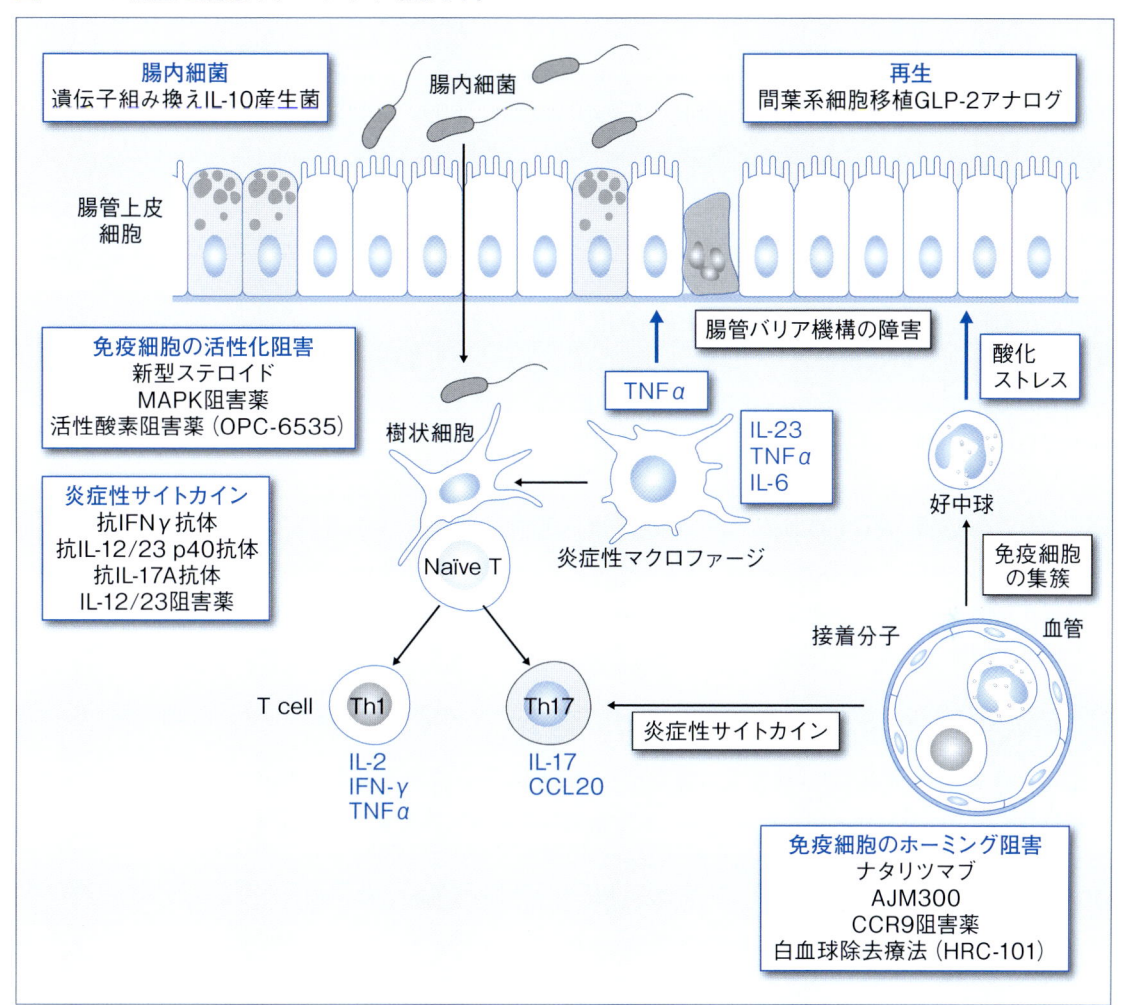

は両者を抑制しているのかは明らかではない．また病態形成においてIL-12とIL-23の関係も，相乗作用をもつのか，あるいは拮抗するのかについてはわかっていない．現在，海外で乾癬，クローン病および多発性硬化症の適応を目指して臨床試験が進行中である．クローン病に対する有効性は2010年に行われたUEGWでも報告された．

抗IL-12p40抗体(ustekinumab, 商品名：Stelara, Centocor社)

　IL-12およびIL-23のp40サブユニットに対する完全ヒト化モノクローナル抗体である．乾癬，多発性硬化症，クローン病，サルコイドーシスでの適応を目指している．クローン病では現在第Ⅲ相試験が行われている．

抗IFN-γ抗体(fontolizumab, 商品名：HuZAF)

　これまでの基礎的研究から，クローン病の腸管局所での免疫応答はTh1型へシ

フトしていることが明らかとなっている。Th1型免疫応答の中心となるサイトカイン，IFN-γが病態の中心的役割を担っていると考えられてきたことから，IFN-γを標的とした治療が試みられている。fontolizumabはヒト化された抗IFN-γ抗体で，中等症から重症（Crohn's disease activity index；CDAI = 250～450）のクローン病患者133名を対象にプラセボ群，実薬4mg/kg群，10mg/kg群の3群比較試験が行われた。42名は単回投与，91名には第0日と第28日の2回投与が行われた。単回投与における第28日時点での有効率にプラセボ群と実薬群で差は認められなかったが，2回投与群において第56日時点での有効率に有意差が認められた[2]。しかし，最近発表された第Ⅱ相試験の結果は有効率は各用量群で31～38%，有害事象としては原病の悪化が最も多いなど臨床的に満足できるものではなかった。ただしCRPは実薬群で低下しており，さらなる臨床試験が行われる可能性がある[3]。

抗IL-17A抗体（AIN-457，ノバルティス社）

Th17サイトカインであるIL-17Aに対するモノクローナル抗体である。国内では尋常性乾癬と関節リウマチで臨床試験中であり，海外ではクローン病に値する第Ⅱ相試験が始まっている[4]。

apilimod mesylate（STA5326，Synta社）

経口でIL-12およびIL-23に対して，強力かつ特異的な阻害作用を有する低分子化合物である。クローン病に対しては，用量設定および安全性と有効性の評価を目的として，オープンラベルも用量漸増試験が中等度〜重度の活動性クローン病患者24名に対して行われた。しかし，その後に行われた第Ⅱ相試験の結果では有効率は実薬群とプラセボ群で有意差は認められなかった[5]。

接着分子を標的とした治療薬

ヒト化抗α₄インテグリン抗体（Natalizumab, 商品名：TYSABRI）

脳をはじめとするさまざまな臓器はVCAM-1を発現しており，接着分子$\alpha_4\beta_1$インテグリンを発現するリンパ球のホーミングに関与する。一方，腸管へホーミングするリンパ球は接着分子として$\alpha_4\beta_7$を発現しており，そのリガンドは血管内皮細胞に発現するMAdCAM-1である。

Natalizumabはα_4インテグリンに対するヒト化IgG4抗体で，2004年に米国で多発性硬化症の治療薬として承認された。それに引き続きクローン病に対する臨床治験が行われていたが[6]，途中JCウイルス再活性化による脱髄性疾患である進行性多病巣性白質脳症（progressive multifocal leukoencephalopathy；PML）で死亡例が報告され治験が中断された[7]。その後，医療従事者への教育プログラムや使用患者のモニタリングの徹底化が行われ2008年6月，米国食品衛生局は治療抵抗性の中等度ないし重症のクローン病患者に対してNatalizumabを承認した。

クローン病に対するNatalizumabの大規模臨床試験はENACT-1 (Efficacy of Natalizumab as Active Crohn's Therapy)[6], ENACT-2 (Evaluation of Natalizumab as Continuous Therapy)[8], ENCORE (Efficacy of Natalizumab in Crohn's disease Response and Remission)[9]がある。ENACT-1試験では905例の中等症から重症のクローン病患者に対してNatalizumab 300 mgもしくはプラセボが第0, 4, 8週に投与された。第10週での評価では有効率も寛解率も二群間で差を認めなかった。しかし, CRP陽性の患者に限定したサブ解析では有効率, 寛解率ともに有意差が得られた。ENACT-2試験ではENACT-1試験でNatalizumabが有効であった339例の患者に対して300 mgの実薬もしくはプラセボが4週ごと第56週まで投与された。この試験で第36週での有効性維持率と寛解率に有意差が認められた。ENCORE試験はCRP陽性の中等症から重症のクローン病患者509例に限定してプラセボとの比較試験が行われ, 第8週～12週までの有効性維持率と緩解率に有意差が認められた。また, 第4, 8, 12週時点での有効率, 寛解率はともに実薬群が上回っていた。

ヒト化抗α4β7インテグリン抗体(vedolizumab, MLN-02)

腸管特異的にリンパ球のリクルートを阻害するために, α4β7に特異的なヒト化抗α4β7インテグリン抗体(MLN02)が開発され, 活動性潰瘍性大腸炎に対する臨床試験が行われていたが, 第Ⅱ相試験結果解析後に中止され, 現在は米国でクローン病に対して第Ⅲ相試験が行われている。

AJM-300

わが国で開発されたα4インテグリンを阻害する低分子化合物である。すでにクローン病に対する第Ⅱ相臨床試験が終了している。この試験ではCDAI＞150の活動性クローン病を対象に1日3回経口投与, プラセボ, 1回40 mg, 120 mg, 240 mg投与群の4群比較で行われた。プラセボ群の成績が高く, 全体での主要評価項目であるCDAIの改善で有意差を認めることはできなかったが, CDAI≧200の患者群の層別解析において240 mg投与群で臨床的有効性, CRPの低下などが期待された。これを受けて, 用量を変更し(プラセボ, 1回240 mg, 480 mg, 投与群の3群), CDAI＞220の活動性クローン病を対象とした寛解導入療法の第Ⅱ/Ⅲ相臨床試験が行われた。現在, 結果解析中である。

CCX282-B(商品名：Traficet-EN)

CCR9はリンパ球上に発現し, そのリガンドであるCCL25(別名TECK：Thymus-Expressed ChemoKine)との相互作用により, リンパ球の腸管へのホーミングに関与する。Traficet-ENはケモカイン受容体であるCCR9の選択的阻害薬であり, 炎症を引き起こすリンパ球の腸管粘膜へのリクルートを阻害することが期待されている。現在, 米国を含む17カ国でTraficet-ENの第Ⅱ/Ⅲ相臨床試験PROTECT-1 Study (the Prospective Randomized Oral Therapy Evaluation in Crohn's disease Trial)が行われている。CDAI＝250～450の中等症から重症

のクローン病でかつCRP＞7.05mg/L（≈0.7mg/dL）を満たす436例を対象に，プラセボ群，用量設定の異なる実薬群3群を12週間経口投与し比較するプロトコールとなっている。日本でも臨床試験が開始される予定である。

AP-1451

接着因子であるICAM-1（intercellular adhesion molecule-1）のアンチセンス化合物である。現在，海外で第Ⅲ相試験が行われている。

その他の主な開発中の治療

etiprednol dicloacetate（BNP-166）

soft steroid技術に基づいて創製されたステロイドで消化管炎症部位に活性体が到達するようにデザインされており，血中に入ると不活性体へと速やかに代謝される。このため副作用軽減が期待されている。米国で第Ⅱ相試験が行われている。

OPC-6535（一般名：テトミラスト）

チアゾール誘導体（6-[2-(3,4-diethoxyphenyl) thiazol-4-yl]-pyridine-2-carboxylic acid）で，経口ホスホジエステラーゼ4（PDE4）阻害薬として白血球からの活性酸素産生阻害作用や，リンパ球からの炎症性サイトカイン産生抑制作用を有すると考えられている。現在，ランダム化プラセボ比較二重盲検試験（第Ⅲ相）がわが国で進行中である。

抗CD3抗体（NI-0401およびvisilizumab）

NI-0401はCD3抗原に対する完全ヒト化モノクローナル抗体である。現在，クローン病，1型糖尿病，移植において第Ⅱ相試験が行われている。ただし，同じくCD3に対するヒト化モノクローナル抗体visilizumabは乾癬に対する臨床試験でサイトカイン放出症候群が発現したこと，潰瘍性大腸炎に対する臨床試験（RESSTORE1試験）で十分な有効性が示されなかったことなどから，現在開発が中断している。

delmitide acetate

9個のDアミノ酸と1個のグリシンからなるペプチドで，p38およびJNKキナーゼを阻害することで炎症性サイトカインの産生を抑制する。またヘムオキシゲナーゼHO-1レベルを上昇させ抗炎症作用を有する。現在，海外でクローン病やGVHD（graft versus host disease；移植片対宿主病）などを対象に，第Ⅰ/Ⅱ相試験が行われている。

teduglutide（商品名：Gattex）

グルカゴン様ペプチドGLP-2のアナログで，小腸上皮細胞増殖促進作用を有

する。このため短腸症候群，クローン病，壊死性腸炎，化学療法誘発腸炎などを対象に米国を中心に臨床試験が進んでおり，クローン病に対しては第Ⅱ相試験が行われている。

remestemcel-L

ドナー由来ヒト間葉系幹細胞（hMSCs）である。細胞療法としてGVHDや骨修復およびクローン病などで臨床試験が進行している。クローン病に対しては中等度～重度の患者10名を対象に無作為化オープンラベル試験（第Ⅱ相）が終了し，現在第Ⅲ相試験へと進んでいる。第Ⅱ相試験では本剤2または8 million cells/kgを不連続で7日投与し，CDAIの改善が報告されている。

AG-011

遺伝子組換えIL-10産生 *Lactococcus lactis* である。経口投与で用いられる。菌を腸管に直接作用させるためのdrug delivery systemとして用いている点が特徴である。現在，海外で潰瘍性大腸炎やクローン病に対する第Ⅰ/Ⅱ相試験が行われている。

HRC-101（東レ）

新しい白血球除去カラムを用いた白血球除去療法。サイトカイン吸着能を有するとされる。現在，日本で潰瘍性大腸炎に対するアダカラム®との比較試験が進行中。

文　献

1) Mannon PJ, Fuss IJ, Mayer L, et al: Anti-interleukin-12 antibody for active Crohn's disease. N Engl J Med 2004; 351: 2069-79.
2) Hommes DW, Mikhajlova TL, Stoinov S, et al: Fontolizumab, a humanised anti-interferon gamma antibody, demonstrates safety and clinical activity in patients with moderate to severe Crohn's disease. Gut 2006; 55: 1131-7.
3) Reinisch W, de Villiers W, Bene L, et al: Fontolizumab in moderate to severe Crohn's disease: a phase 2, randomized, double-blind, placebo-controlled, multiple-dose study. Inflamm Bowel Dis 2010; 16(2): 233-42.
4) http://clinicaltrials.gov/ct2/show/NCT01009281
5) Sands BE, Jacobson EW, Sylwestrowicz T, et al: Randomized, double-blind, placebo-controlled trial of the oral interleukin-12/23 inhibitor apilimod mesylate for treatment of active Crohn's disease. Inflamm Bowel Dis 2010; 16(7): 1209-18.
6) Sandborn WJ, Colombel JF, Enns R, et al: Natalizumab induction and maintenance therapy for Crohn's disease. N Engl J Med 2005; 353: 1912-25.
7) Van Assche G, Van Ranst M, Sciot R, et al: Progressive multifocal leukoencephalopathy after natalizumab therapy for Crohn's disease. N Engl J Med 2005; 353: 362-8.
8) Feagan BG, Sandborn WJ, Hass S, et al: Health-related quality of life during natalizumab maintenance therapy for Crohn's disease. Am J Gastroenterol 2007; 102: 2737-46.
9) Targan SR, Feagan BG, Fedorak RN, et al: Natalizumab for the treatment of active Crohn's disease: results of the ENCORE Trial. Gastroenterology 2007; 132: 1672-83.

4. 炎症性腸疾患の内科的治療

治療指針（コンセンサス/ガイドライン）

井上　詠，岩男　泰　慶應義塾大学医学部内視鏡センター
日比紀文　慶應義塾大学医学部消化器内科

POINT
◆炎症性腸疾患の治療指針は厚生労働省の調査研究班によって，一般の医師が治療する際の標準的に推奨されるものとして作成されている。
◆潰瘍性大腸炎に対しては，重症度や罹患範囲・QOL（生活の質）の状態などを考慮し，活動期には寛解導入治療を行い，寛解導入後は寛解維持治療を長期にわたり継続する。
◆クローン病は経過中に寛解と再燃を繰り返すことが多いため，治療の目的は病勢をコントロールし，患者のQOLを高めることである。そのために，薬物療法，栄養療法，外科療法を組み合わせて症状を抑えると同時に栄養状態を維持し，炎症の再燃や術後の再発を予防することが重要である。

　炎症性腸疾患(inflammatory bowel disease；IBD)は潰瘍性大腸炎(ulcerative colitis；UC)とCrohn病(Crohn's disease；CD)に代表されるが，いまだ原因不明の慢性難治性疾患であり根本的な原因治療法がない。治療にあたっては内科的治療法が主体となるが，その目標は，①急性期の臨床症状の緩和と寛解への導入，②腸管粘膜の炎症の沈静化と粘膜傷害の修復，③寛解導入後の再燃の抑制と寛解の長期維持などであり，長期にわたって患者のQOLを維持することおよび癌化の抑制である。IBDはcommon diseaseではなく，一般臨床医がIBD患者に遭遇する機会も少ないので，専門医以外の臨床医に対し患者の病態に応じた具体的な治療法の選択のために，厚生労働省(旧厚生省)の調査研究班によって治療指針が作成されている[1, 2]。

治療指針の対象と位置づけ

　最新の治療指針本文中にも述べられているが，『治療指針は，一般の医師が潰瘍性大腸炎クローン病患者を治療する際の標準的に推奨されるものとして，文献的なエビデンス，日本における治療の現況，保険適応などをもとに，本研究班に参加する専門家のコンセンサスを得て作成された。また，患者の状態やそれま

の治療内容・治療への反応性などを考慮して，治療法を選択（本治療指針記載外のものを含めて）する必要がある。本治療指針に従った治療で改善しない特殊な症例については，専門家の意見を聞くあるいは紹介するなどの適切な対応が推奨される』。一方で，調査研究班および日本消化器病学会によって，エビデンスとコンセンサスに基づいた診療ガイドラインも作成されているが，ガイドラインは個々の臨床上の問題点に対して，患者のアウトカムの改善に寄与する適切な指標をエビデンスレベルおよび推奨グレードとともに提供するものであり，具体的な内容についてはMINDSホームページ[3]やガイドライン出版物[4]を参照されたい。

潰瘍性大腸炎の治療指針

　潰瘍性大腸炎の治療指針は初めて昭和50年度に作成されて以来，大規模な改訂や小改訂を重ね，平成21年度に診療ガイドラインとの整合性を考慮して改訂され，大きく寛解導入療法と寛解維持療法に分けられた。さらに新規適応薬剤も追加されて現在に至っている（p.292）。また，難解であったフローチャートを改めてテーブル形式に改訂されている（図1）。治療指針（案）は，まず「治療原則」と「薬物療法」の総論が述べられ，寛解導入療法は直腸炎型と左側大腸炎型・全大腸炎型に分けられ，後者はさらに軽症・中等症・重症・劇症型・難治例・中毒性巨大結腸症に分けられて解説されている[1]。

直腸炎型に対する寛解導入療法

　5-アミノサリチル酸（5-ASA）製剤による十分量の治療を，局所療法あるいは経口薬で行い，効果不十分な場合には製剤（経口剤，坐剤，注腸剤）の変更や追加，あるいは成分の異なる局所製剤への変更または追加を行う。副腎皮質ステロイドを含む局所療法も有効であるが，副腎皮質ステロイドの全身投与（特に大量投与）は安易に行うべきではない。

左側大腸炎型・全大腸炎型に対する寛解導入療法
軽症

　十分量の経口5-ASA製剤を投与する。ペンタサ注腸の併用で効果の増強が期待できる。ステロイド注腸の併用が有効な場合もある。

中等症

　軽症の治療法に準じるが症状や炎症反応が強い場合，あるいは軽症の治療法に準じた治療で2週間以内に改善が認められない場合には，プレドニゾロン1日30～40mgの経口投与を初期より行ってもよい。明らかな効果が得られたら，プレドニゾロンは漸減中止する。効果がない場合には重症に対する治療，プレドニゾロンの漸減困難例にはステロイド依存例に対する治療を考慮する。

重症

　入院のうえ，全身状態の改善に努め，プレドニゾロン1日40～80mg（1～1.5mg/kg）の経口あるいは点滴静注を投与する。明らかな効果が得られたら，プレドニ

図1 平成22年度潰瘍性大腸炎の内科治療指針

寛解導入療法

	軽症	中等症	重症	劇症
全大腸炎型 / 左側大腸炎型	経口剤：5-ASA 製剤 注腸剤：5-ASA 注腸，ステロイド注腸 ※中等症で炎症反応が強い場合や上記で改善ない場合はプレドニゾロン経口投与 ※さらに改善なければ重症またステロイド抵抗例への治療を行う		・プレドニゾロン経口あるいは点滴静注 ※状態に応じ以下の薬剤を併用 　経口剤：5-ASA 製剤 　注腸剤：5-ASA 注腸 ※改善なければ劇症またはステロイド抵抗例の治療を行う ※状態により手術適応の検討	・緊急手術の適応を検討 ※外科医と連携のもと，状況が許せば以下の治療を試みてもよい ・強力静注療法 ・血球成分除去療法 ・シクロスポリン持続静注療法* ※上記で改善なければ手術
直腸炎	経口剤：5-ASA 製剤 坐剤　：5-ASA 坐剤，ステロイド坐剤 注腸剤：5-ASA 注腸，ステロイド注腸		※安易なステロイド全身投与は避ける	
難治例	ステロイド依存例		ステロイド抵抗例	
	免疫調節薬：アザチオプリン・6-MP* ※（上記で改善しない場合）： 血球成分除去療法・タクロリムス経口・インフリキシマブ点滴静注を考慮してもよい		中等症：血球成分除去療法・タクロリムス経口・インフリキシマブ点滴静注 重　症：血球成分除去療法・タクロリムス経口，インフリキシマブ点滴静注・シクロスポリン持続静注療法* ※アザチオプリン・6-MP*の併用を考慮する ※改善がなければ手術を考慮	

寛解維持療法

非難治例	難治例
5-ASA 経口製剤 5-ASA 局所製剤	5-ASA 製剤（経口・局所製剤） 免疫調節薬（アザチオプリン，6-MP*），インフリキシマブ点滴静注**

*：現在保険適用には含まれていない
**：インフリキシマブで寛解導入した場合
　　5-ASA 経口製剤（ペンタサ錠®，サラゾピリン錠®，アサコール錠®）
　　5-ASA 局所製剤（ペンタサ注腸®，サラゾピリン坐剤®）
　　ステロイド局所製剤（プレドネマ注腸®，ステロネマ注腸®，リンデロン坐剤®）
※治療原則：内科治療への反応性や薬物による副作用あるいは合併症などに注意し，必要に応じて専門家の意見を聞き，外科治療のタイミングなどを誤らないようにする．薬用量や治療の使い分け，小児や外科治療など詳細は本文を参照のこと．
（松本誉之：潰瘍性大腸炎治療指針改訂案．難治性炎症性腸管障害に関する調査研究平成22年度研究報告書．2011. p60-63. より引用）

ゾロンを漸次減量し中等症に準じた治療を行う．1～2週間程度で明らかな改善が得られない場合（ステロイド抵抗例）は，ステロイド強力静注療法，あるいは血球成分除去療法・シクロスポリン静注療法・タクロリムス経口投与・インフリキシマブの点滴静注のいずれかの治療法を行う．

劇症型（急性劇症型，再燃劇症型）

急速に悪化し生命予後に影響する危険があるため，外科医との密接な協力のもと，緊急手術の適応を考慮しつつ，ステロイド強力静注療法，あるいは血球成分除去療法・シクロスポリン静注療法を試みてもよい。ただし，いたずらに内科的治療を引き延ばして緊急手術の時期を逸することのないよう留意する。

難治例

ステロイド抵抗例：中等症で重症度が高くない例では白血球除去療法が推奨される。中等症以上では血球成分除去療法やタクロリムスの経口投与，インフリキシマブの点滴静注，シクロスポリンの持続静注が考慮されるが，重症度が高く経口摂取が不可能な劇症に近い症例ではシクロスポリンの選択が推奨される。

ステロイド依存例：プレドニゾロンの減量に伴って増悪または再燃が起こり離脱も困難な場合，免疫調節薬であるアザチオプリン50～100mg/日または6-MP 30～50mg/日を併用する。これが有効で副作用がないときは，免疫調節薬を開始して1～2カ月後に経口プレドニゾロンを徐々に減量，中止する。

寛解維持療法

5-ASA製剤の経口剤投与または局所治療の単独または併用を行う。直腸炎型の寛解維持では局所治療の単独あるいは併用も有用である。難治例では原則として免疫調節薬による寛解維持治療を行う。また，インフリキシマブで寛解導入を行った例では8週ごとのインフリキシマブ投与による寛解維持療法を行ってもよい。ステロイドには長期の寛解維持効果はなく，副作用の面から考えても長期投与すべきではない。

クローン病の治療指針

クローン病の治療指針は初めて昭和61年度に作成されたが，平成9年度に治療指針改訂（案）が作成され薬物療法と栄養療法を分けずに臨床経過の中で治療法を選択できるように改訂され，その後のインフリキシマブなど新しい治療法を盛り込んだ小改訂を重ねている。平成21年度に診療ガイドラインとの整合性を考慮して一新され，活動期の治療が重症度別に分けられて現在に至っている（p.296）。また，難解であったフローチャートを改めてテーブル形式に改訂されている（図2）。治療指針（案）は，まず「治療原則」が述べられ，引き続いて初発・診断時および活動期の治療を重症度別に，さらに寛解維持療法，その他の病態に対する治療法について解説されている。クローン病を完治させる治療法は現時点ではなく，治療の目的は病勢をコントロールすることによって寛解状態を維持すること，栄養状態を維持すること，および最終的には患者のQOLを高めるである。そのために，疾患活動性，合併症，疾患パターン（炎症型，狭窄型，瘻孔型），さらに患者個々の社会的背景や環境を十分に考慮したうえで，薬物療法，栄養療法などの内科的治療法と外科的治療法があり，単独であるいは組み合わせて治療法が選択される[2]。

初発・診断時および活動期の治療
軽症～中等症
　5-ASA（5-アミノサリチル酸）製剤が第一選択薬として用いられる．また，患者の受容性にもよるが，栄養療法（通常900kcal/日程度）も有用である．効果不十分の場合には中等症～重症に準じた治療に移行する．

中等症～重症
　軽症～中等症に対する治療に加えて経口ステロイド（プレドニゾロン40～60mg/日）を投与し，効果がみられたらステロイドは漸減中止する．ステロイドの減量・離脱が困難なときには，アザチオプリン，6-MPを併用するのも1つの方法である．患者の受容性にもよるが，栄養療法を行う場合には成分栄養剤あるいは消化態栄養剤を経腸あるいは経口で理想体重1kg当たり30kcal/日以上を投与する（開始時には下痢に注意しながら漸増する）．ステロイドや栄養療法（詳細は後記）等の寛解導入療法が無効な場合は，インフリキシマブあるいはアダリムマブの投与を考慮する．大腸病変を主とする病型で，栄養療法および既存の薬物療法が無効または適用できない場合には顆粒球吸着療法も選択肢に入る．

重症（病勢が重篤，高度な合併症を有する場合）
　外科的治療法を要する合併症の有無を評価したうえで，ステロイドの経口投与または静脈投与，インフリキシマブの投与を考慮する．通常の経腸栄養療法が困難あるいは効果不十分な場合は，絶食の上完全静脈栄養療法を行う．

寛解維持療法
　薬物療法（5-ASA製剤，アザチオプリン，インフリキシマブ，アダリムマブ等），在宅経腸栄養療法などが寛解維持療法に用いられる．穿孔型あるいは肛門部病変を合併した患者，腸管切除を受けた患者，寛解導入時にステロイド投与が必要であった患者は再燃しやすいので注意が必要である．

肛門部病変に対する治療
　腸管病変の活動性を鎮め寛解導入すべく，内科的治療に努める．外科医・肛門科との連携の下に病態を把握し治療法を選択する．

文献
1) 松本譽之：潰瘍性大腸炎治療指針改訂案．難治性炎症性腸管障害に関する調査研究平成22年度研究報告書．2011, p60-63.
2) 松本譽之：クローン病治療指針改訂案．難治性炎症性腸管障害に関する調査研究平成22年度研究報告書．2011, p69-71.
3) 難治性炎症性腸管障害に関する調査研究班プロジェクト研究グループ：エビデンスとコンセンサスを統合した潰瘍性大腸炎の診療ガイドライン．http://minds.jcqhc.or.jp/stc/0029/1/0029_G0000071_GL.html, 2006.
4) 日本消化器病学会編：クローン病ガイドライン．南江堂, 東京, 2010.

図2 平成22年度クローン病内科治療指針

活動期の治療（病状や受容性により，栄養療法・薬物療法・あるいは両者の組み合わせを行う）

軽症～中等症	中等症～重症	重症（病勢が重篤，高度な合併症を有する場合）
薬物療法 ・5-ASA製剤　ペンタサ錠®，サラゾピリン錠®（大腸病変） ※受容性があれば栄養療法（経腸栄養療法） ※効果不十分の場合は中等症～重症に準ずる	**薬物療法** ・経口ステロイド（プレドニゾロン） ・抗菌薬（メトロニダゾール*，シプロフロキサシンなど*） ※ステロイド減量・離脱が困難な場合：アザチオプリン，6-MP* ※ステロイド・栄養療法が無効な場合：インフリキシマブ・アダリムマブ **栄養療法（経腸栄養療法）** ・成分栄養剤（エレンタール®） ・消化態栄養剤（ツインライン®など） **血球成分除去療法の併用** ・顆粒球吸着（アダカラム®） ※通常治療で効果不十分・不耐で大腸病変に起因する症状が残る症例に適応	外科治療の適応を検討したうえで以下の内科治療を行う **薬物療法** ・ステロイド経口または静注 ・インフリキシマブ・アダリムマブ（通常治療抵抗例） **栄養療法** ・絶食のうえ，完全静脈栄養療法 ※合併症が改善すれば経腸栄養療法へ ※通過障害や膿瘍がない場合はインフリキシマブ・アダリムマブを併用してもよい

寛解維持療法	肛門病変の治療	狭窄の治療	術後の再発予防術後の再発予防
薬物療法 ・5-ASA製剤 　ペンタサ錠® 　サラゾピリン錠® 　（大腸病変） ・アザチオプリン ・6-MP* ・インフリキシマブ・アダリムマフ（インフリキシマブ・アダリムマブにより寛解導入例） **在宅経腸栄養療法** ・エレンタール®，ツインライン®等 ※短腸症候群など，栄養管理困難例では在宅中心静脈栄養法を考慮する	まず外科治療の適応を検討する ドレナージやシートン法など内科的治療を行う場合 ・痔瘻・肛門周囲膿瘍：メトロニダゾール*，抗菌剤・抗生物質，インフリキシマブ ・裂肛，肛門潰瘍：腸管病変に準じた内科的治療 ・肛門狭窄：経肛門的拡張術	・まず外科治療の適応を検討する ・内科的治療により炎症を沈静化し，潰瘍が消失・縮小した時点で，内視鏡的バルーン拡張術	寛解維持療法に準ずる ・5-ASA製剤 　ペンタサ錠® 　サラゾピリン錠® 　（大腸病変） ・アザチオプリン ・6-MP* ・経腸栄養療法

*：現在保険適用には含まれていない
※（治療原則）：内科治療への反応性や薬物による副作用あるいは合併症などに注意し，必要に応じて専門家の意見を聞き，外科治療のタイミングなどを誤らないようにする．薬用量や治療の使い分け，小児や外科治療など詳細は本文を参照のこと．
（松本譽之：クローン病治療指針改訂案．難治性炎症性腸管障害に関する調査研究平成22年度研究報告書．2011，p69-71．より引用）

4. 炎症性腸疾患の内科的治療

内視鏡的バルーン拡張術

砂田圭二郎，山本博徳　自治医科大学光学医療センター

POINT

- クローン病による腸管狭窄に対する内視鏡的バルーン拡張術（EBD：endoscopic balloon dilatation）は，手術療法を回避または延期させる有用な治療法である〈治療指針にも記載されている〉。
- バルーン内視鏡の登場で，小腸においてもEBDを施行することが可能になった。
- 穿孔の偶発症を予防するためには，活動性の潰瘍のある場合には施行しない，一期的拡張しない，などの注意点が挙げられる。

● EBDの位置づけ

　クローン病は，腸管狭窄の合併症を起こすことが，臨床的に大きな問題である。狭窄を起こす度に，腸管切除や狭窄形成術を行っていると，短腸症候群や癒着を引き起こしかねない。一方EBDは，低侵襲で繰り返し行うことが可能であり，患者のQOLや腸管保存の点からも有用な治療法である。従来は，主に大腸，回腸末端部の病変に限って行われていたが，ダブルバルーン内視鏡の登場で，小腸においても施行可能になった[1]。クローン病治療指針案（渡辺班：平成22年度改訂）では狭窄の治療として「内科的治療で炎症を鎮静化し，潰瘍が消失・縮小した時点で，内視鏡的バルーン拡張術を試みてもよい」としている。また，日本消化器病学会のクローン病診療ガイドラインでは，内視鏡的バルーン拡張術は，グレードC1（行うほうがよい）として取り上げられている。

● EBDの適応

- 狭窄に伴う腹痛，嘔吐，腹鳴などの症状がある。
- CTなどの画像上，キャリバーチェンジ（口側腸管の拡張）が認められるもの。

　狭窄症状がある場合に，拡張術の適応とすることには問題ないと思われる。しかし，症状が軽いまたは無症状で腸管のキャリバーチェンジのみを認める場合に

ついての適応は，議論がある。ただ，口側の拡張があるということは，腸管内容物のうっ滞がある証拠であり，bacterial over growthによる粘膜障害が起きて蛋白漏出の原因となっている可能性があるので，長期的な視点に立つと適応と考える必要がある。

EBDの不適応

- 狭窄部に活動性の潰瘍がある。
- 狭窄部に浮腫などの急性炎症所見がある。
- 狭窄長が長い(5cm以上)。
- 狭窄部が高度に屈曲している。
- 低栄養状態である。
- 狭窄に内瘻が併存する。

活動性の潰瘍が存在すると，拡張術の際に穿孔を起こす可能性が高くなるため，瘢痕治癒してからEBDを行う。浮腫などの急性炎症による狭窄であれば，内科的治療強化により，狭窄そのものが改善する可能性がある。狭窄長が長い場合，拡張の効果が不十分となる可能性と，狭窄部の観察が不十分になることによるEBDのリスクが高くなる。患者が低栄養の状態でEBDを行い，万が一穿孔を起こして緊急手術になった際には手術リスクが高まることから，栄養状態は改善させてからEBDを行ったほうがよい。内瘻の存在は，高度の炎症が腸管壁外にも存在する可能性を示唆しており，また著者の施設の成績でも，内瘻のある症例は長期的には効果不十分のために手術療法に移行する率が高いので，基本的には適応外である。

拡張術の種類

Thought the scope法(Direct法：図1)

内視鏡観察下に狭窄部にダイレーターを合わせ，拡張を行う方法。ガイドワイヤー使用の有無は問わない。

Over the wire法(図2)

狭窄部にガイドワイヤーを通し，透視下で位置合わせを行い，拡張する方法。小腸においては内視鏡が直達できず，ダイレーターを内視鏡の鉗子口を通してデリバリーする場合でも，直接観察下で行わない場合には，この方法に含まれる。

拡張径

拡張径については，有効性と安全性を加味する必要がある。狭窄の程度(開存径，長さ)，質(炎症，屈曲)などを評価して個々の狭窄に合わせて総合的に判断する。また，拡張中の患者に強い痛みの訴えがあった場合は中止する。現時点では施設

図1　Thought the scope法（Direct法）
内視鏡で直接観察しながら，ダイレーターの位置を合わせて拡張術を行う方法。

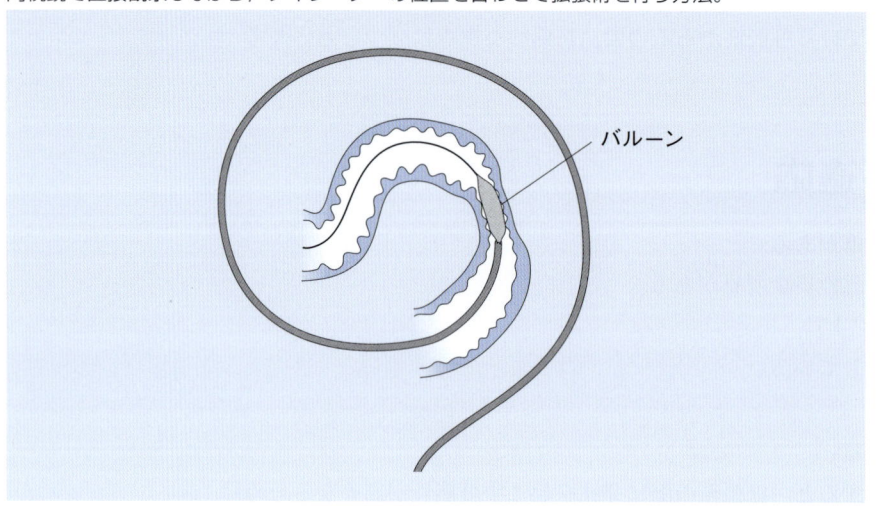

図2　Over the wire法
造影検査の後，透視下でダイレーターの位置を合わせて拡張術を行う（内視鏡が直達できない場合に行うことが多い）。

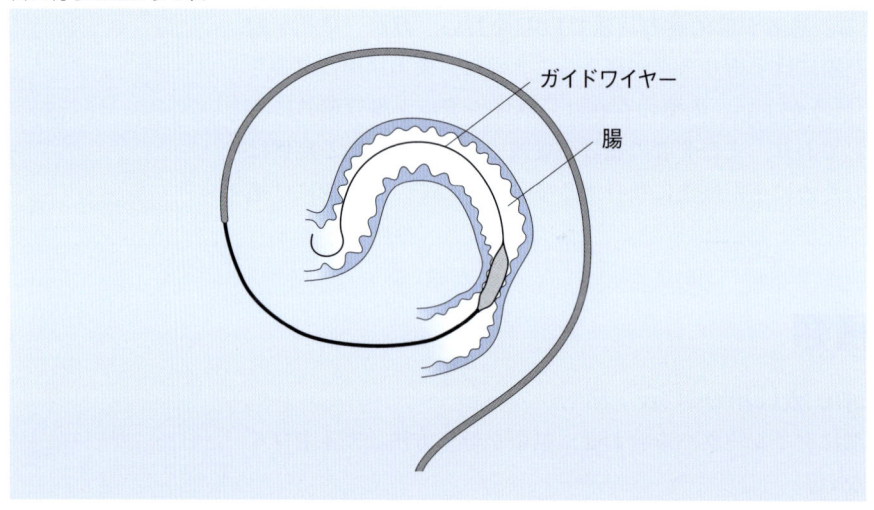

によりばらつきがあるが，著者の施設では，小腸における初回の目標拡張径は10〜12mm，2回目以降を12〜15mmとしている。

具体的な拡張術の手順

1．内視鏡の準備

　小腸に対する拡張でダブルバルーン内視鏡を使用する場合は，鉗子口径が2.8mmあるEN-450T5/20を使用する。大腸の場合は，通常の大腸内視鏡で可能であるが，短尺のDBEであるEC-450BI5を使用すれば，内視鏡先端バルーンでwedgeして造影することで，狭窄部の良好な透視像が得られる。

> **狭窄がある患者の前処置**
>
> 腸管洗浄液は，狭窄病変のある患者に通常通り投与すると，イレウスや腸管穿孔が起こりうることが報告されている。一方，腸管洗浄が不十分な状態では，内視鏡挿入も困難となるし，万が一の穿孔時には腹膜炎を起こすリスクが高くなる。普段エレンタールを飲んで液体が狭窄部を通過していることが確認できている患者では，前日夜半量（1L），当日朝半量（1L）など症状をみながら，時間をかけて前処置を行うとよい。

> **引き抜き法**
>
> 鉗子口径2.2mmのEN-450P5/20で拡張術を行いたい場合は，Over the wire法で行う。狭窄部にガイドワイヤーを通したあと，オーバーチューブを残して，内視鏡を抜去し，透視下にダイレーターをデリバリーする。このため，先端バルーンの固定は糸で行う必要がある[2]。

2．セデーション

塩酸ペチジン（オピスタン®35mg/A）1Aの静注とジアゼパム（ホリゾン®10mg/A）またはミダゾラム（ドルミカム®10mg/A）2mgの静注の併用で始め，必要に応じて追加を行っている。いわゆるConscious sedationを目標とし『痛み』の訴えが把握できる状態にしておく。なお，パルスオキシメーター，自動連続血圧計，心電図モニターによるモニタリングは必須である。

3．狭窄部までの挿入と観察

潰瘍などの活動性病変がある場合は，特に愛護的な挿入に心がける。瘢痕であっても無理な力が加われば裂創や穿孔を起こす可能性がある。狭窄部に到達したら，開存径や潰瘍・炎症の有無などを詳細に観察する（図3，4）。

4．造影

病変部が直視できる位置で内視鏡先端バルーンを拡張し，ガストログラフィン（アミドトリゾ酸ナトリウムメグルミン液：2倍希釈）で造影する（選択的造影）。狭窄の開存径，長さ，屈曲，瘻孔の有無などを十分に確認し，内視鏡観察と合わせて拡張の可否を総合的に判断する。

5．ガイドワイヤーの挿入とダイレーターの挿入

内視鏡の鉗子口を通してガイドワイヤーを，狭窄病変部を通して十分な距離まで挿入する。小腸では，ダイレーターに付属したガイドワイヤーより軟らかいJagwire™（Boston Scientific：0.035inch×450cm）を使用したほうが安全である。

図3 回腸狭窄部のダブルバルーン内視鏡像

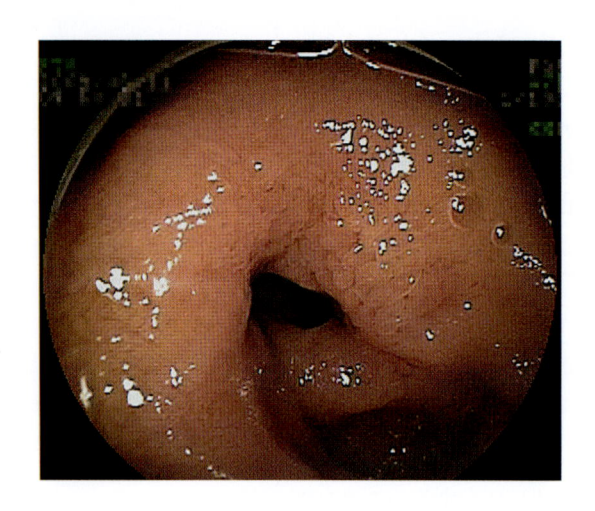

図4 回腸狭窄部のダブルバルーン内視鏡像
詳細な観察では3時方向に小さなびらんを認めるが、拡張術は施行可能と判断した。

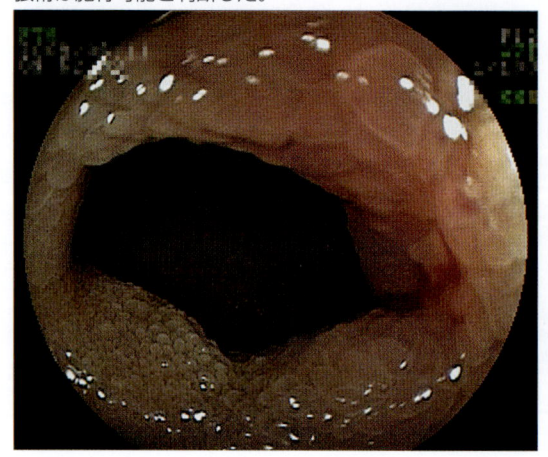

> **ダイレーターの挿入が困難な場合**
>
> ダイレーターは，鉗子口径2.8mmに対応できるように設計されているが，硬くて挿入が困難なことがある。そうしたときは，あらかじめ少量のオリーブオイルを鉗子口から注入しておけば，挿入抵抗を減らすことができる。

次にガイドワイヤーに沿わせてダイレーターを挿入する（図5）。

ダイレーターは各社より発売されているが，著者らはBoston scientific社製のCRE™を使用している。加圧の程度により，3段階の拡張径が得られるように設計されている。

6. 拡張

内視鏡下および透視下に位置合わせを行い，加圧器で順次加圧していく。ダイレーターの中心に最狭窄部が位置するが理想的である。著者の施設では加圧時間は30秒としており，決して高度の圧を急激に負荷することがないように留意する。患者さんの痛みの訴えがある場合は無理のない拡張径にとどめておく。30秒以上空けて，次の拡張に移る（図6，7）。

7. 拡張後観察

拡張が終了したら，拡張部位の内視鏡観察を行う。内視鏡がスムーズに通過すれば，拡張は十分であると考えられるが，必ずしも通過させる必要はない。拡張部位に生じた出血，裂創の有無などを十分に観察し，偶発症の有無を確認する（図8）。

図5 狭窄部にダイレーターを通しているところ

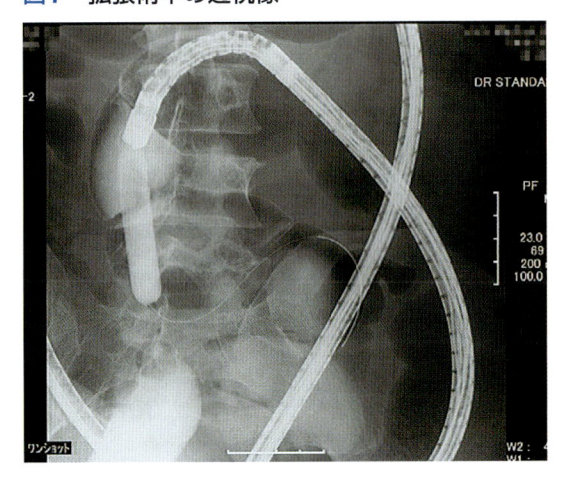

図6 拡張術を行っているところ
ダイレーターを内視鏡に密着させることで，拡張されている部位が観察できる。

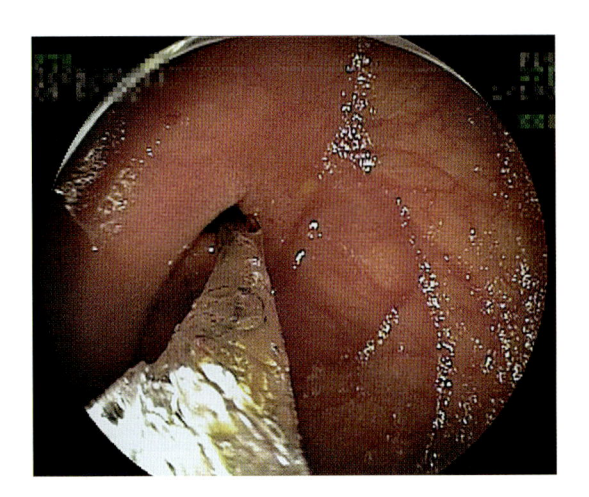

図7 拡張術中の透視像

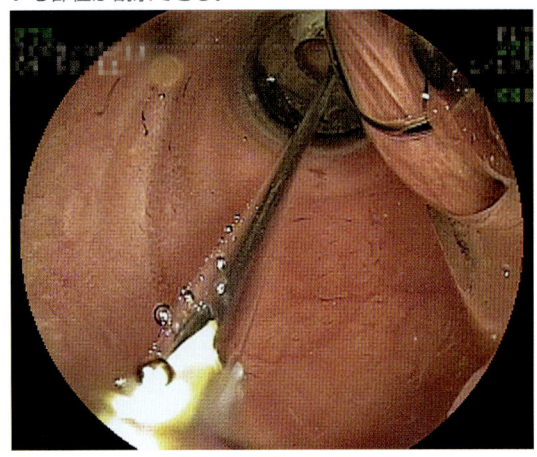

図8 拡張術後の内視鏡像

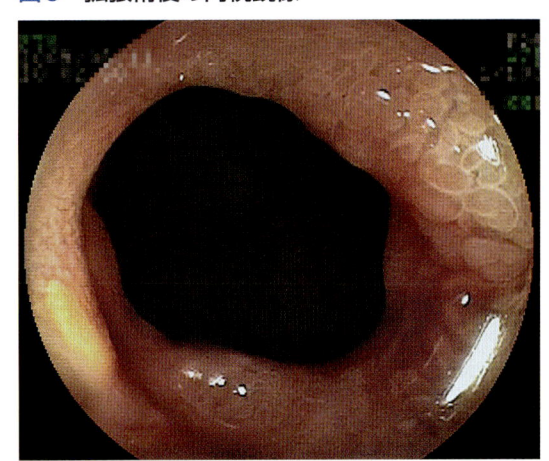

8. 多発狭窄に対する拡張

　拡張術を行った部分を内視鏡が通過し，さらに深部に狭窄がある場合には，同様に拡張術を繰り返す（図9，10）。深部に挿入する時には，拡張術を行った部分をオーバーチューブが越えることにリスクがないかどうか判断する。オーバーチューブ挿入時に抵抗感があれば，挿入はそこまでとし，内視鏡の到達可能範囲までの観察と治療にとどめる。

拡張治療後の経過観察

　拡張術後，当日は絶食とする。翌日，理学所見および腹部X線，血算生化学検査を確認したうえで食事を開始する。著者の施設では，局所に生じる浮腫の軽減を目的として，短期間のステロイド内服，またBacterial Translocationの可能性を考慮して抗生物質を短期間内服している。

図9 拡張術を行った部位を越えて内視鏡を深部に挿入し，もう1つの狭窄を造影しているところ

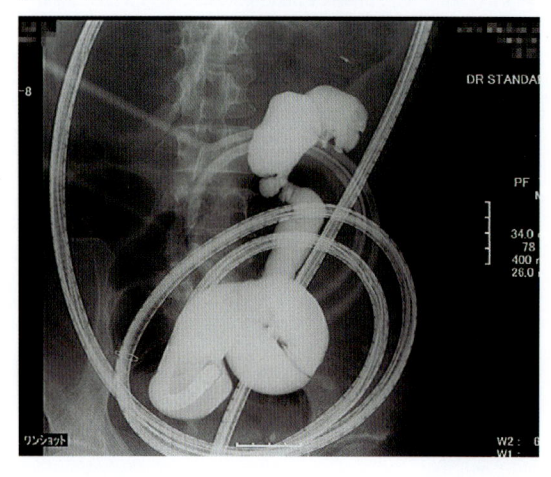

図10 同部位に対して拡張を行っているところ

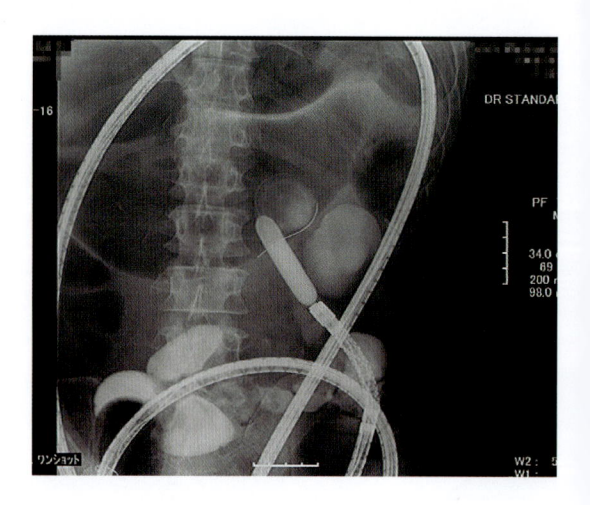

◦長期的経過観察と再治療の時期

　狭窄が高度である場合には，一期的に拡張するのは穿孔のリスクが高くなる。こうした場合には，計画的に二期目の拡張を行う。その後の拡張術は症状が出た場合に行う方法と，計画的(例えば1年ごと)に行う方法がある。

悪性疾患の除外診断

　欧米のメタアナリシスでは，クローン病では，小腸癌の罹患相対危険率は33.2%と報告されている[3]。難治性の狭窄や観察上腫瘍が疑われる場合には，生検を先に行ってから，拡張術をするべきである。

◦成績

　Hassanらによる，347人353狭窄病変を対象(回腸結腸吻合部66%，結腸13%，回腸末端7%，回盲弁6%，回腸4%，上部消化管3%，結腸結腸吻合部2%)としたsystematic reviewによると，33ヵ月の平均観察期間で58%(技術的な失敗例を除くと)が外科手術を回避できていたとしている[4]。著者の施設での小腸の狭窄に対する拡張術成績では，内瘻のない50人を対象とすると5年間の累積手術回避率は87%であった。

偶発症とその対策

拡張術に伴う偶発症としては，穿孔と出血がある。穿孔を予防するためには，潰瘍のある病変には拡張術を行わないといった適応面，高度狭窄の場合には二期的に行う，患者の痛みの訴えに注意しながら拡張術を行うなどの技術面での注意が必要である。万が一，拡張術により穿孔をきたした場合は，穿孔の程度によって対応が異なる。内視鏡下にも確認できるような裂創状の穿孔をきたした場合，原則緊急外科手術を行う。内視鏡下には穿孔を確認できずCTで腸管周囲にごく少量の空気漏れがある程度であれば，保存的治療も可能かもしれない。しかし，この場合も全身状態を注意深く観察し，いつでも開腹手術が行える準備はしておく必要がある。前述のHassanらのsystematic reviewでは穿孔は13例2％であったとしている[4]。当科では，0.73％（2件/276件）で穿孔を経験し，外科手術を行っている。また，輸血を必要とする後出血を0.36％（1件/276件）で経験している。

CO_2送気

炭酸ガスは速やかに体内に吸収される特性があり，腹腔鏡手術時には以前より用いられていた。大腸内視鏡においても2000年頃から多数の使用報告があり，大腸内視鏡検査中・検査後の被験者の自覚症状軽減における有用性と安全性が報告されている。ダブルバルーン内視鏡でもCO_2を使用すれば挿入性が向上し[5,6]，EBDなどの治療時にも操作性が安定し，手技が容易となる[7]。また万が一穿孔を起こした場合でも，腹腔内で速やかに吸収されるため，重篤化を防ぐことができる。

文 献

1) 砂田圭二郎，西村直之，福島寛美ほか：炎症性腸疾患 診断と治療の進歩．Crohn病の管理・治療．内視鏡診断，治療の進歩．日内会誌 2009; 98: 94-103.
2) 砂田圭二郎，山本博徳，菅野健太郎：炎症性腸疾患．ダブルバルーン内視鏡によるクローン病の診断と治療．治療学 2004; 38: 1210-6.
3) Canavan C, Abrams KR, Mayberry J: Meta-analysis: colorectal and small bowel cancer risk in patients with Crohn's disease. Aliment Pharmacol Ther 2006; 23: 1097-104.
4) Hassan C, Zullo A, De Francesco V, et al: Systematic review: Endoscopic dilatation in Crohn's disease. Aliment Pharmacol Ther 2007; 26: 1457-64.
5) Hirai F, Beppu T, Nishimura T, et al: Carbon dioxide insufflation compared with air insufflation in double-balloon enteroscopy: a prospective, randomized, double-blind trial. Gastrointest Endosc; 73: 743-9.
6) Domagk D, Bretthauer M, Lenz P, et al: Carbon dioxide insufflation improves intubation depth in double-balloon enteroscopy: a randomized, controlled, double-blind trial. Endoscopy 2007; 39: 1064-7.
7) Hirai F, Matsui T, Yao K, et al: Efficacy of carbon dioxide insufflation in endoscopic balloon dilation therapy by using double balloon endoscopy. Gastrointest Endosc 2007; 66: S26-9.

V
炎症性腸疾患の外科的治療

5. 炎症性腸疾患の外科的治療

潰瘍性大腸炎に対する外科治療

杉田　昭，小金井一隆　横浜市立市民病院外科
木村英明　横浜市立大学附属市民総合医療センター・炎症性腸疾患(IBD)センター

POINT
◆ 潰瘍性大腸炎に対する治療の原則は，患者のQOLの改善である。
◆ 患者の状態を考慮に入れた内科治療の効果と限界，外科治療の予後を内科医，外科医が協力して検討し，手術適応のある症例を的確に判断して時期の遅れがなく，適切な外科治療を行うことが必要である。

　潰瘍性大腸炎に対して近年，内科治療の選択肢が増加し，外科治療の位置付けが将来，変化する可能性はある。しかし，内科治療の効果と限界，QOLを考慮した治療法の選択などの観点からすると，現在のところは外科治療に関して従来と大きな変化はないように思われる。本稿では本症に対する外科治療の現状，手術適応，手術時期，手術術式，術後経過を述べ，外科治療の位置づけを分析した。

潰瘍性大腸炎の概要

- 手術率は欧米で25％(累積手術率は5年：24.2％，10年：34％，20年：43.7％)[1]である。
- 本邦での手術件数は年々増加していると推測され，現在，厚労省難治性炎症性腸疾患に関する調査研究班で集計中である。
- 手術は内科治療の効果のない症例に行うのが原則で，これらの症例を早期に発見し，手術時期の遅れがないようにする。

手術適応と手術時期

- 手術適応を重症(穿孔，大量出血，中毒性巨大結腸症，重症発作)，難治，大腸癌またはdysplasiaの合併に大別すると，難治が最も多い。
- 自験手術の2006年までの集計では重症28％，難治65％，大腸癌またはdysplasia 7％であったが，集計した2010年までではそれぞれ31％，59％，

10％と大きな変化はないものの，大腸癌またはdysplasiaが軽度増加していた（n = 523）。
- 手術適応を絶対的適応と相対的適応に分けて示す（**表1**：厚労省難治性炎症性腸疾患に関する調査研究班の潰瘍性大腸炎外科治療指針）。
- 実際の臨床で留意すべき点は以下である。
  1. 重症例：ステロイドの効果判定基準，血球成分除去療法，シクロスポリン静注療法，タクロリムス，インフリキシマブの効果判定，高齢者重症例の治療法の選択。
  2. 難治例：ステロイドの効果判定，QOLを考慮した治療法の選択。

手術適応と手術時期
●重症
1．大量出血
大量出血は大腸の広範な深掘れ潰瘍から生じて繰り返すことから，強力な保存的治療を行っても輸血を必要とする出血が数日間持続すれば，この時点で手術を行う。直腸からの大量出血の有無が術式の選択に重要であり，可能であれば術前大腸内視鏡検査で確認しておく。

2．穿孔
ステロイド大量投与などの重症例に発生することが多く，中毒性巨大結腸症合併例では穿孔の危険性が高い。しかし，穿孔例の30％以上は巨大結腸症を合併しないといわれており[2]，注意を要する。

表1 潰瘍性大腸炎外科治療指針（手術適応）

(1) 絶対的手術適応
①大腸穿孔，大量出血，中毒性巨大結腸症 ②重症型，劇症型で強力な内科治療（強力静注療法，血球成分除去療法，シクロスポリン持続静注療法・タクロリムス経口投与・インフリキシマブの点滴静注など）が無効な例 ③大腸癌およびhigh grade dysplasia（UC-Ⅳ） 〈注1〉①，②は（準）緊急手術の適応である
(2) 相対的手術適応
①難治例：内科的治療（ステロイド，免疫調節薬，血球成分除去療法など）で十分な効果がなく，日常生活が困難になるなどQOLが低下した例，内科的治療（ステロイド，免疫調節薬）で重症の副作用が発現，または発現する可能性のある例 ②腸管外合併症：内科的治療に抵抗する壊疽性膿皮症，小児の成長障害など ③大腸合併症：狭窄，瘻孔，low-grade dysplasia（UC Ⅲ）のうち癌合併の可能性が高いと考えられる例など 〈注2〉小児成長障害に関しては思春期発来前の手術が推奨される。成長障害の評価として成長曲線の作成や手根骨のX線撮影などによる骨年齢の評価が重要であり，小児科医と協力し評価することが望ましい

3. 中毒性巨大結腸症(図1)

　大腸全体に多発した深い潰瘍による固有筋層，Auerbach神経叢の破壊のため腸管壁の非薄化と腸管運動の低下が起こり，大腸の拡張（腹部単純X線検査で横行結腸径が6cm以上）が生ずる。通常，発熱，頻脈などの全身の炎症症状を認めるが，これらを欠くこともあり，注意を要する。本症に対する内科治療は効果は不良であり，仮に減圧されても数年後には50％の症例が手術を受けると述べられている[2]。治療が不成功であった症例の予後は著しく不良であることから，軽度の病状改善があっても結腸の拡張が持続していれば数日以内に手術を行う。腸壁が菲薄で腸穿孔を起こす可能性が高く，手術時期が遅れてはならない。

4. 重症発作

　厚労省難治性炎症性腸疾患に関する調査研究班による重症度判定で「重症」に分類され，大量出血，中毒性巨大結腸症を伴わない病態を「重症発作」とした。本症に対する内科治療には従来のステロイド強力静注療法，白血球除去療法，シクロスポリン静注療法に，最近，タクロリムス，インフリキシマブによる治療が加わった。

①ステロイド強力静注療法の効果と限界

　本療法は現在も重症例に対して通常，第一選択として行われる治療法で，プレドニゾロン1〜1.5mg/kg/日を静脈内投与する。本療法は効果判定時期が重要で，5日[3]〜10日[4]との報告が多い。当科では本法を施行した重症例のretrospectiveな検討から，7日間施行後に効果を判定した「重症度」が手術例と寛解例の唯一の有意差であったことから，本法施行後，「重症」に分類されるか，7日までに症状の悪化がみられた例には，この時点で手術を行うこととした(図2)[5]。

　重症例について手術の必要性を早期に判定する因子として「深掘れ潰瘍多発(図3a，b)」についてみると，ステロイド強力静注療法施行38例の緊急手術率は深掘れ潰瘍多発例で89％(24/27例)，深掘れ潰瘍のない症例で45％(5/11例)と前者で有意に高かった(表2)。ステロイド強力静注療法は，深掘れ潰瘍多発例には無効であることが多いことに留意する。

図1　横行結腸穿孔を合併した中毒性巨大結腸症症例

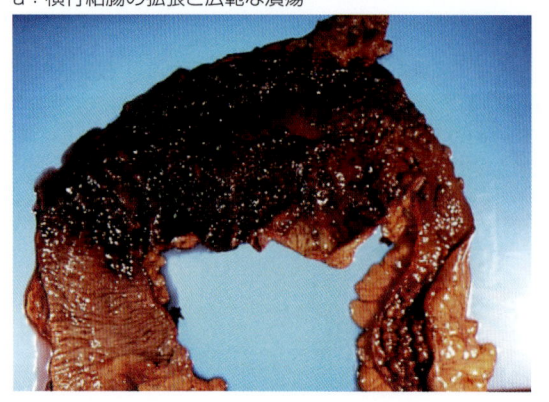

a：横行結腸の拡張と広範な潰瘍　　　　　　　　　　b：横行結腸穿孔部

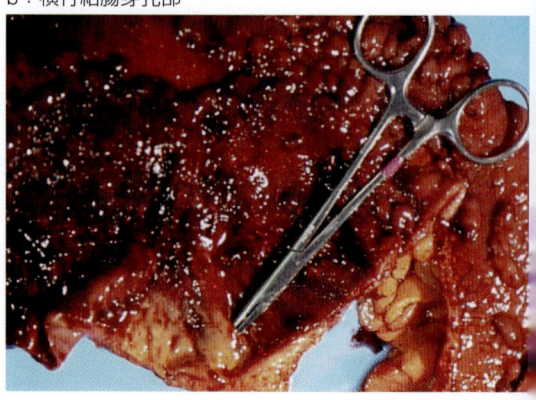

図2 潰瘍性大腸炎に対する強力静注療法施行後の寛解例と手術例の比較

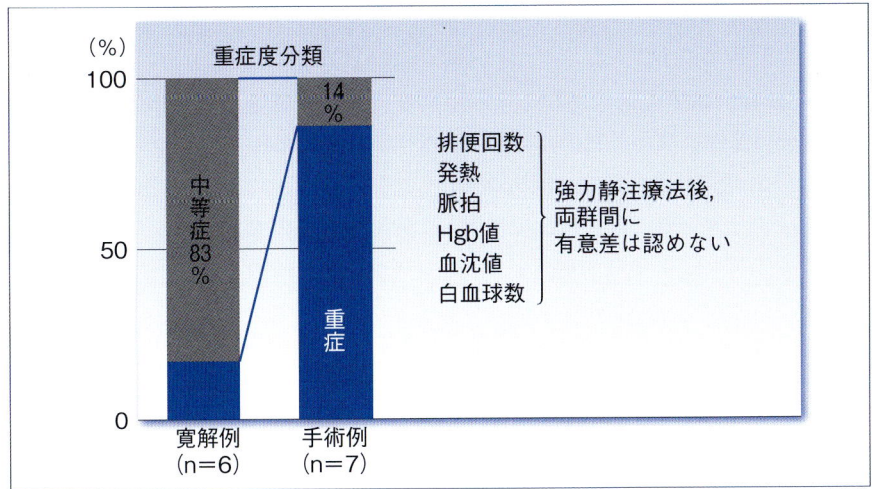

重症度分類
- 寛解例(n=6): 中等症83%
- 手術例(n=7): 14%、重症

排便回数、発熱、脈拍、Hgb値、血沈値、白血球数 ⎫ 強力静注療法後，両群間に有意差は認めない

(杉田　昭ほか: 外科治療選択のタイミング，重症潰瘍性大腸炎. 臨床外科 2005; 60: 61-8. より引用)

図3 重症潰瘍性大腸炎（深掘れ潰瘍多発例）

a：深掘れ潰瘍多発（下行結腸）

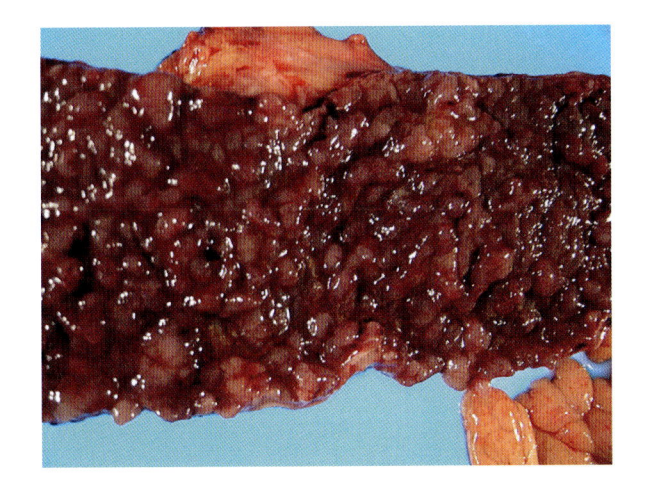

b：多発する深掘れ潰瘍（ガストログラフィン注腸造影）

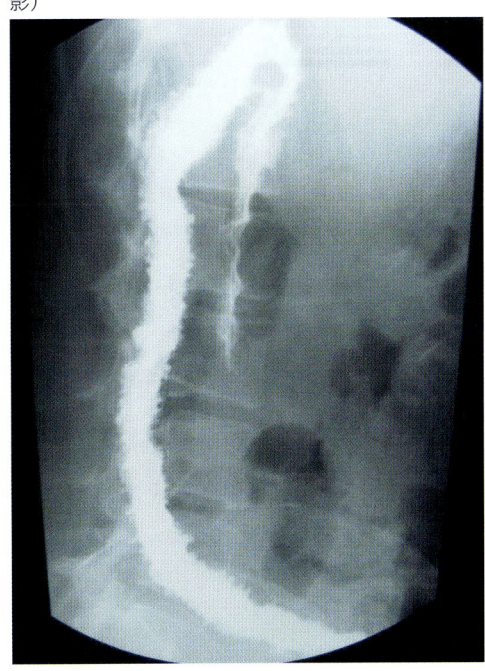

表2 深い下掘れ潰瘍をもつ潰瘍性大腸炎重症例の経過（強力静注療法で施行した38例）

	強力静注療法後の緊急手術例
1．深い下掘れ潰瘍(＋)(n=27)	89%(24/27)
2．深い下掘れ潰瘍(−)(n=11)	45%(5/11)

p=0.009

(杉田　昭ほか: 外科治療選択のタイミング，重症潰瘍性大腸炎. 臨床外科 2005; 60: 61-8. より引用)

V 炎症性腸疾患の外科的治療

②血球成分除去療法

　当科で血球成分除去療法を行った潰瘍性大腸炎重症66例（全例，プレドニゾロン強力静注療法併用，深掘れ潰瘍多発例79％，LCAP 53例，GCAP 13例）のretrospectiveな検討では，これらの治療で効果がなく緊急手術を行った症例は64％（42例）であり，緊急手術率は深掘れ潰瘍多発例で有意に手術率が高かった（p＝0.02深掘れ潰瘍多発例：73％，深掘れ潰瘍がない群：28％）。

　「深掘れ潰瘍多発例」はプレドニゾロン強力静注療法を併用した血球成分除去療法でも高頻度に緊急手術が必要になることから，本症をガストログラフィン注腸造影検査などで早期し診断し，改善のないときには手術を早期に行う必要がある。

③シクロスポリン，タクロリムス，インフリキシマブ

　シクロスポリンはステロイド不応性の重症潰瘍性大腸炎に対して有効で，ステロイド不応性を早期に判断して行うことが有効と報告されている[6]。重症例に対するタクロリムス，インフリキシマブの効果は一定の見解が得られていないため，投与中の患者は注意深く観察する必要がある。

　シクロスポリンを含めて，重症例に対する短期効果，改善があった例での長期予後の集積がその位置づけに必要である。

● 難治

　難治とは「内科治療に抵抗し，潰瘍性大腸炎自体やその治療のために長期にわたり著しくQOLの低下した状態」で，臨床的には，①頻回の再燃，慢性持続，②ステロイドの重症副作用発生例や可能性のある例，③難治性腸管外合併症（壊疽性膿皮症，成長障害）である。

　ステロイドの重症合併症（病的骨折，緑内障，白内障，糖尿病など）は術前総プレドニゾロン量が10,000 mg以上で有意に増加したことから，10,000 mg以上の投与を必要とする症例は原則として手術適応と考えられる（重症副作用発生率：10,000 mg以上36％，10,000 mg未満10％，p＝0.0058：図4）[7]。仕事の継続，urgency（便意促迫）による外出制限の改善などの「QOLの向上」を目的として外科治療を行う患者が増加しており，術後経過が良好であることから，これらの患者は「社会適応」として手術適応である[8]。

　難治例にはQOLを改善するため，時期を失せず行うことが重要と考えられる。

● 癌，dysplasia

　Riddellの分類によるhigh grade dysplasia，または厚労省難治性炎症性腸管障害調査研究班の潰瘍性大腸炎に合併する異型上皮の病理組織学的分類（後述）によるUC-Ⅳ症例またはUC-Ⅲbのうち癌の可能性が高い症例に，病変を残さない術式として大腸全摘，直腸粘膜抜去を伴う回腸嚢肛門吻合術，または永久人工肛門造設術を行うことが，現在の原則である。

図4 プレドニゾロン投与量別の重症副作用発生率

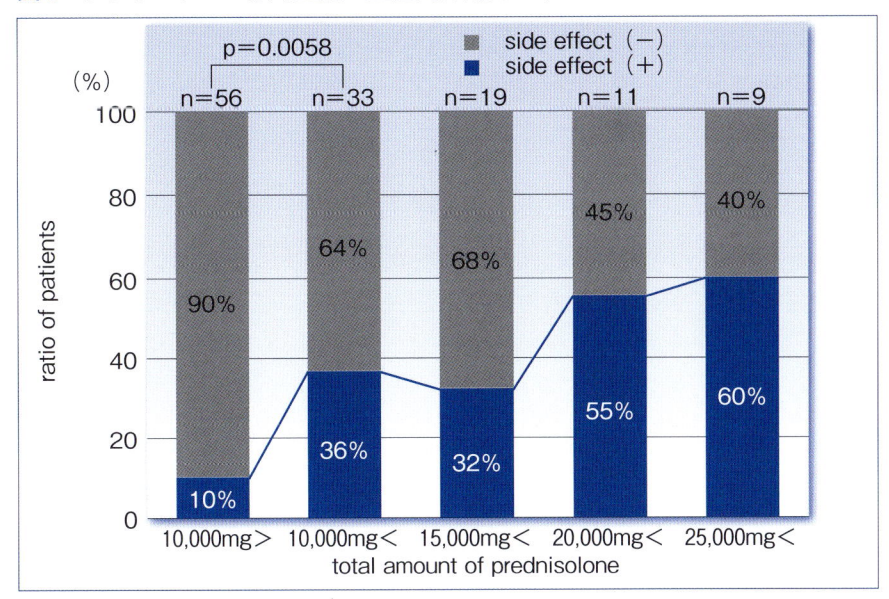

手術術式の種類と特徴

● 本症の標準術式は大腸全摘，回腸嚢肛門吻合術，または回腸嚢肛門管吻合術である。

回腸嚢肛門吻合術(図5a)

　大腸切除と直腸粘膜抜去によって病変をすべて切除し，回腸嚢を肛門（歯状線）と吻合する術式で，疾患の根治性が高い。通常は一時的回腸人工肛門を造設する。術後1年の排便回数は5.5回／日，soiling（漏便）の頻度は9.7%，spotting（しみ）13.3%，夜間排便は18.6%である（n = 396，術後期間中央値8年）[9]。術後合併症は縫合不全2.3%，骨盤腹膜炎1.3，肛門狭窄9.6%，腸閉塞5.4%，回腸嚢炎13.1%であった[10]。施設によっては，痔瘻などの肛門疾患，重症例などを除いて選別した症例に人工肛門を造設しない一期手術を行い，良好な結果が報告されている（人工肛門造設率：3.3%）[11]。

回腸嚢肛門管吻合術(図5b, c)

　回腸嚢を外科的肛門管の高さで器械吻合してsensory zoneを温存し，排便機能を良好に保つ術式である。当科では術前のステロイド大量投与例を含めて回腸人工肛門を造設しない一期手術を原則としている。本法は従来のsingle stapling technique（SST）により全周に肛門管粘膜を温存する方法（図5b）に加えて，現在はdouble stapling technique（DST）によって前壁は肛門管上縁，後壁は歯状線と吻合して肛門管粘膜を前壁のみ温存し，残存肛門管粘膜を更に少なくする方法（図5c）が可能となった。

図5　大腸全摘出術と回腸嚢肛門吻合術，回腸肛門管吻合術
a：回腸嚢肛門吻合術。歯状線で吻合する。
b：回腸嚢肛門管吻合術。肛門管上縁で吻合する。sensory zoneは全周にわたって温存する。
c：回腸嚢肛門管吻合術(double stapling technique)。後壁は歯状線，前壁は肛門管上縁で吻合する。前方のsensory zoneのみ温存する。

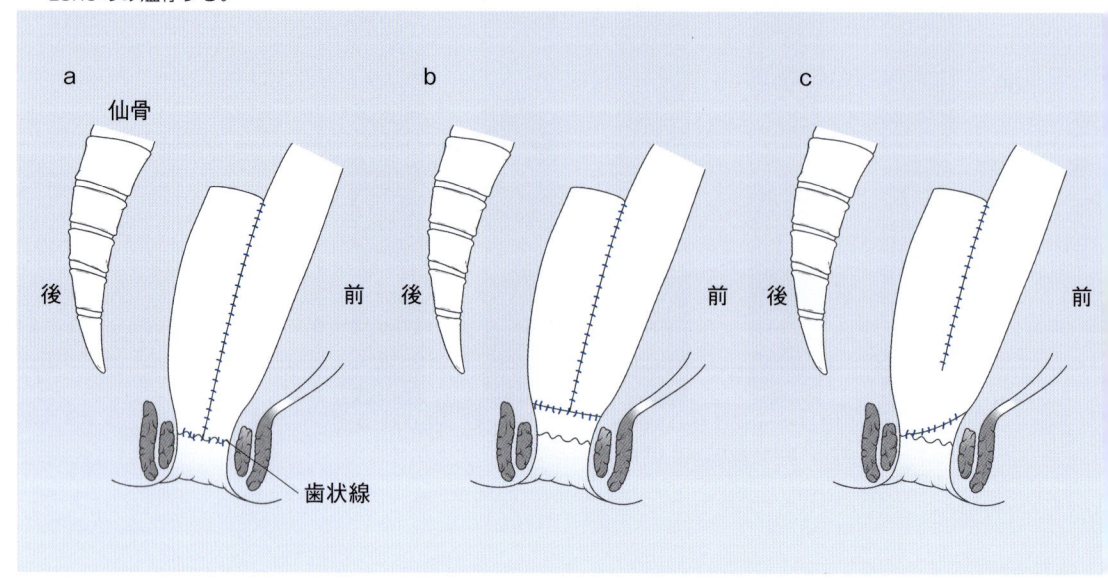

　J型回腸嚢肛門管吻合術をDSTで行った自験潰瘍性大腸炎248例のうち，一期手術例は210例で（85％）であった。排便機能は術後1年で排便回数が6回/日，夜間排便は21％，soilingは6カ月で9.3％，1年で2.8％と減少した。術後早期合併症は，縫合不全のうちmajor leakage（人工肛門造設）が2％，minor leakage（保存的治療で改善）は7％であった。吻合部の膜様肛門狭窄を7％に認めたが，用指拡張で容易に改善した。合併症のうち，腸閉塞が14％と最も多く（手術率2％），回腸嚢炎9％であった[12]。

　回腸嚢肛門吻合術後の温存肛門管上皮に対して，当科では原則として年1回，術後内視鏡検査を行っている。検討を行った530例では炎症は96％が軽度から中等度（Mattの分類：grade 2；45％，grade 3；51％）で当科では特に治療を行っておらず，dysplasiaは0.6％（3例）にみられ，UC-Ⅲb 2例，UC-Ⅳ 1例で，UC-ⅢbおよびⅣの1例ずつに手術を行った。現在は術後の炎症の検索，cancer surveillanceを目的として通常，年1回の定期的内視鏡検査で経過を観察している。

大腸全摘，回腸人工肛門造設術

　肛門機能不良例，高齢者，進行下部直腸癌症例などに行う。括約筋機能の低下した高齢者の手術が徐々に増加しており，本法も重要な術式である。

結腸全摘，回腸直腸吻合術

　術後機能は良好であるが，残存直腸の再燃と癌化の可能性があり，最近は行われないことが多い。

結腸亜全摘，回腸人工肛門，S状結腸粘液瘻造設術，またはHartmann手術

全身状態不良例や肛門管に深い潰瘍を合併する症例に本法が行われる。本邦ではS状結腸粘液瘻造設術を行うことが多く，欧米ではHartmann手術が行われている。大量下血症例では直腸の潰瘍から出血する症例があり，術前検査で必ず直腸潰瘍の有無を確認し，直腸も大量出血の一因と考えられれば大腸全摘術で直腸を切除，回腸嚢肛門(管)吻合術を行い，患者の状態によって一時的回腸人工肛門造設を行う。

腹腔鏡補助下大腸全摘術と小開腹による大腸全摘術

腹腔鏡補助下手術（本邦176例の集計）では手術時間が平均392分と長いが，出血量は少なく[13]，経験のある施設で選別された患者に行う腹腔鏡補助下手術の術後成績は，開腹術と差がないとの報告がある[7]。

開腹術は腹腔鏡手術に比べ，出血量は多いが，手術時間，器械の費用に関して優っており，整容性についても多くの症例で小開腹手術（臍下，症例によっては臍左側）が可能で，腹腔鏡下手術に比べて遜色はないと報告されている[14]。

現状では患者の状態，希望，各施設の方針などによっていずれかが選択されている。

手術の選択と手術時期

● 重症例，難治例では患者の状態，QOLの改善を考慮して時期の遅れがないように手術を行うことが重要である。

重症

すべての保存的治療を行った後に手術に移行するのではなく，「深掘れ潰瘍多発例を含めて，これらの治療法により改善が期待できないと判断された症例」は早期に手術を選択し，適切な術式を選択してQOLの改善と術後合併症の減少に努めることが重要である（表3）。重症例では，直腸下部または肛門管にできた深い潰瘍による肛門周囲膿瘍，直腸または肛門管腟瘻を合併するもあり，注意を要する。重症例の治療中に直腸下部，肛門管後壁に発生した深い潰瘍から，膿瘍腔

表3 重症潰瘍性大腸炎に対する手術術式

1. 大量下血	直腸多発潰瘍	なし：結腸亜全摘出術，粘液瘻造設術，またはHartmann手術 あり：回腸嚢肛門(管)吻合術
2. 穿孔	腹膜炎	高度：結腸亜全摘出術，粘液瘻造設術，またはHartmann手術[軽度であれば回腸嚢肛門(管)吻合術]
3. 中毒性巨大結腸症		結腸亜全摘出術，粘液瘻造設術，またはHartmann手術
4. 重症発作	直腸病変	軽度：結腸亜全摘出術，粘液瘻造設術，またはHartmann手術 高度：回腸嚢肛門(管)吻合術

（杉田　昭ほか：外科治療選択のタイミング，重症潰瘍性大腸炎．臨床外科 2005; 60: 61-8.より引用）

を介して皮膚に大きな瘻孔を形成していた症例を示す（図6）。本症例は結腸亜全摘、S状結腸粘液瘻造設術後、回腸嚢肛門管吻合術の予定であったが、6カ月でも肛門管の潰瘍が十分改善せず、7カ月後に回腸嚢肛門吻合術を行い、その4カ月後に人工肛門閉鎖術を行って、経過は良好となった。これらの合併症の発生前、また発生時には早期に診断して、排膿術、または結腸亜全摘、S状結腸粘液瘻造設術などの外科治療を行うことが患者の予後に大きな影響を与える。

難治

QOL低下例、成長障害などの腸管外合併症には術後経過が良好であることから、遅れることなく、通常は回腸嚢肛門吻合術、回腸嚢肛門管吻合術を行う。

高齢者

高齢者（70歳以上）に対する手術を検討した報告では（n = 23）、術前治療としてステロイドが17例、免疫調節薬が3例に投与され、術前合併症として脳梗塞、糖尿病、心疾患などの合併症を83％（19例）に認めた。手術適応は重症が43％（10例）と多くを占め、術後に肺炎を3例、深部静脈血栓を2例に発症して、肺炎で2例、肺塞栓で1例が死亡した（13％）。高齢者重症例は種々の予備能がなく、内科治療の効果判定を早期に行って手術の遅れがないように十分、留意すべきである[15]。

供覧する症例は74歳で、重症潰瘍性大腸炎として前医でステロイド強力静注療法とインフリキシマブ投与を受け、効果不十分として当科に転院、回腸嚢肛門管吻合術を施行した。術後縫合不全はないが、左肺クリプトコッカス症を併発した（図7）。高齢者では原病、治療薬で免疫力が低下することによって術前後に日和見感染を起こす可能性があり、術前治療、手術時期、術後管理に十分に留意する必要がある。

図6 重症潰瘍性大腸炎（肛門管の深い潰瘍）

a：初回手術前の肛門。肛門管の深い潰瘍が皮膚に大きな瘻孔を形成。

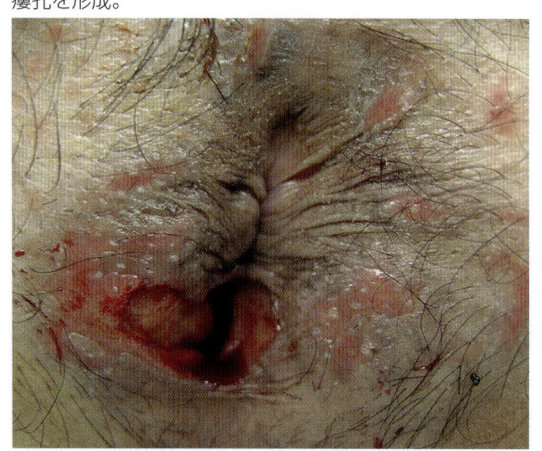

b：S状結腸粘液瘻、人工肛門造設6カ月後の大腸内視鏡検査。肛門管に潰瘍残存。

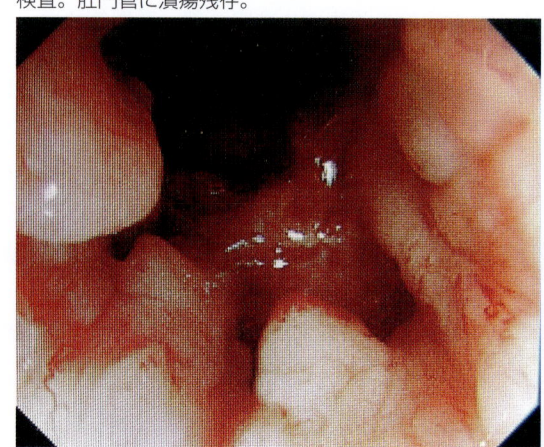

図7 重症潰瘍性大腸炎術後に併発した肺クリプトコッカス症

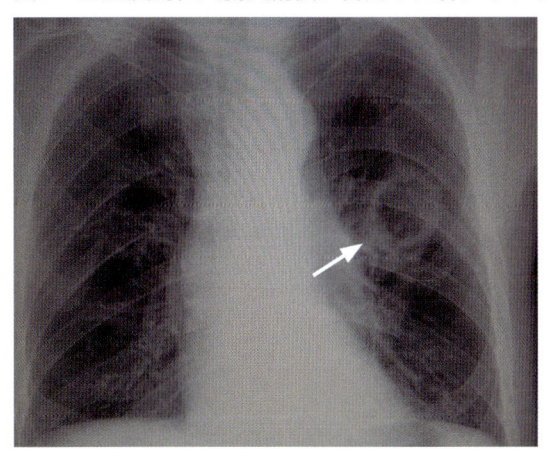

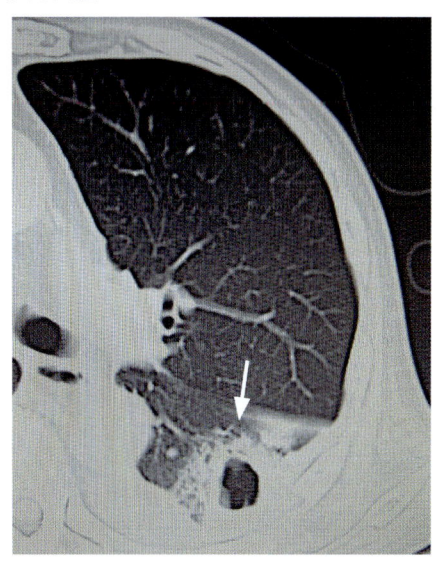

術後QOL

　回腸嚢肛門吻合術または肛門管吻合術を行った潰瘍性大腸炎の術後1年のQOLは，SF36に疾患特異性の尺度を作成して術前，術後の縦断研究を行った検討で，両術式とも全般的健康感，社会的機能などは術前を含め経過とともに改善した。一期手術は肛門吻合27%，肛門管吻合92%で，術後のQOLに影響する因子は，人工肛門の有無が最も重要であった[16]。

文献

1) Willams NS: Ulcerqtive colitis: Indications for emergency and elective surgery. Inflammatory Bowel Disease(2nd edition)Churchill Livingstone, New York, p423, 1990.
2) Sachar DB: Colectomy in ulcerative colitis: Indications. Current management of inflammatory bowel disease. B. C. Decker Inc. Philadelphia, p100, 1989.
3) Troulove SC, Jewell JP: Intensive intravenous regimen for severe attacks of ulcerative colitis. The Lancet 1974; 1: 1067-70.
4) Meyer S, et al: Predicting the outcome of corticoid therapy for acute ulceratrive colitis. A prospective, randomized, double blind clinical trial. J Clin Gastroenterol 1987; 9: 50-4.
5) 杉田　昭，荒井勝彦，木村英明ほか：外科治療選択のタイミング．重症潰瘍性大腸炎．臨床外科 2005; 60: 61-8.
6) 鈴木康夫：重症潰瘍性大腸炎に対する早期シクロスポリン投与の検討．厚生省特定疾患難治性炎症性腸管障害調査研究班．平成14年度業績集．p14-16.
7) 杉田　昭，木村英明，常井勝彦ほか：潰瘍性大腸炎の治療．外科治療．日本臨床 2005; 63: 859-66.
8) 小金井一隆，杉田　昭，木村英明ほか：難治性潰瘍性大腸炎に対する手術適応拡大の検討．日外会誌 2008; 109: 206.
9) 杉田　昭：潰瘍性大腸炎手術例の術後長期予後の検討－術後5年以上経過例－．厚生科学研究費補助金難治性疾患克服対策研究事業「難治性炎症性腸管障害に関する調査研究」班．平成15年度業績集．p46-48.
10) 杉田　昭：潰瘍性大腸炎手術例の術後長期予後の検討－術後5年以上経過例－．厚生科学研究費補助金難治性疾患克服対策研究事業「難治性炎症性腸管障害に関する調査研究」班．平成15年度業績集．p46-48.d
11) Ikeuchi H, Nakano H, Uchino M. et al: Safety of one-stage restorative proctocolectomy for ulcerative colitis. Dis Colon Rectum 2005; 48: 1550-5.
12) 杉田　昭，小金井一隆，木村英明ほか：消化管再建術の現状と将来－最良の再建術は何か－．大腸全摘術．日外会誌 2008; 109: 269-73.
13) 板橋道朗，亀岡信悟：潰瘍性大腸炎に対する腹腔鏡下手術の現状．消化器内科 2003, 18. 215-25.
14) 杉田　昭，小金井一隆，木村英明ほか：潰瘍性大腸炎に対する最適な外科治療とは？ 開腹術か腹腔鏡下手術か．開腹術の立場から．臨床外科 2009 ; 64 : 607-13.
15) 小金井一隆，木村英明，岡本経子：70歳以上潰瘍性大腸炎症例の治療と予後．第66回日本消化器外科学会総会．2011年7月，名古屋．
16) 杉田　昭：潰瘍性大腸炎手術後患者のQOL－SF36を用いた回腸嚢肛門吻合術と回腸嚢肛門管吻合術の縦断的比較－．厚生科学研究費補助金難治性疾患克服対策研究事業「難治性炎症性腸管障害に関する調査研究」班．平成16年度業績集．p53-5.

5. 炎症性腸疾患の外科的治療

クローン病の外科的治療

渡辺和宏, 小川 仁, 佐々木 巌　東北大学病院胃腸外科

POINT
◆クローン病に対する外科治療の目的は, 病変に起因する諸症状を緩和し, 患者のQOLを高めることにある。
◆クローン病は再燃寛解を繰り返す病態であり, 短腸症候群(腸管不全)を予防するためにも, 腸管をなるべく長く温存する術式が原則となる。

外科治療の目的

- クローン病に対する根治治療がない現状では, 外科治療の目的は, 内科治療で改善しない病変に起因する諸症状を改善し, 患者のQOLを高めることにある。外科治療は, いわば寛解導入療法の1つとして位置づけることができる。

手術頻度

- クローン病の累積手術率は, 発症後5年で約30％, 10年で約70％と高率であることが報告されている[1]。
- クローン病は再燃寛解を繰り返すため, 再手術を要する症例を高率に認める。腸切除術後の累積再手術率は術後5年で16〜43％, 術後10年で26〜65％と報告されている[2,3]。
- 内視鏡観察下での吻合部における再発はさらに高率に認め, 術後1年で70〜90％と高率であることが報告されている[4,5]。

手術適応

- 絶対的手術適応には, 穿孔・大量出血・中毒性巨大結腸症・癌合併・内科的治療で改善しない腸閉塞や膿瘍がある(表1)[6]。これらのうち, 癌合併以外の手術適応の場合は, (準)緊急手術の適応となりうる。

- 相対的手術適応には，難治性狭窄・内瘻・外瘻・腸管外合併症（発育障害など）・内科的治療無効例・難治性肛門部病変がある（表1）[6]。相対的手術適応の場合は，症状の程度，患者の就労・就学状況なども考慮して，手術を行うタイミングを判断する。
- 手術適応として最も頻度が高いものは，狭窄であり半数以上を占める。次いで，瘻孔・膿瘍が挙げられる[1]。

手術適応からみた治療戦略

- 狭窄が手術適応となるのは，線維性狭窄のために腹痛や嘔気などの腸閉塞症状が頻回に出現する場合である。術前に消化管造影検査，内視鏡検査，CT検査などで，狭窄病変の部位，長さ，個数，腸管壁の肥厚の程度を把握する。腸閉塞症状の強い症例では，術前に絶食・イレウスチューブ管理とし，腸管の浮腫や拡張を改善しておくことが望ましい。一般的に，小腸の短い狭窄病変に対しては狭窄形成術，大腸病変や小腸の長い高度の狭窄病変に対しては腸切除術が選択される。
- 瘻孔が手術適応となるのは，内瘻による高度の吸収障害や頻回の尿路感染を認める場合，外瘻による腸液の漏出過多を認める場合，膿瘍形成を伴う場合である。MRI，CT，瘻孔造影検査，消化管造影検査，内視鏡検査などで瘻孔の状態を把握する。時に炎症性癒着で腸管が一塊となっていることも少なくない。術前に栄養療法を行い腸管の安静を図り，局所の炎症を沈静化させてから待機的に手術を行う。腸管腸管瘻では，主病変の腸管切除と，瘻孔を形成したもう一方の健常腸管には可能であれば瘻孔部楔状切除を行う[6]。
- 膿瘍では，絶食・広域スペクトラムの抗菌薬による保存的治療が奏効することもあるが，内科治療で改善しない場合や敗血性ショック・DICを合併している場合は手術適応となる。CT，MRI，超音波検査などで膿瘍の部位，大きさを把握する。バイタルや採血データの推移をみながら，重篤化する前に手術を行うことが重要である。可能であれば，CTないし超音波ガイド下に経皮的穿

表1 クローン病の手術適応

絶対的手術適応

①穿孔，大量出血，中毒性巨大結腸症，内科的治療で改善しない腸閉塞，膿瘍（腹腔内膿瘍，後腹膜膿瘍）
②小腸癌，大腸癌（痔瘻癌を含む）
〈注〉①は（準）緊急手術の適応である

相対的手術適応

①難治性腸管狭窄，内瘻（腸管腸管瘻，腸管膀胱瘻），外瘻（腸管皮膚瘻）
②腸管合併症：発育障害など
③内科治療無効例
④難治性肛門部病変（痔瘻，直腸腟瘻など）による排便障害（頻尿，失禁などQOL低下例）

刺ドレナージを行うが，ドレナージ後も膿瘍のコントロールが困難な場合は手術治療の適応となる。炎症の極期では術中の副損傷が起きやすいため，可能であれば局所の炎症が落ち着いてから待機的に手術を行うのが望ましい。膿瘍の責任病変は炎症で高度の線維性狭窄を伴うことが多く，腸切除術が必要となる。責任病変の安静を図るため一時的にストーマ造設術を行うこともある。

クローン病における外科治療の原則

- 皮膚切開の位置は，再燃による再手術の可能性を考慮し，ストーマ造設の可能性がある位置を避けることが望ましい。
- 癒着で測定が困難な場合もあるが，病変の位置や残存小腸長をTreitz靭帯から測定し記録しておく。術後検査や再手術時の際に，有用な情報となる。
- 短腸症候群（腸管不全）を予防するために，腸管をなるべく温存する術式を原則とする。
- 小腸病変では，短い線維性の狭窄に対しては狭窄形成術，長い狭窄に対しては小範囲切除術が選択されるが，病変が多発している場合は，これらの術式を組み合わせて，なるべく残存腸管長が保たれるように務める。狭窄形成術では，術中に病変部の生検を行うことが望ましい。
- 大腸病変では，病変部の小範囲切除術が原則である。大腸は小腸と比べて温存の意義が少ないため，病変が多発あるいは広範囲の場合は，大腸亜全摘術が選択される。直腸肛門部に著しい狭窄や瘻孔を伴う場合は，直腸切断術やストーマ造設術が考慮される。
- バイパス術は，空置した病変部の癌化や，再手術率が高いことから，十二指腸狭窄に対する胃空腸吻合術を除いて，現在は行われることは少ない。
- 病変の判定は，腸管の腸間膜側における縦走潰瘍の触知，脂肪組織の集積（fat wrapping, fat creeping）の視認などによって行う。局所で腸管同士が強固に癒着している場合は瘻孔の存在を疑う。

術式

狭窄形成術

- 狭窄形成術は，小腸の比較的短い線維性狭窄病変に対してよい適応となる。瘻孔，膿瘍，穿孔，腹膜炎，蜂窩織炎などを伴った病変は一般的に狭窄形成術の適応外である。腸切除を行わないため，腸管が温存されることが本術式の利点である。
- 1cm前後の短い狭窄にはHeineke-Mikulicz法，4～5cmを超える比較的長い狭窄にはFinney法，さらに長い狭窄病変，あるいは高度の線維化で吻合に適さない場合はJaboulay法が行われる。応用した術式として，狭窄部が隣接し多発している病変に対するdouble Heineke-Mikulicz法[7]や，長い連続性狭窄病変に対して適応となるside-to-side isoperistaltic strictureplasty[8]などがある。

狭窄形成術の手術手技
Heineke-Mikulicz法(図1)
1. 支持糸を狭窄の中央に2本かけたのち、腸間膜付着部対側で、狭窄部の長軸方向の切開を健常部まで十分に行う。
2. 支持糸にて腸管を開きつつ、吸収糸の連続縫合を行う。特に両端部は病変による線維化が高度であり、十分に大きく確実な運針をすることで組織が裂けるのを防ぐ必要がある。
3. 必要に応じて漿膜筋層縫合を行い、Heineke-Mikulicz式の狭窄形成術を完成する。

Finney法(図2)
1. 狭窄部の中心が頂点となるように腸管をU字型に並べたのち、長軸方向の切開を健常部まで十分に行う。
2. 吸収糸の連続縫合にて、後壁および前壁の縫合を行う。
3. 必要に応じて漿膜筋層縫合を行い、Finney式の狭窄形成術を完成する。

Jaboulay法(図3)
1. 狭窄部の中心が頂点となるように腸管をU字型に並べる。狭窄部の口側と肛門側に、5〜7cmの長軸方向の切開を行う。
2. 吸収糸の連続縫合にて、切開部の側々吻合を行う。
3. 必要に応じて漿膜筋層縫合を行い、Jaboulay式の狭窄形成術を完成する。

double Heineke-Mikulicz法(図4)[7]
1. 狭窄部が隣接し多発している病変に対して適応となる。複数の狭窄病変部を含めた長軸方向の切開を健常部まで十分に行う。
2. それぞれの狭窄病変に対して、小さな結節縫合による形成を行う。
3. さらにHeineke-Mikulicz式の狭窄形成術を行い、double Heineke-Mikulicz式の狭窄形成術を完成する。

side-to-side isoperistaltic strictureplasty(図5)[8]
1996年にMichelassiが発表した術式であり、順蠕動に吻合できることや、Finney法やJaboulay法と違い、盲端を避けられることが利点である。

図1 Heineke-Mikulicz法

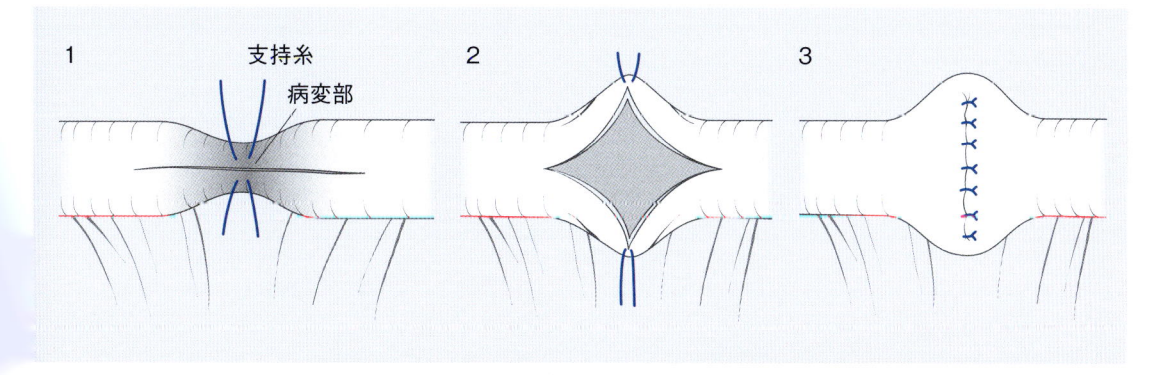

図2　Finney法

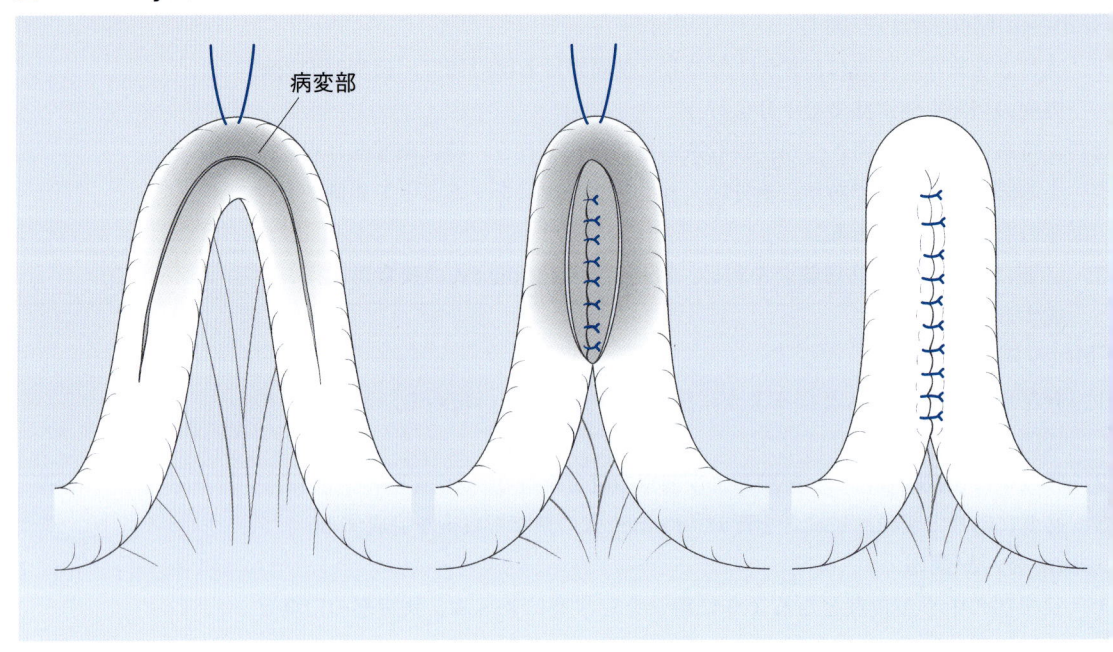

図3　Jaboulay法

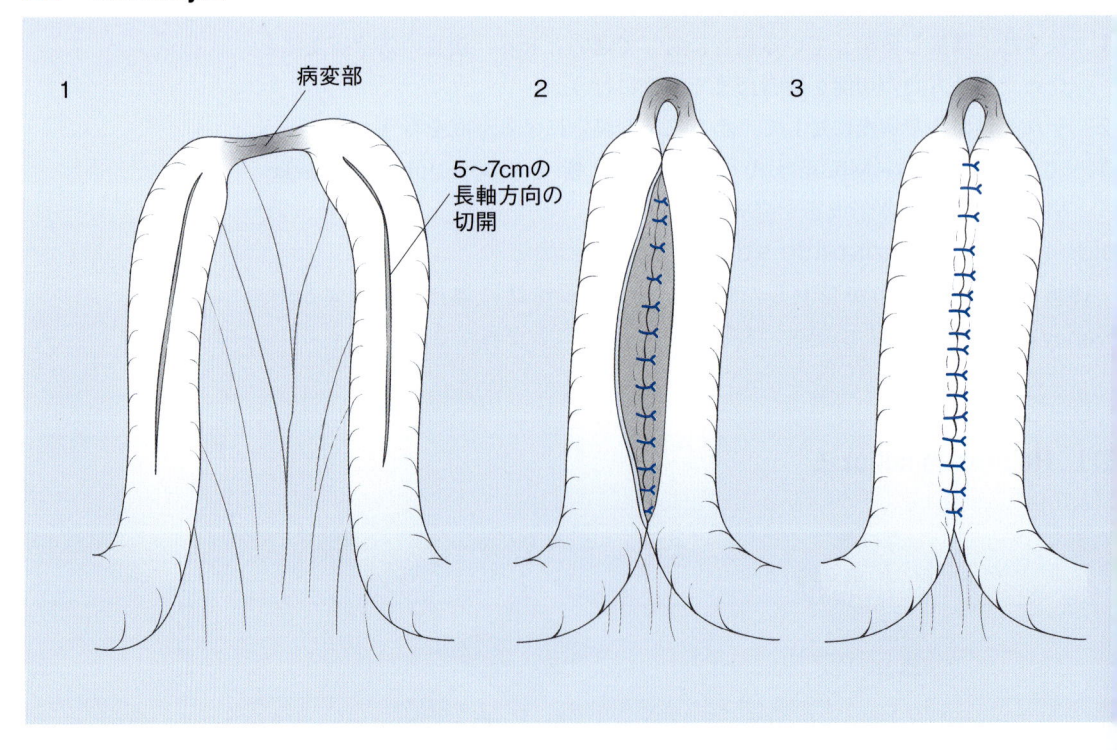

1　病変部
2　5～7cmの長軸方向の切開
3

図4　double Heineke-Mikulicz法

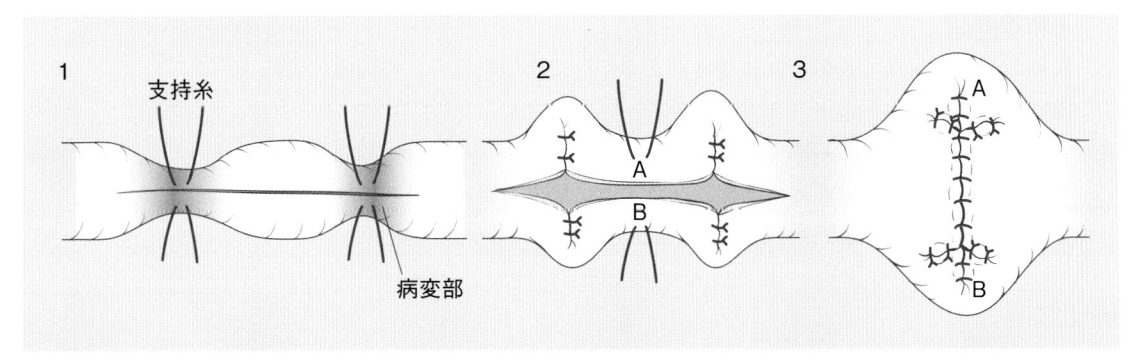

図5　side-to-side isoperistaltic strictureplasty

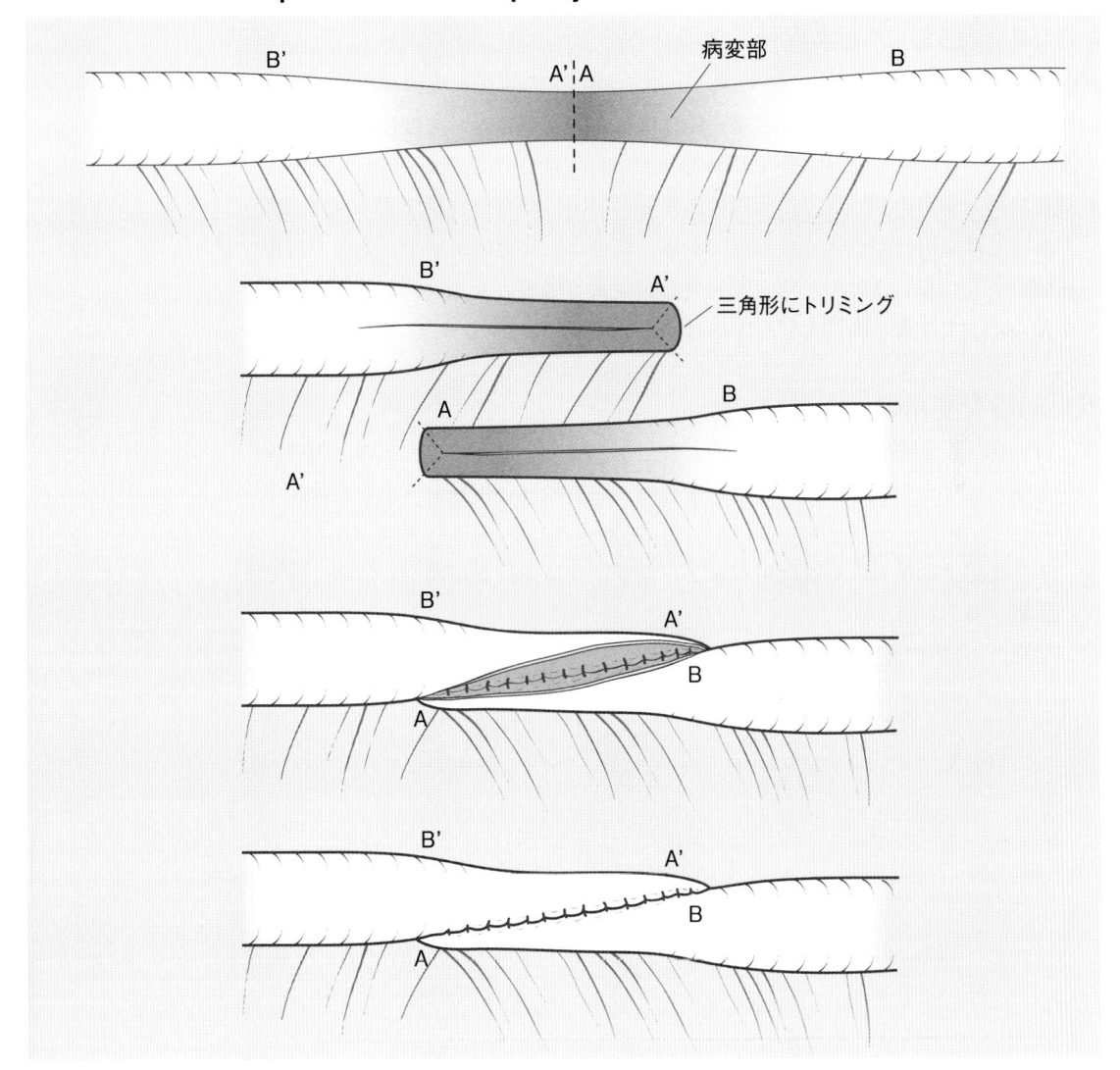

V

炎症性腸疾患の外科的治療

227

1. 縫合が可能な長い連続性狭窄病変に対して適応となる。病変部の中央で腸管を切離する。
2. 腸間膜付着部対側で長軸方向に健常部まで十分に切開を行う。腸間膜付着部対側の断端を三角形にトリミングする。
3. 吸収糸の連続縫合にて，後壁および前壁の縫合を行う。この際，腸間膜付着部側と腸間膜付着部対側との吻合となるようにする必要に応じて漿膜筋層縫合を行い，side-to-side isoperistaltic strictureplasty を完成する。

腸切除術

- 病変部の小範囲切除が原則である。クローン病の腸切除術後の吻合部再発は，切離断端から病変部までの距離や，切離断端の組織学的な病変の遺残とは関連がないと報告されている[9, 10]。このため，腸切除は，主病変から1cm程度離して行えば十分と考えられる。
- 一般的に吻合は，手縫い吻合か，器械吻合による機能的端々吻合（functional end-to-end anastomosis）が行われる。吻合法による再発頻度の違いについては諸論があり，どの吻合法が再発予防に優れているかについては現時点では結論が出ていない。
- 機能的端々吻合の利点は，口径差のある腸管同士の吻合が容易である点や，吻合部における口径が大きくなる点である。欠点は，吻合の形状上，術後の内視鏡観察がしづらいことや，吻合部再発で再手術が必要となった際に，staple部を含めた，より長い腸管を切除する必要がある点である。

機能的端々吻合の手術手技(図6)

1. 自動縫合器を吻合する腸管内に挿入し，側々吻合を行う。このとき，腸間膜を巻き込まないように注意する。吻合後，内腔のstaple lineの止血を確認する。
2. アリス鉗子で挿入口をstapleが重ならないように把持した後，自動縫合器で閉鎖する。
3. 漿膜筋層縫合で，閉鎖部および吻合部の股の補強を行う。

図6　機能的端々吻合

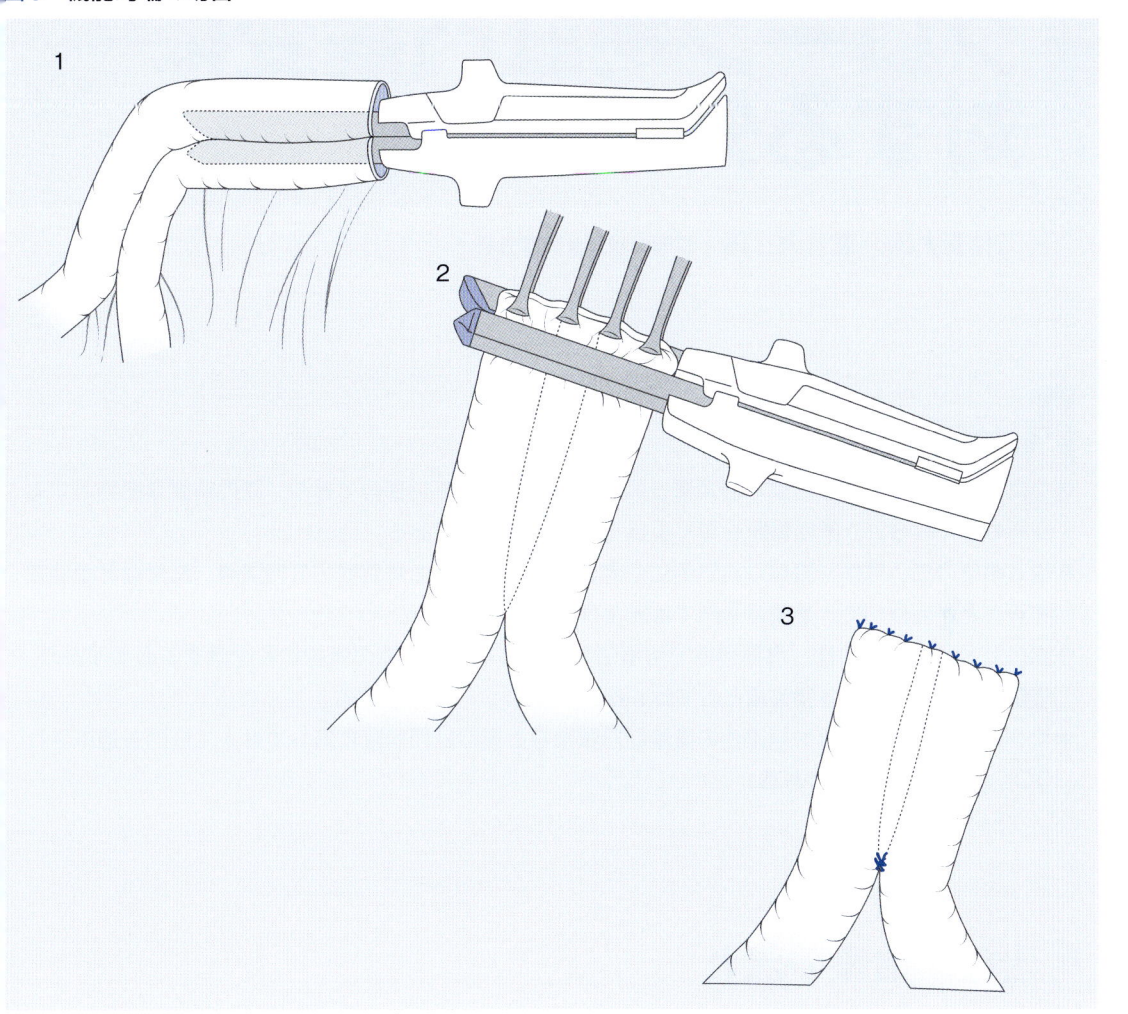

文　献

1) 八尾恒良, 櫻井俊弘, 樋渡信夫ほか: Crohn病の長期予後に関する調査研究—累積死亡率, 累積手術率について. 厚生省特定疾患難治性炎症性腸管障害調査研究班, 平成3年度研究報告書. 1992, p49-51.
2) Williams J, Wong W, Rothenberger D, Goldberg S: Recurrence of Crohn's disease after resection. Br J Surg 1991; 78: 10-9.
3) 福島恒男, 杉田昭, 馬場正三ほか: Crohn病術後再発因子の検討. 厚生省特定疾患難治性炎症性腸疾患障害調査研究班, 平成7年度研究報告書. 1996, p58-60.
4) Rutgeerts P, Geboes K, Vantrappen G, et al: Predictability of the postoperative course of Crohn's disease. Gastroenterology 1990; 99: 956-63.
5) Olaison G, Smedh K, Sjodahl R: Natural course of Crohn's disease after ileocolic resection: endoscopically visualised ileal ulcers preceding symptoms. Gut 1992; 33: 331-5.
6) 松本誉之, 中村史郎, 安藤朗ほか: クローン病治療指針改訂. 難治性炎症性腸管障害に関する調査研究(渡辺班), 平成21年度総括・分担研究報告書. 2010, p37-43.
7) Sasaki I, Funayama Y, Naito H, et al: Extended strictureplasty for multiple short skipped strictures of Crohn's disease. Dis Colon Rectum 1996; 39: 342-4.
8) Michelassi F, Taschieri A, Tonelli F, et al: An international, multicenter, prospective, observational study of the side-to-side isoperistaltic strictureplasty in Crohn's disease. Dis Colon Rectum 2007; 50: 277-84.
9) Fazio VW, Marchetti F, Church M, et al: Effect of resection margins on the recurrence of Crohn's disease in the small bowel. A randomized controlled trial. Ann Surg 1996; 224: 563-71.
10) Post S, Herfarth C, Bohm E, et al: The impact of disease pattern, surgical management, and individual surgeons on the risk for relaparotomy for recurrent Crohn's disease. Ann Surg 1996; 223: 253-60.

5. 炎症性腸疾患の外科的治療

クローン病肛門病変に対する外科治療

二見喜太郎, 東 大二郎　福岡大学筑紫病院外科

POINT

◆ クローン病において肛門部は回盲部と同様に罹患頻度の高い部位であり，肛門病変を初発とする症例も多くみられ，早期診断を導く手掛りとしても重要である。
◆ 最も頻度の高い痔瘻・膿瘍は前壁側に好発し，多発性とともに裂肛・肛門潰瘍，皮垂などが混在することが特徴的で，長期経過例では癌合併のリスクとなる。
◆ 腸病変と同様に難治性，易再発性で治療法の選択には肛門機能の保持にも配慮する必要があり，痔瘻・膿瘍に対する外科治療としてはseton法ドレナージが適する。
◆ くり返す複雑多発痔瘻や線維性の直腸肛門狭窄など重症肛門病変に対しては人工肛門も適応され，QOLの改善に効果的である。

治療・治療の流れ

　クローン病における肛門病変は単なる合併症ではなく，肛門部に生じたクローン病そのものであり，本項では肛門病変の病態を示し診断の方法，治療法の選択について解説する。

クローン病における肛門病変の分類と診断

肛門病変の分類

　病理学的所見が加味されたHughesら[1]の分類は病態を反映しており，治療法の選択にも有用である(表1)。Primary lesionは肛門部の潰瘍病変でcavitating ulcerやulcerated edematous pileはまさに肛門部のクローン病である(図1)。secondary lesionはprimary lesionに物理的刺激や感染を合併して発生する病変，incidental lesionはクローン病とは関係のない偶発的な病変である。最も頻度の高い痔瘻・膿瘍はsecondaryあるいはincidental lesion (crypt-grandular infectionに起因)に分類されており，クローン病診断の契機となる初期病変としても重要である(図2)[2]。いずれも通常の痔瘻に比べ前壁側に好発する[3]ため，広

汎におよぶと男性では尿道，女性では腟に瘻孔を形成する（図2）。特徴的なことは多発性と種々の病変の混在であり[4]，典型的な病変は他の疾患にはみられないもので鑑別診断にも有用である[5]。

表1　クローン病肛門病変の分類

Primary lesion	Secondary lesion	Incidental lesion
Anal fissure	Skin tags	Piles
Ulcerated edematous pile	Anal/rectal stricture	Perianal abscess/fistula
Cavitating ulcer	Perianal abscess/fistula	Skin tags
Aggressive ulceration	Anovaginal/rectovaginal fistula	Cryptitis
	Carcinoma	

Primary lesion：クローン病特有の肛門病変
Secondary lesion：Primary lesionからの機械的，物理的あるいは感染性合併症として続発する二次的な病変
Incidental lesion：偶発的に合併した肛門病変

[Allan RN(ed)：Inflammatory Bowel Disease(2nd ed)，1990，p351-61.より引用]

図1　クローン病肛門病変：Primary lesion

Cavitating ulcer
6時に潰瘍を原発巣とした痔瘻
9時に皮垂，肛門狭窄合併

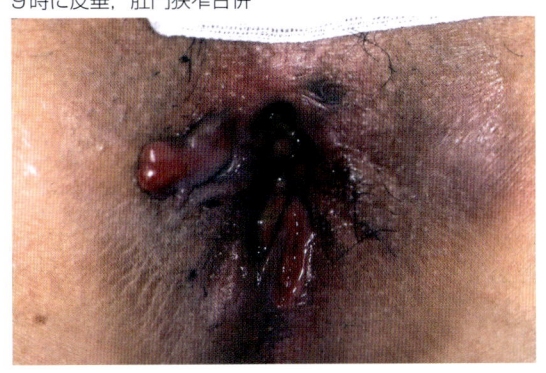

Ulcerated edematous pile
前後壁にulcerated edematous pile
5時に潰瘍，痔瘻

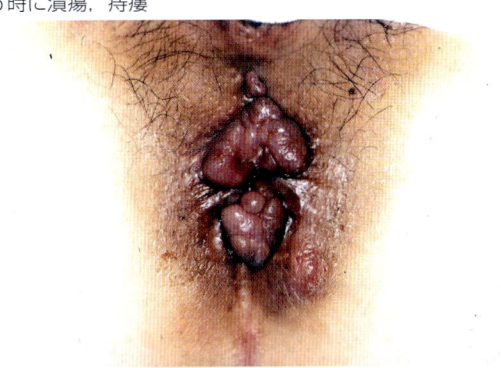

裂肛
6，12時に裂肛，肛門狭窄合併

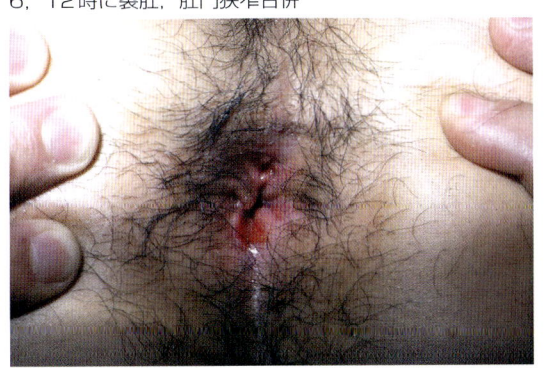

全周性に多発する肛門潰瘍
1，9，11時に痔瘻，1，6，11時に皮垂

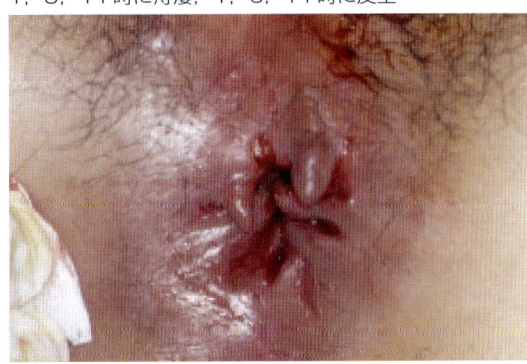

図2　クローン病肛門病変：痔瘻・膿瘍

肛門病変先行例：13歳
痔瘻多発(3時・10時)→3カ月後診断

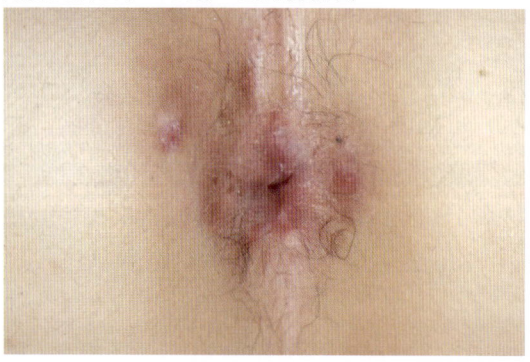

1時方向の低位筋間痔瘻
[incidental lesion]

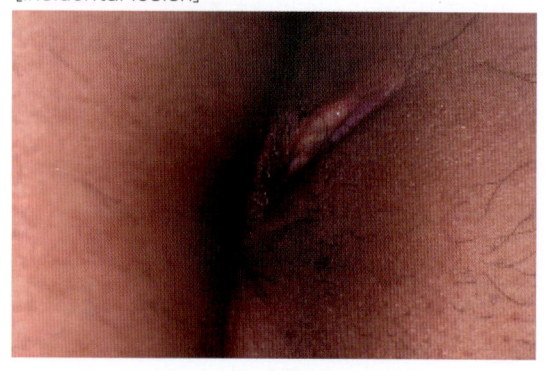

4時方向の肛門潰瘍を
原発巣とした皮垂・痔瘻(矢印)
[secondary lesion]

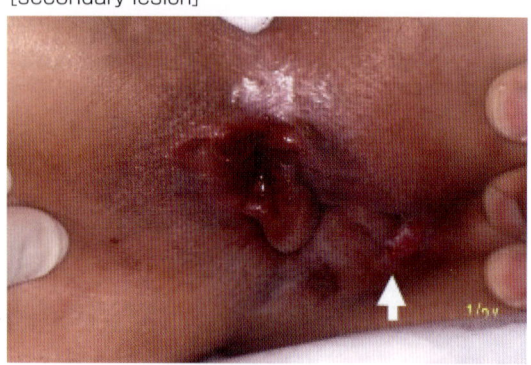

前壁側中心に広汎な膿瘍
および多発する痔瘻，尿道瘻合併

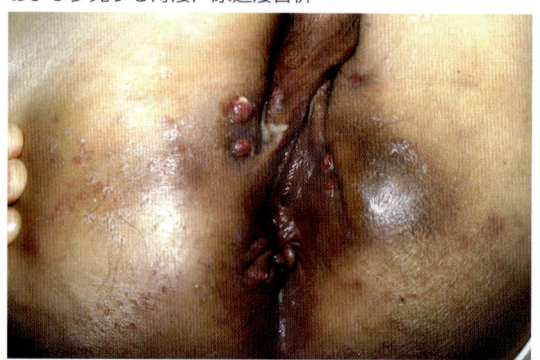

診断のポイント

クローン病の約30％は肛門病変が先行しており，若年者の肛門病変をみればクローン病と言っても過言ではなく，早期診断を導く手掛りとなる。

肛門病変の診かた

外来診療での肛門部の観察は通常左側臥位の膝屈曲位(Simsの体位)で行う。痔瘻・膿瘍，皮垂などの肛門周囲の病変の診断は通常の体位でも容易だが，裂肛・肛門潰瘍は肛門縁近傍の病変のため臀部を左右に牽引し，肛門縁までよく展開しなければ見落とされることがある。さらに男性では陰囊部，女性では外陰部周囲，および尾骨部，臀部にまで瘻孔が及ぶことがあり広範囲に視触診で観察を行う。

直腸指診では肛門部の狭窄，肛門管壁の膨隆・圧痛(膿瘍の存在)，隆起病変，血液や膿汁の付着，括約筋の緊張状態を検索する。

肛門鏡検査は肛門縁から歯状線近傍の検索に有用で，狭窄がなければ下部直腸粘膜まで観察できる。肛門部の高度の狭窄や痔瘻・膿瘍による疼痛など症状が強くて肛門部の観察が十分にできない場合には，麻酔をかけての検索が必要である[6]。できれば数日の入院として処置も加えて，手術室では前壁側に病変が多発するこ

図3 肛門部癌の合併：痔瘻癌（粘液癌）

肛門部所見

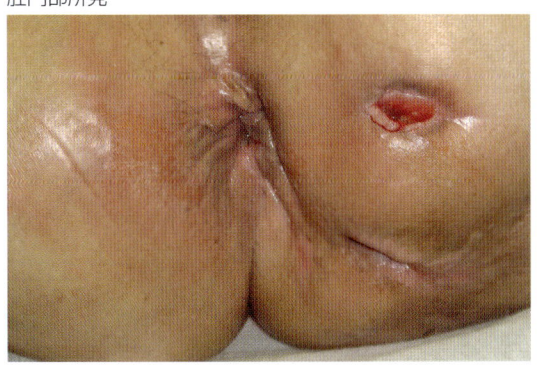

注腸造影：癌病変抽出なし

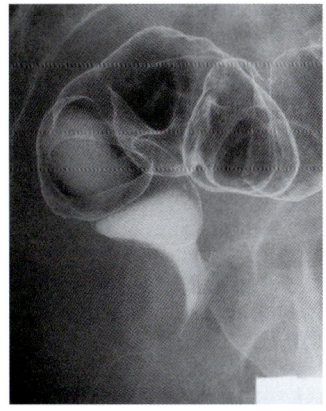

切除標本

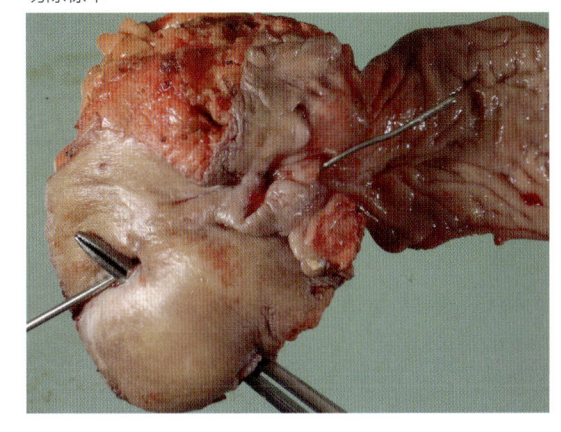

MRI：痔瘻の描出はあるが，癌病変の所見なし

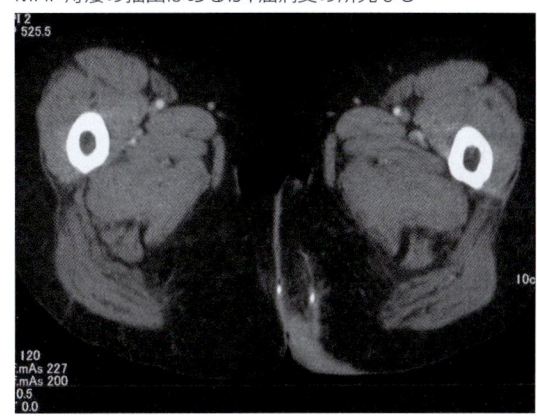

とから砕石位が適する．適切な治療法の選択には正しい診断が不可欠であり，このほかCT，MRI，経肛門的超音波検査，PETなどにより肛門周囲だけでなく直腸周囲まで含めて病態を評価する．また，大腸病変，特に直腸病変は肛門病変の管理，治療法の選択に深く関わるため内視鏡や注腸造影で評価し，活動性病変が存在すれば治療を行う．

　肛門部は癌合併のリスクの高い部位であるため，常に癌の鑑別を考慮する．肛門部の癌は画像所見では診断が難しいこと[7]から直腸粘膜や痔瘻部不良肉芽の組織検査は必ず行う．図3は18年の痔瘻歴を有する癌合併例であり，5時方向の痔瘻部の不良肉芽の生検から粘液癌（痔瘻癌）と診断した．注腸造影，CT，MRI，PETでは痔瘻は描出されたが，癌病変としての所見は得られなかった．

肛門部診察のポイント

　通常の診療のなかで肛門部の診察に慣れることが肝要で，異常のない肛門部を見なければ異常所見をとらえることはできない．不慣れな場合は，経験ある外科医・肛門科医へのコンサルトは必須である．

クローン病肛門病変に対する治療

内科的治療

　症状が軽ければ内科的治療でも効果は得られる。裂肛には通常の痔疾坐剤も用いられるが，多くは軽症の限局した痔瘻・膿瘍が対象となる。内科的治療としてはまず抗菌薬が投与され，ニューキノロン系製剤，メトロニダゾール，セファム系抗生剤が用いられる。免疫調節薬は効果発現までに時間を要すること，副作用により長期投与が難しいことから外科治療の補助的治療として適用される。

　インフリキシマブは痔瘻・膿瘍に対しても短期的には有用性が示されており，膿瘍ドレナージなど感染病巣の制御により効果は増強する[8]。

痔瘻・膿瘍に対する外科的処置

　膿瘍に対しては，大きく切開し膿瘍腔を広く開放すればドレナージを行わなくても軽快することがある。痔瘻に対する外科治療としては，痔瘻根治術（痔瘻切開術），seton法ドレナージ，人工肛門造設術（diverting stoma），直腸切断術が行われる。

　痔瘻根治術は再発率が高く[9, 10]，長期的には肛門機能にも障害をきたすため[4, 10]適応は慎重に行う。

　seton法ドレナージは，肛門管の原発口と肛門周囲の二次口あるいは二次口間にsetonを留置して継続的に排膿ドレナージを行い，瘻管部の炎症の軽減，瘻管の単純化を図る方法である。根治性には乏しいが症状の軽減には効果的で，肛門括約筋へのダメージが少ないことが利点でクローン病の痔瘻に適した外科治療法である[11]。長期の留置を必要とするためsetonの材料は，ドレナージ効果とともに肛門部に刺激の少ないペンローズドレーン（4〜6Fr），vessel loopなどを用いる[12]。留置に際しては二次口あるいは膿瘍部の切開は大きく行い，瘻管内をよく掻爬する。単純痔瘻には徐々に締めて瘻管を切開するcutting setonも選択されるが，痔瘻根治術と同様に括約筋へのダメージが残るため，クローン病の痔瘻に対しては緩く結んで長期的にドレナージを行うdrainage（loose）setonが適する（図4）。複雑多発痔瘻に対しては痔瘻根治術の適応はなく，複数のsetonを留置し，感染病巣を制御した後にインフリキシマブなど薬物治療の併用も考慮する。疼痛や排膿などの症状が軽減し，瘻孔部の不良肉芽が減少すれば遠位のsetonから順次抜去する。インフリキシマブの継続投与を行う場合は，まず大きく切開した瘻孔部にsetonを留置したまま開始し，症状ならびに不良肉芽の軽減を確認してsetonを抜去していく。インフリキシマブの効果判定としては疼痛，排液の軽減とともに肛門周囲皮膚の乾燥が得られることが参考になる。

> **seton法ドレナージのポイント**
>
> 　麻酔下での検索とともに画像所見を加えて，もれなく二次口を大きく開放し，瘻管内の掻爬をくり返しながら時間をかけてじっくりドレナージを図ることが重要である[10, 12]。

図4 seton法ドレナージ

Cutting seton
11時に低位筋間痔瘻

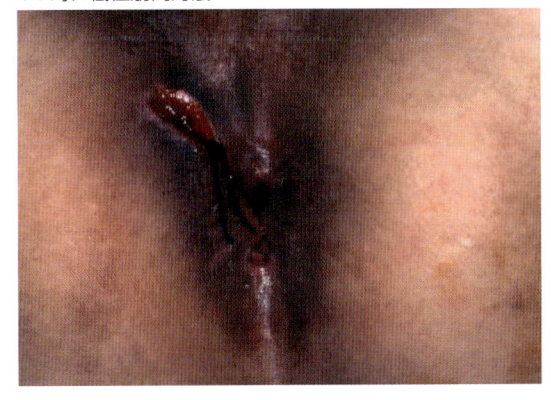

Loose(Drainage)seton
全周性広範囲多発痔瘻

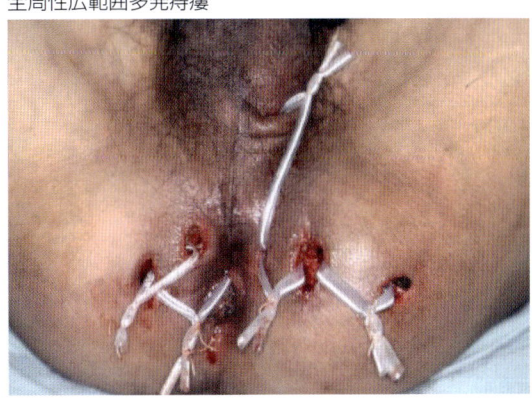

痔瘻・膿瘍以外の病変に対する治療

　裂肛・肛門潰瘍に外科治療の適応はない。軽度の裂肛には痔疾坐剤でも効果が得られるが、肛門潰瘍は括約筋まで及んでおり、腸病変に準じた内科的治療の適応となる。

　皮垂は裂肛・潰瘍や痔瘻に合併した皮下組織のリンパ性浮腫で、通常の皮垂に比べ多発性で腫脹が強い。緊満すると疼痛を伴い排便に支障をきたす場合には治療を必要とし、切除も選択される。切除範囲が歯状線に及ぶと痔瘻の原因ともなり、症状を軽減するための最小限の切除にとどめる。肛門狭窄も経過とともに頻度の高くなる病変であり[10]、歯状線近傍に限局した輪状狭窄と下部直腸にまでおよぶ直腸肛門狭窄では治療法が異なる。限局性の狭窄には用指的あるいは金属ブジーを用いた経肛門的拡張術が有用であるが、線維化の強い直腸肛門狭窄には拡張術の効果はなく、人工肛門の適応となる。

人工肛門(diverting stoma)、直腸切断術の適応

　seton法ドレナージや内科的治療の併用でも制御できない複雑多発痔瘻、便汁が排出する程の腟瘻、尿道瘻、繊維性の直腸肛門狭窄、肛門括約筋の破綻による便失禁例が人工肛門の適応となる(図5)。若年者が対象となるだけにいきなりの直腸切断術の受け入れは難しく、まずdiverting stomaとしての人工肛門が選択される。人工肛門により症状は軽減しQOLの回復は良好だが、閉鎖による再燃は高率で閉鎖できないと考えてよい[13]。人工肛門を造設しても癌のリスクに変わりはなく[7]、肛門部の定期的な観察は欠かせない。

　直腸切断術の適応は癌合併以外には、diverting stomaでも制御できない難治性肛門病変となる。感染病巣を有した直腸切断術が要求されるため切除範囲とともに不良肉芽の切除、掻爬など会陰部の創感染に留意する[13]。

図5 人工肛門の適応

全周性の痔瘻・膿瘍

全周に及ぶ痔瘻・膿瘍

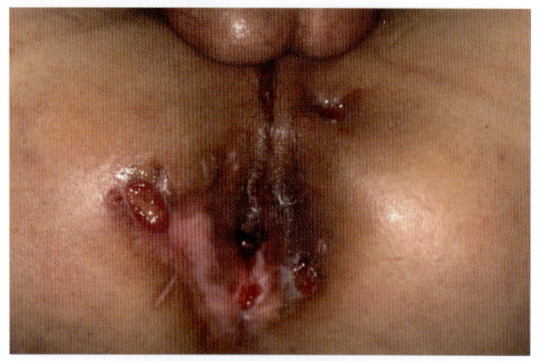

CT：直腸壁肥厚；直腸周囲に及ぶ瘻孔

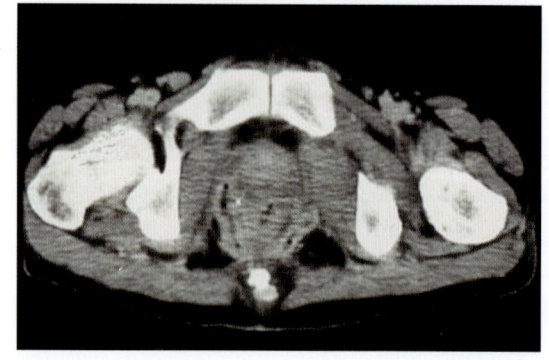

線維性直腸肛門狭窄

肛門周囲左側半周に及ぶ膿瘍

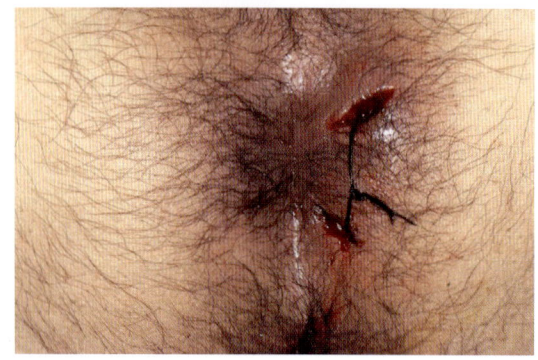

直腸肛門部狭窄

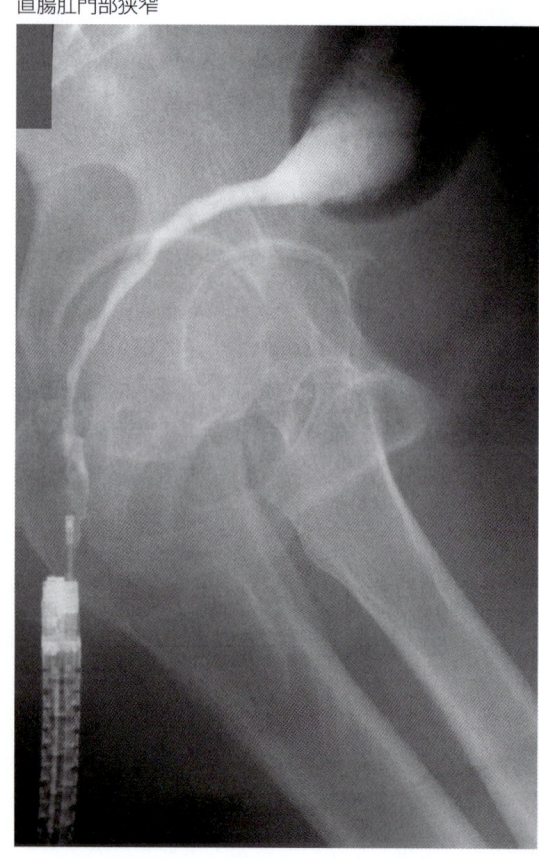

CT：直腸の壁肥厚
周囲脂肪織の炎症性変化

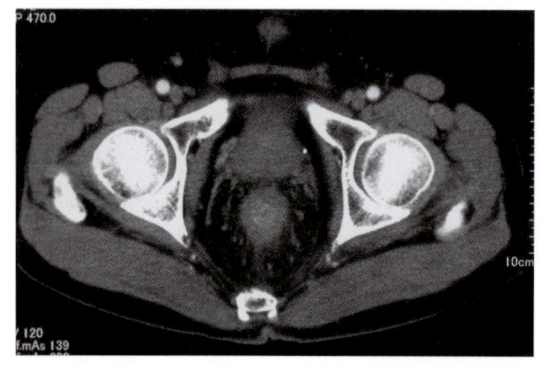

図6 人工肛門造設

高く持ち上げた回腸人工肛門

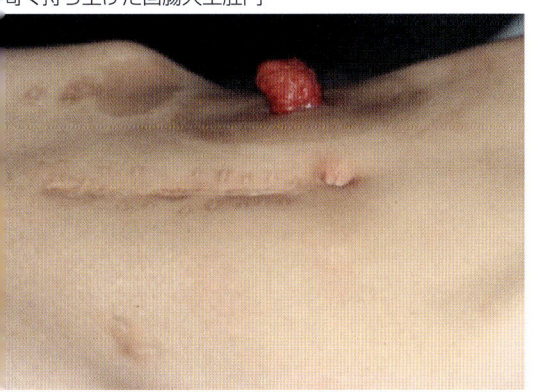

S状結腸人工肛門部の再発
人工肛門の狭窄，陥没
周囲の多発瘻孔，皮膚の肥厚

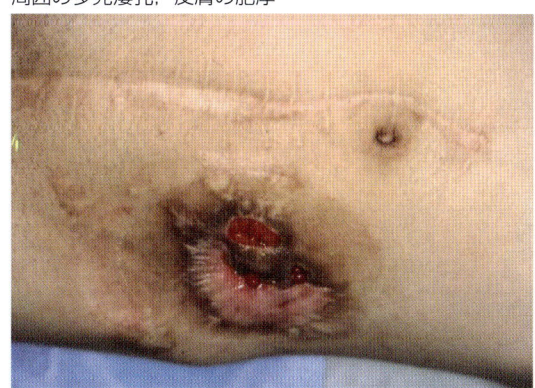

人工肛門造設のポイント

クローン病の場合は軟便から水様便のことが多く，人工肛門周囲の皮膚管理のためにも高く持ち上げた人工肛門の造設を行う．また，人工肛門部にも再発を生じるため(図6)，再発時の対策として腸間膜側を頭側に向けたストーマを造設する．

○ ○ ○

クローン病の長期経過のなかで肛門病変の管理は，QOLの維持に欠かせないものである．病態を認識し正しい診断の下，肛門機能の保持，癌合併まで考慮した管理ならびに治療法の選択が必要であり，不慣れな場合には経験のある外科医・肛門科医との連携が何より重要である．

文献

1) Hughes LE, Taylor BA: Perianal disease in Crohn's disease. Allan RN(ed): Inflammatory bowel disease (2nd. ed). Churchill Livingstone, New York, 1990, p351-61.
2) 二見喜太郎，河原一雅，松井敏幸：クローン病における肛門病変先行例の検討．『第71回日本消化器内視鏡学会総会記念誌』(上西紀夫監修)．医学書院，東京，2007，p65-72．
3) 二見喜太郎，東 大二郎，古藤 剛ほか：炎症性腸疾患の直腸肛門部病変．胃と腸 2003; 38: 1282-8．
4) 二見喜太郎：Crohn病肛門病変に対する治療指針の作成－アンケート調査報告－．厚生労働科学研究費補助金難治性疾患克服研究事業「難治性炎症性腸管障害に関する調査研究」平成20年度報告書．2009, p35-6．
5) 東 大二郎，二見喜太郎，前川隆文：潰瘍性大腸炎に合併する肛門病変．『内科医にもわかる直腸肛門病変』(杉田昭編集)．日本メディカルセンター，東京，2009, p33-9．
6) 日比紀文，佐々木 巖，二見喜太郎：Crohn病肛門病変肉眼所見アトラス．厚生労働科学研究費補助金難治性疾患克服研究事業「難治性炎症性腸管障害に関する調査研究」，平成17年度研究報告書(別冊)．2006．
7) 池内浩基，内野 基，松岡宏樹ほか：クローン病直腸肛門部における癌合併．IBD Research 2010; 4: 107-12．
8) Kraemer M, Kirschmeier A, Marth T: Perioperative adjuvant therapy with infliximab in complicated anal Crohn's disease. Int J Colorectal Dis 2008; 23: 965-9.
9) 岡本欣也，岩垂純一：Crohn病の肛門病変の診断と治療．消化器科 2002; 34: 193-8．
10) 二見喜太郎，東 大二郎，永川祐二ほか：Crohn病に合併した肛門部病変に対する外科治療．日本大腸肛門病会誌 2010; 63: 881-7．
11) McCourtncty JS, Finlay IG: Scton in thc surgical management of fistula in ano. Br J Surg 1995; 82: 448-52.
12) 杉田 昭，小金井一隆，木村英明ほか：多発性痔瘻を伴うCrohn病の治療．外科治療 2007; 96: 821-28．
13) 小金井一隆，木村英明，杉田 昭ほか：Crohn病の難治性直腸肛門病変に対する直腸切断術．日消外会誌 2006; 39: 522 7．

5. 炎症性腸疾患の外科的治療

pouchitisの診断と治療法

池内浩基，内野　基，松岡宏樹　兵庫医科大学炎症性腸疾患センター・下部消化管外科

POINT
- 診断には臨床症状と内視鏡検査が必須である。特に感染性腸炎との鑑別が重要である。
- 同じようなpouch手術を行っても，家族性大腸ポリポーシス（以下FAP）の症例には発症することがまれであること，また抗菌薬が奏功することから，腸内細菌叢の関与が示唆されるが詳細は不明である。
- 難治性のpouchitisに対する治療方針の確立が今後の検討であるが，原点に返ってもう一度，感染性腸炎を除外することも必要である。

診断・治療までの流れ

pouchitisとは

pouchitisの疫学
- pouchitisの発症頻度は経過観察期間に影響を受けるが，pouchが機能しはじめてから2年以内の発症が多い。欧米での発症頻度の報告は，累積10年で30～50%程度の報告が多い[1]。一方，本邦での報告は，累積10年で10～35%程度であり，欧米の報告よりも低率である[2]。
- 図1に当科で行った潰瘍性大腸炎（以下UC：ulcerative colitis）521例とFAP（familial adenomatous polyposis：117例）の累積pouchitis発症率を示した。累積10年のpouchitis発症率はUCで12%，FAPでの発症はなく，0%であった[3]。

pouchitisの病因と危険因子
- pouchitisとはpouch内の非特異性炎症であり，感染性腸炎や術後合併症である，骨盤内膿瘍などに起因する，二次性のpouchの炎症は除外する必要がある。
- 抗菌薬に反応することから，腸内細菌叢の関与が示唆されるが，現時点ではその病態は解明されていない。

図1 累積pouchitis発症率

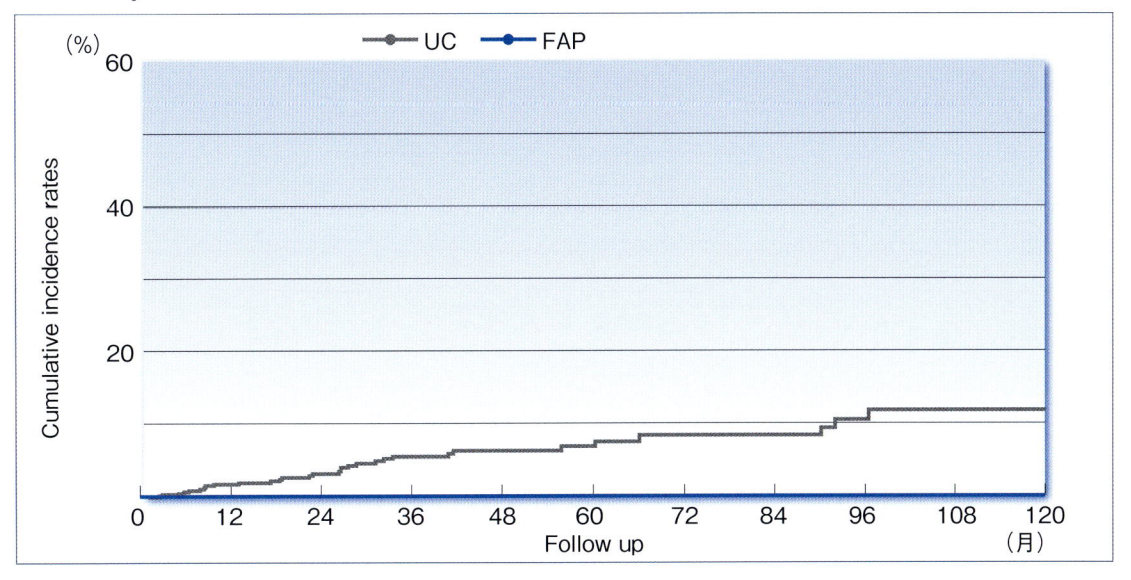

- pouchitis発症の危険因子としては原発性硬化性胆管炎，腸管外合併症の併発，女性，非喫煙者などが報告されており，遺伝的要因として，発症率に人種差があるとの報告もある[4]。

pouchisisの臨床症状

- UC術後でpouchが機能しはじめてから3カ月程度で，排便回数は5〜8回程度で安定する。便の性状は軟便である。
- pouchitisを生じてくると，下腹部を中心とした腹満感とガスの貯留，さらに排便回数が有意に増加し，1日10〜20回程度となる。また，便の性状も水様便となるため，漏れが多くなってきたと訴える患者が多い。

pouchitisの診断基準

- pouchitisの診断基準は臨床症状と内視鏡検査を用いたものや，さらに病理所見を加えたものなど，いくつかの診断基準が提唱されている。本項では，最も多く用いられているMayo Clinicから提唱されたPouch Disease Activity Index（以下PDAI）と厚生労働省班会議（日比班）で作成した本邦の診断基準について述べる[5, 6]。

PDAI

- 1994年にMayo ClinicのSandbornらにより報告された診断基準で，最も多くの論文に引用されている。表1にPDAIの内容を示した[5]。

表1 Pouchitis Disease Activity Index(PDAI)

判定基準	スコア	判定基準	スコア
臨床所見		内視鏡所見	
排便回数		浮腫	1
通常と同じ	0	顆粒状粘膜	1
通常より1～2回多い	1	易出血性	1
通常より3回以上多い	2	血管透見性の消失	1
肛門出血		粘液の浸出	1
なし、またはまれ	0	潰瘍形成	1
毎日ある	1	組織所見	
便意切迫または腹痛			
なし	0	多核白血球浸潤	
時にある	1	軽度	1
いつもある	2	中等度＋陰窩膿瘍	2
発熱(37.8℃以上)		高度＋陰窩膿瘍	3
あり	0	潰瘍(低倍率)	
なし	1	＜25%	1
		25～50%	2
		＞50%	3

PDAIスコアの合計が7点以上をpouchitisと診断する。
(Sandborn WJ, et al: Pouchitis after ileal pouch-anal anastomosis: a Pouchitis Disease Activity Index. Mayo Clin Proc 1994; 69: 409-15. より引用)

- PDAIは表1のように，臨床症状，内視鏡所見と病理所見を数項目ずつ点数化しており，合計点数が7点以上をpouchitisと診断している。

厚生労働省班会議の診断基準[6]

- 厚労省班会議において作成された診断基準である。PDAIでは組織学的所見が必要であったが，この診断基準には組織学的所見が省略されている。ただ，臨床所見の項目に関してはPDAIと同様である。
- 表2に厚労省班会議の診断基準の項目を示した。また，厚労省班会議では「Pouchitis内視鏡診断後アトラス」を作成しており，参考にしていただきたい。
- 本診断基準におけるpouchitisの定義は，少なくとも1つの臨床症状を伴い，中等度以上の内視鏡所見を認める場合。また，臨床症状にかかわらず内視鏡的に重度の所見を認める場合は回腸嚢炎と診断する。
- 除外項目は感染性腸炎(サルモネラ腸炎，キャンピロバクタ腸炎，腸結核などの細菌性腸炎，サイトメガロウイルス腸炎などのウイルス腸炎，寄生虫疾患)。縫合不全，骨盤内感染症，術後肛門機能不全，クローン病などである。

内視鏡所見

- 内視鏡所見の軽度，中等度，重度の分類は表2の厚生労働省班会議の診断基準を参考にしていただきたい。
- 図2に回腸嚢炎(中等度)の内視鏡検査所見を示した。血管透見像は消失し，顆

粒状粘膜を呈している。これらの軽度の所見に加えて、びらん、小潰瘍が多発しており、粘膜面の初赤が著明である。
- 図3に回腸嚢炎（重度）の内視鏡検査所見を示した。中等度の所見に加えて、広範な潰瘍形成がみられる。

pouchitisと鑑別を要する病態

- 二次性のpouchの炎症：厚労省班会議の診断基準の除外項目のなかに、縫合不全と骨盤内感染症が挙げられている。縫合不全に起因する骨盤内膿瘍や、pouchと内肛門括約筋との間に膿瘍を生じたような症例（cuff abscess）では、この炎症がpouchに波及し、pouchitisと同様な症状を呈することがある。このような二次性のpouchの炎症はpouchitisとは区別することになっている。
- 器質的な病変がないにもかかわらず排便障害を生じる過敏性腸症候群（irritable bowel syndrome；IBS）という病態があることはよく知られている。

表2 厚生労働省班会議の診断基準

Ⅰ項目
a）臨床症状
1）排便回数の増加 2）血便 3）便意切迫または腹痛 4）発熱（37.8℃以上）
b）内視鏡検査所見
軽度：浮腫、顆粒状粘膜、血管透見性消失、軽度の発赤 中等度：アフタ、びらん、小潰瘍、易出血性、膿性粘液 重度：広範な潰瘍、多発性潰瘍、びまん性発赤、自然出血

図2 pouchitis（中等度）の内視鏡所見

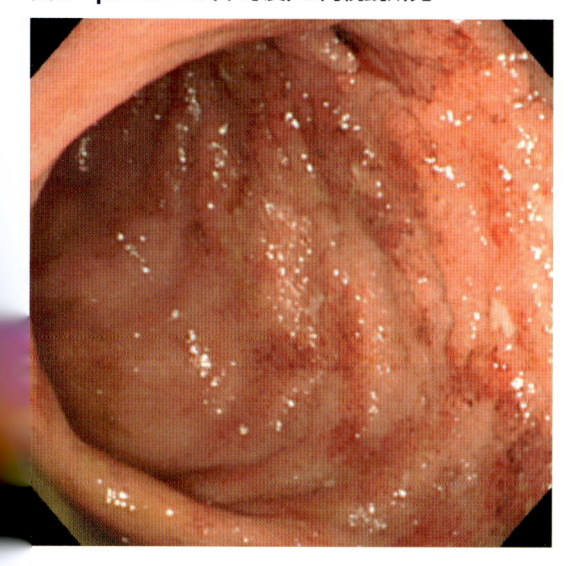

図3 pouchitis（重度）の内視鏡所見

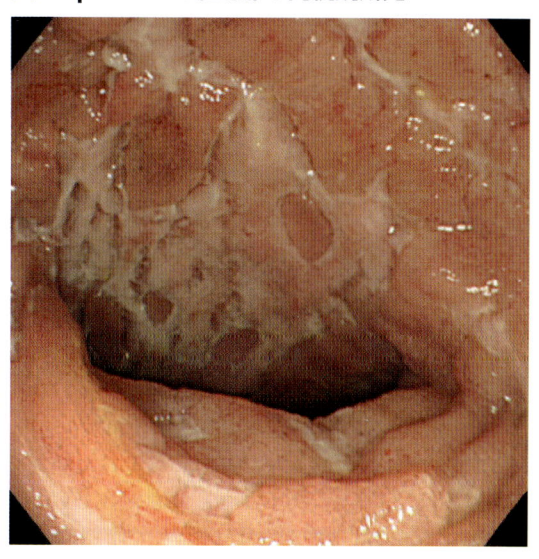

UC術後の患者にもpouchの炎症がないのにもかかわらず，排便回数の増加や腹痛などの臨床症状を呈するirritable pouch syndrom（IPS）という病態が存在する。このような病態を除外するために，pouchitisの初期診断には内視鏡検査を行うことが推奨されている。

ちょっと一言：回腸人工肛門閉鎖前のpouchの炎症はpouchitisではない

分割手術を行ったときに，空置しているpouch内に炎症を生じることを時々経験する。これは空置したために生じるdiverting ilitisという病態でありpouchitisではない。pouchitisと診断するにはpouchが機能していることが絶対条件である。学会等で，空置しているpouchの炎症が軽快しないために，人工肛門閉鎖を遅らせたり，抗菌薬の投与を行っている症例の報告が散見される。多くの症例では人工肛門を閉鎖することによりpouchの炎症は軽快するためpouchitisとは区別していくことが重要である。

pouchitisの治療

標準治療

- 厚労省の平成20年度のpouchitis治療指針改定案には，
    1. メトロニダゾール（500mg/日）またはシプロフロキサシン（400mg/日）の2週間投与を行う。2剤併用あるいはほかの広域抗生剤を用いてもよい。
    2. 重症例あるいは抗生物質無効に対しては，5-ASA注腸，ステロイド注腸，ベタメタゾン坐薬などを加える。経口で5-ASA剤，プレドニンを試みてもよい。重症例では補液を行うとともに，症状のコントロールのために絶食が有効な場合がある。

        これらの治療により効果が得られない場合は，専門家に相談し治療を進めることが望ましい。

    と記載されている[7]。

ちょっと一言：第一選択薬としてメトロニダゾールとシプロフロキサシンのどちらを選択するほうがよいか

実臨床ではどちらか一方にしか効果を示さない症例もある。以前の症例ではメトロニダゾールを第一選択薬に用いていた症例が多かった印象であるが，Shenらがrandomized clinical trialでシプロフロキサシンの有効性を示して以来，われわれはシプロフロキサシンを第一選択としている[8]。メトロニダゾールは保険適用の点で男性患者に使いにくいこともある。また，シプロフロキサシンの投与量は次回の厚生労働省班会議のpouchitis治療指針では400～600mg/日に変更される予定である。

> **ちょっと一言：ほかの広域抗生物質を用いてもよい。実際には何を使っているのか**
> メトロニダゾールやシプロフロキサシンに反応しない症例にはセフェム系の抗生物質を内服させている。

難治性pouchitisに対する治療

- 最近問題となっているのは，慢性持続型や再燃寛解型のpouchitisが増加し，抗菌薬には効果を示すものの，休薬できない，または休薬するとすぐに再燃してしまう難治性pouchitisの治療である。このような症例ではQOLが低下するため確実に寛解に導くことができる治療法の確立が待たれている。
- 効果が期待できる新しい治療法として以下のものがある。

　1．プロバイオティクス

　　欧米ではプロバイオティクス製剤であるVSL#3が難治性のpouchitisに対して寛解維持効果があったとする報告がみられる[9]。この報告では，抗菌薬で寛解導入後のVSL#3の寛解維持率は1年で85％と高率である。ただ，VSL#3は本邦では未承認であり，現時点では使用することはできない。

　2．血球成分除去療法

　　本邦で開発された治療法であり，難治性のpouchitisに対して有効であったという症例報告とpilot studyが存在する[10, 11]。

　3．インフリキシマブ

　　Calabereseらは10人の難治性pouchitisの患者にインフリキシマブを投与し，9人が臨床的寛解となったと報告している[12]。また，UC術後にクローン病を疑うような瘻孔形成が肛門周囲に生じることがある。このような合併症にも効果が期待できるとの報告もあるが，経過観察期間が十分とはいえない[13]。インフリキシマブは本邦でもUC患者に使用することができるようになったため，難治性pouchitisに対する効果が本邦でも報告されはじめている。

> **ちょっと一言：難治性pouchitisでは原点に返って，もう一度感染性腸炎を除外することも必要**
> 最近，薬物療法に反応が乏しい，難治性pouchitis患者に，*Clostridum difficile*やサイトメガロウイルスの感染を合併していた症例報告がみられる。難治性pouchitisの患者ではもう一度原点に返って，感染性腸炎の除外を行う必要がある[14, 15]。

文献

1) Heuschen UA, Allemeyer EH, Hinz U, et al: Diagnosing pouchitis: comparative validation of two scoring systems in routine follow-up. Dis Colon Rectum 2002; 45: 776-88.
2) 藤井久男, 小山文一, 中川 正ほか: 回腸嚢炎の疫学, 病態とその治療. IBD Research 2010; 4: 81-8.
3) Ikeuchi H, Nakano H, Uchino M, et al: Incidence and therapeutic outcome of pouchitis for ulcerative colitis in Japanese patients. Dig Surg 2004; 21: 197-201.
4) Mahadevan U, Sandborn WJ: Diagnosis and management of pouchitis. Gastroenterology 2003; 124: 1636-50.
5) Sandborn WJ, Tremaine WJ, Batts KP, et al: Pouchitis after ileal pouch-anal anastomosis: a Pouchitis Disease Activity Index. Mayo Clin Proc 1994; 69: 409-15.
6) Fukushima K, Fujii H, Yamamura T, et al: Pouchitis atlas for objective endoscopic diagnosis. J Gastroenterol 2007; 42: 799-806.
7) 潰瘍性大腸炎・クローン病治療指針平成20年度改定案. 難治性炎症性腸管障害に関する調査研究班 (渡辺班). 平成20年度分担研究報告書. 別冊.
8) Shen B, Achkar JP, Lashner BA, et al: A randomized clinical trial of ciprofloxacin and metronidazole to treat acute pouchitis. Inflamm Bowel Dis 2001; 7: 301-5.
9) Mimura T, Rizzello F, Helwig U, et al: Once daily high dose probiotic therapy (VSL#3) for maintaining remission in recurrent or refractory pouchitis. Gut 2004; 53: 108-14.
10) Yanaru-Fujisawa R, Matsumoto T, Nakamura S, et al: Granulocyte apheresis for pouchitis with arthritis and pyoderma gangrenosum after restorative proctocolectomy for ulcerative colitis: a case report. Inflamm Bowel Dis 2005; 11: 780-1.
11) Araki Y, Mitsuyama K, Nagae T, et al: Leukocytapheresis for the treatment of active pouchitis: a pilot study. J Gastroenterol 2008; 43: 571-5.
12) Calabrese C, Gionchetti P, Rizzello F, et al: Short-term treatment with Infliximab in chronic refractory pouchitis and ilitis. Aliment Pharmacol Ther 2008; 27: 759-64.
13) Ferrante M, D'Haens G, Dewit O, et al: Efficacy of Infliximab in refractory pouchitis and Crohn's disease-related complications of the pouch: a Belgian case series. Inflamm Bowel Dis 2010; 16: 243-9.
14) 福島浩平, 小川 仁, 羽根田 祥ほか: 回腸嚢炎の診断と臨床経過, 初期病変の診断を目指して－診断を中心に. 胃と腸 2009; 44: 1568-73.
15) He X, Bennett AE, Lian L, Shen B: Recurrent cytomegalovirus infection in ileal pouch-anal anastomosis for ulcerative colitis. Inflamm Bowel Dis 2010; 16: 903-4.

VI
炎症性腸疾患に伴う合併症

6. 炎症性腸疾患に伴う合併症

腸管外合併症

石黒　陽　弘前大学医学部附属病院光学医療診療部
櫻庭裕丈，福田眞作　弘前大学医学部消化器血液内科

> **POINT**
> ◆炎症性腸疾患では，免疫異常を背景とした腸管外の臓器病変(腸管外病変)を認める。
> ◆腸管外病変は，疾患活動性と相関するものと相関しないものとがある。
> ◆腸管外病変によりQOLが低下すること，あるいは生命予後に関連する場合もある。
> ◆原疾患の治療に加えて腸管外病変に対する治療を要することがあり，また抗TNFα療法が奏効するものとそうでないものがある。

　クローン病(CD)と潰瘍性大腸炎(UC)の2つが代表的疾患である炎症性腸疾患(IBD)では，病変は腸管局所のみならず，免疫異常によると考えられる多彩な全身の合併症が出現する。それらはIBDの腸管外合併症と称され，欧米の報告ではIBDの25～40%に認められる[1~3]。わが国では，平成4年度の厚生省特定疾患調査研究班の報告[4]にあるようにCDの31.3%，UCの20.9%に認められている。腸管外合併症の病因は多様であるが，IBDと同様の免疫異常によるもの，別の自己免疫疾患の合併，治療薬剤の副作用や手術の影響，そのほか分類不能なものに大別される。

　1つの腸管外合併症の存在は，他の腸管外合併症のリスクを高めるとされ，発症機序として皮膚・眼・関節・胆管上皮および腸管に共通して存在するトロポミオシンに対する自己免疫反応を示唆する報告もある[5]。発症時期についてはさまざまでIBDの発症前，同時，あるいは発症後に生じるものがある。さらにIBDの疾患活動性に相関するもの，活動性に関係なく出現するものがある。それらの合併症によりQOLが低下すること，あるいは生命予後に関連する場合もあり，原疾患の治療のみならず，腸管外合併症の診断・治療も重要である。抗TNFα療法の有効性も含め[6]，皮膚・関節・眼・肝胆道病変など代表的なものを臓器別に述べる。

皮膚粘膜病変

わが国の報告ではUCの5.5%にCDの12.5%に合併するとされる。

アフタ性口内炎
- CD＞UC。
- 活動性と相関する。
- 頬粘膜・舌・軟口蓋にできる有通性の境界明瞭なびらんまたは潰瘍。原疾患の治療が有効。

結節性紅斑
- UC 4%＞CD 2%。
- 活動性と相関し原疾患の治療で改善，あるいは自然消退する。
- 下腿伸側に好発する発赤調の有痛性皮下結節(図1)。

> **Dr's point**
> 活動性を有する炎症性腸疾患の存在がない場合は，鑑別としてサルコイドーシスやレンサ球菌感染症などの除外が重要である。また，口内炎も含め，ベーチェット病との鑑別が重要である。ベーチェット病では典型的な回盲部潰瘍を呈さない場合は，鑑別が難しい場合がある。

壊疽性膿皮症
- UC＞CD，IBDの0.5～2%。
- 腸管病変の重症な症例に合併しやすいが，必ずしも活動性と相関しない。
- 病初期は有通性の小結節・膿疱で，その後周囲が紅紫の堤防状に隆起する潰瘍となる。
- 微少な外傷や術創部，人工肛門増設周囲に生じる[7](図2)。
- 全身性の免疫異常を背景とした，好中球の機能亢進の病態であると考えられている。

治療は高用量の経口ステロイド，抗TNFα療法の効果が示されている[8]。タクロリムス外用剤が有効とされる[9]。

> **Dr's point**
> 診断は臨床所見で行うが，血管炎や感染症の除外目的としては生検による組織学的評価が有用である[10]。

その他
多形滲出性紅斑，乾癬，天疱瘡などがある。
乾癬：抗TNFα療法が奏効する(図3)。

図1 ベーチェット病の患者の下腿に生じた結節性紅斑
原疾患の治療が有効．抗TNFα療法が奏効する．

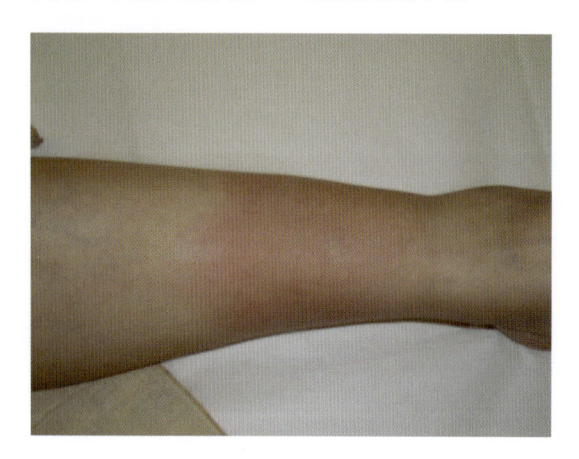

図2 クローン病患者の人工肛門周囲に生じた壊疽性膿皮症

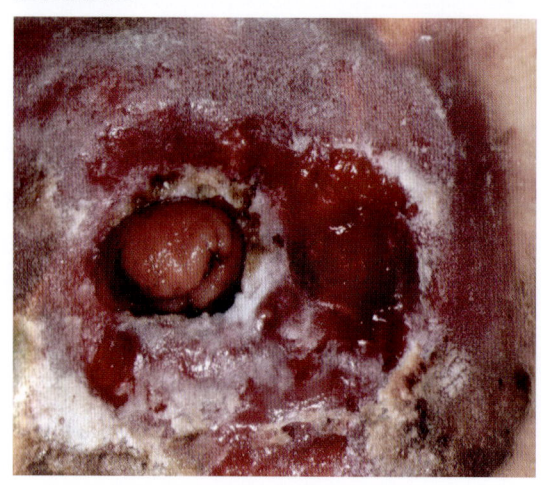

図3 潰瘍性大腸炎患者に合併した乾癬
シクロスポリン，インフリキシマブが有効である．

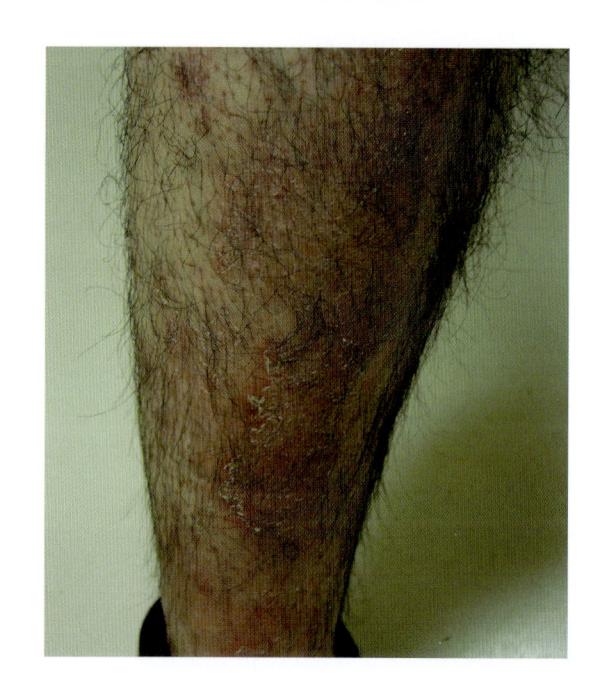

関節病変

UCの3.9%にCDの5.1%に認める．

末梢性関節炎

リウマチ因子や抗核抗体は陰性で関節破壊は認めない[11]．

1型：膝や足首など体重を支える関節
- 活動性に相関する．
- 同時に5関節以上に起こることはない．

- 急性に発症し5週間くらいで自然に治癒する。
  2型：5関節以上に多発し左右対称性
- 活動性に相関しない。
- 治療はNSAIDsや少量のステロイド，抗TNFα療法が奏効する。
- 比較的慢性の経過をとる，サラゾピリンやステロイドの投与が有効である。

強直性脊椎炎・仙腸関節炎[12]

- 活動性に相関せず，慢性に進行する。
- HLA-B27と関連がある。
  抗TNFα療法が奏効する。理学療法も重要である。

> **Dr's point**
> 病因は不明であるが，腸管の炎症や細菌の関与がいわれており，特発性の強直性脊椎炎患者のおよそ2/3に内視鏡的な回腸炎が存在するという報告がある[13]。強直性脊椎炎患者では朝の腰部のこわばりが強く，起床できない，歩行困難などの症状があり，運動により回復する傾向がある。

眼病変

IBDの1〜2％に合併，UC＞CD，活動性に相関しない[14]。

虹彩炎
- 虹彩毛様体炎が多く，充血や霧視の症状がある。
- 治療はステロイド点眼など，抗TNFα療法が奏効する。

結膜炎（図4）

図4　クローン病患者に合併した結膜炎
ステロイド点眼が奏効した。

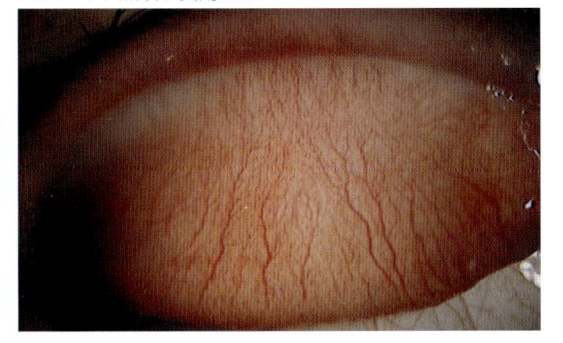

図5 潰瘍性大腸炎に合併したPSC患者のMECPイメージ
胆管の狭窄・数珠状変化を認める。

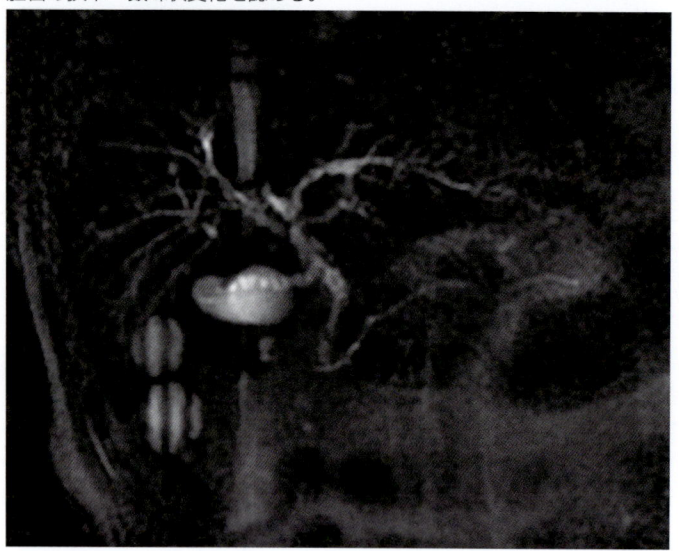

🔵 肝・胆・膵

IBDの約5～15％に合併，UC＜CD，活動性との相関が薄い[15]。

原発性硬化性胆管炎(primary sclerosing cholangitis；PSC)
- UC＞CD，UCの2～4％，CDの1.4～3％に合併，欧米に比べわが国では少ない。
- 原因不明の慢性炎症により肝内・外の胆管にびまん性の狭窄をきたす。
- 胆管造影像で多発性の狭窄硬化像・数珠状変化をみる(図5)。
- 胆管癌・colitic cancerの危険因子である[16]。
- 治療はウルソ投与が病勢の進行を遅らせるという報告があるが[17]，根治療法は肝移植以外ないとされる。

> 📎 **Dr's point**
>
> PSC合併の潰瘍性大腸炎患者では，大腸の発癌のリスクが高い。また，ウルソがその発癌のリスクを軽減するという報告がある。PSCそのものの発癌リスクが高く，抗TNFα抗体を含め，肝移植以外根治的な治療法がないのが現状であるが，長期予後に関しては不明である。

膵炎
- 5-ASA，アザチオプリン，ステロイドにより薬剤性膵炎を引き起こすことがある。
- 薬剤によらない腸管外合併症としての膵炎は1～1.5％である。

図6　クローン病罹患歴25年の患者に併発した，肝細胞癌
生検組織像（中分化肝細胞癌）と血管造影での腫瘍濃染。

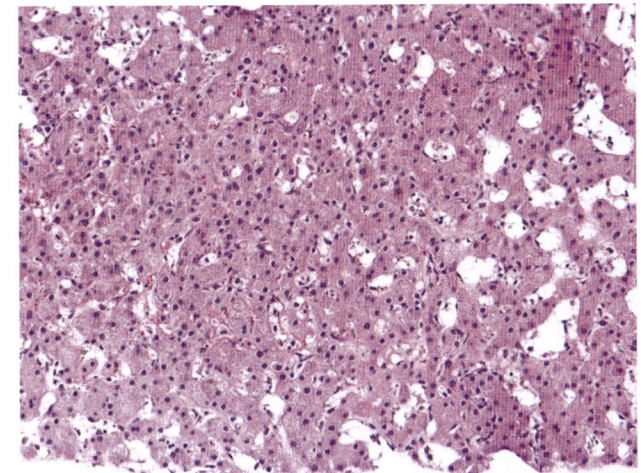

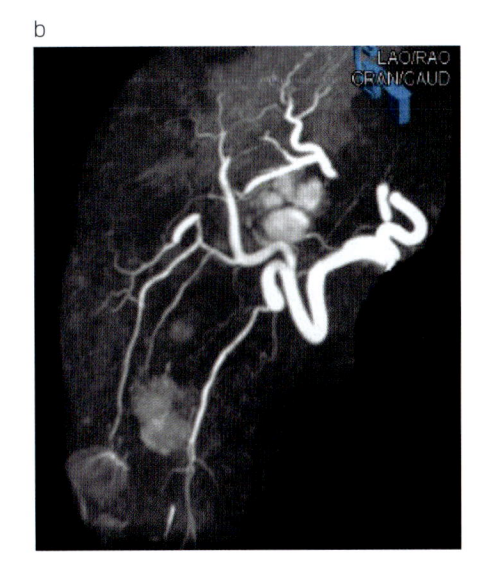

a

b

> **Dr's point**
> 薬剤による膵炎は，その薬剤の投与1～2週目が多い[18]。原因薬剤の中止により改善することが多い。

胆石症
- UC＜CD。
- CDの13～34％に合併。
- 小腸切除や回腸末端の機能異常により胆汁酸の再吸収が減少していることが原因と推測されている。

肝細胞癌
　慢性肝疾患やウイルス性肝炎を背景としたものがほとんどであるが，そのようなリスクファクターがない症例での報告が最近になって散見され，2010年までに英文で10の報告がある。アザチオプリン投与例が8例，うち2例がインフリキシマブ（IFX）併用であった。アザチオプリンによる肝細胞の細胞周期の増加やFHG（focal hepatocyte glycogenosis）の関与，また若年発症，クローン病長期経過例がほとんどであることから，クローン病そのものの慢性的，持続的な炎症とそれに伴う活性酸素の産生異常などが要因として考えられている[19]（図6）。

心・血管系

　IBDの1.2～7％に深部静脈血栓症の合併[20]，他の慢性炎症性疾患に比し，リ

スクは3.6倍である。

静脈血栓症
- 凝固系の機能亢進の関与。
- 長期臥床, 脱水やステロイド投与なども原因と考えられている。

心疾患
- 比較的まれ, 活動性に相関しない。
- セレン欠乏症による心筋障害。
- 5-ASA製剤による心外膜炎(図7)。

> **Dr's point**
> 深部静脈血栓症に関しては抗凝固療法の適応となる場合が多いが, 腸粘膜からの出血のコントロールに難渋することにもなり, 手術適応を的確に判断する必要がある。
> 5-ASAの副作用に関しては, 活動性と乖離した肝障害や発熱をみた場合に疑うことが大切である。

アミロイドーシス

欧米の報告では, クローン病の0.5〜8%に合併するとされる[21]。慢性炎症の持続により肝・腎・皮膚・腸管に沈着する(図8)。下痢や蛋白尿など沈着した臓器の症状が出現し, 内科的に治療の抵抗性である。コルヒチンが有効であるという報告がある。

図7 ペンタサ投与により心外膜炎を併発した重症潰瘍性大腸炎症例
心エコーでの心嚢液貯留の所見と心電図でのST上昇の所見。

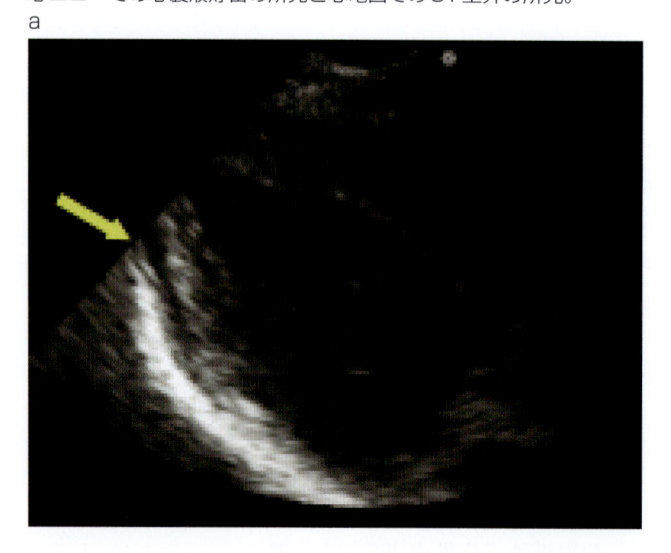

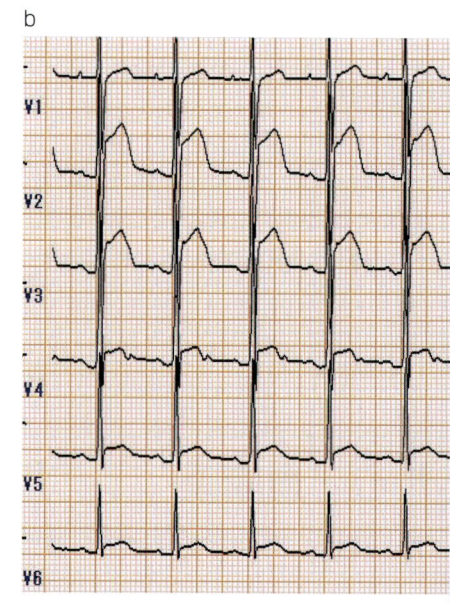

図8 クローン病長期経過例に併発した腎アミロイドーシス

腎生検の病理組織像(Congo Red染色)。本症例ではクローン病寛解維持により改善した。

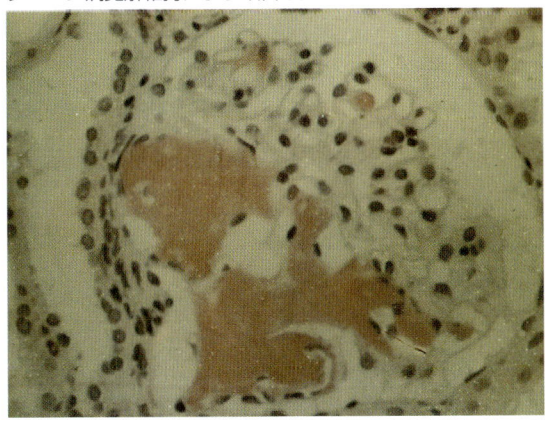

文献

1) Greenstein AJ, Janowitz HD, Sachar DB: The extra-intestinal complications of Crohn's disease and ulcerative colitis:a study of 700 patients. Medicine (Baltimore) 1976; 55(5): 401-12.
2) Veloso FT, Carvalho J, Magro F: Immune-related systemic manifestations of inflammatory bowel disease. A prospective study of 792 patients. J Clin Gastroenterol 1996: 23(1); 29-34.
3) Rothfuss KS, Stange EF, Herrlinger KR: Extraintestinal manifestations and complications in inflammatory bowel diseases. World J Gastroenterol 2006: 12(30); 4819-31.
4) 澤田俊夫, 樋口芳樹, 篠崎 大ほか：炎症性腸疾患の腸管外合併症-他施設集計. 厚生省特定疾患難治性炎症性腸管障害調査研究班, 平成4年度業績. 1993, p105-8.
5) Bhagat S, Das KM: A shared and unique peptide in the human colon, eye, and joint detected by a monoclonal antibody. Gastroenterology 1994; 107: 103-8.
6) Barrie A, Regueiro M: Biologic therapy in the management of exttraintestinal manifestations of inflammatory bowel disase. Inflamm Bowel Dis 2007; 13: 1424-9.
7) Cairns BA, Herbst CA, Sartor BR, et al: Peristomal pyoderma gangrenosum and inflammatory bowel disease. Arch Surg 1994; 129: 769-72.
8) Regueiro M, Valentine J, Plevy S, et al: Infliximab for treatment of pyoderma gangrenosum associated with inflammatory bowel disease. Am J Gastroenterol 2003; 98: 1921-6.
9) Chiba T, Isomura I, Suzuki A, et al: Topical tacrolimus therapy for pyoderma gangrenosum. J Dermatol 2005; 32: 199-203.
10) Kay MH, Wyllie R: Cutaneous vasculitis as the initial manifestation of Crohn's disease in pediatric patient. Am J Gastroenterol 1998; 93: 1014.
11) Orchard TR, Wordsworth BP, Jewell DP: Peripheral arthropathies in inflammatory bowel disease: their articular distribution and natural history. Gut 1998; 42: 387-91.
12) de Vlam K, Mielants H, Cuvelier C, et al: Spondyloarthropathy is underestimated in inflammatory bowel disease: prevalence and HLA association. J Rheumatol 2000; 27: 2860-6.
13) Mielants H, Veys EM, De Vos M, et al: The evolution of spondyloarthropathy in relation to gut histology. I. Clinical aspects. J Rheumatol 1995; 22: 2266-72.
14) Petrelli EA, McKinley M, Troncale FJ: Ocular manifestations of inflammatory bowel disease. Ann Ophthalmol 1982; 14: 356-60.
15) Talwalkar JA, Lindor KD: Primary sclerosing cholangitis. Inflamm Bowel Dis 2005; 11: 62-72.
16) Broom U, Lofberg R, Veress B, Eriksson LS: Primary sclerosing cholangitis and ulcerative colitis: evidence for increased neoplastic potential. Hepatology 1995; 22: 1404-8.
17) Ursodeoxycholic acid as a chemopreventive agent in patients with ulcerative colitis and primary sclerosing cholangitis. Gastroenterology 2003; 124: 889-93.
18) Stein RB, Hanauer SB: Comparative tolerability of treatments for inflammatory bowel disease. Drug Saf 2000; 23: 429-48.
19) Ishida M, Naka S, Shiomi H, et al: Hepatocellular carcinoma occurring in a Crohn's disease patient. World J Gastroenterol 2010; 16(25): 3215-8.
20) Solem CA, Loftus EV, Tremaine WJ, Sandborn WJ: Venous thromboembolism in inflammatory bowel disease. Am J Gastroenterol 2004; 99: 97-101.
21) Greenstein AJ, Sachar DB, Panday AKN, et al: Amyloidosis and inflammatory bowel disease. A 50-year experience with 25 patients. Medicine Baltimore 1992; 71: 261-70.

6. 炎症性腸疾患に伴う合併症

炎症性腸疾患に合併する感染症

岡崎和一，栗島亜希子，大宮美香　関西医科大学内科学第三講座（消化器肝臓内科）

POINT

◆ IBDの発症機序に感染症が関与する可能性はあるが，感染症単独での発症ではなく遺伝子異常を背景に感染，食事，腸内細菌などの環境因子と免疫異常が関与する可能性のある多因子疾患である。

◆ IBDの再燃・増悪にはストレス，視床下部−脳下垂体−副腎（HPA-axis）・ANS−免疫系，NSAIDs，抗生物質による腸管細菌叢の菌交代，全身性・腸管感染症（C.difficile，CMV，病原性大腸菌など），CDにおける喫煙などが考えられている。

◆ 再燃・増悪時の感染の診断治療は不適当あるいは不要なステロイド，免疫調節薬（6MP/AZA），生物製剤（抗TNFα抗体）の使用を回避できる。

◆ 感染症に対する抗体検査などのスクリーニング検査やワクチン接種は，治療による免疫低下状態に伴う感染予防に役立つ。

● IBD患者で合併しやすい感染症と対策

全身性感染症と対策

- IBD患者の死因は，重症時における肺炎や敗血症などの合併によることが多い。
- クローン病では潰瘍性大腸炎よりも腸管以外の腹腔内膿瘍，尿路感染などによる敗血症での死亡例が多い。
- 自然免疫系の異常，低栄養，免疫低下をきたす薬物治療（ステロイド，免疫調節薬，抗TNFα抗体など），不十分なワクチンの効果などが関係する。
- いったん治癒した結核やB型肝炎などの再活性化が問題となっており，免疫低下をきたす治療の際には，クォンティフェロン®陽性患者におけるイソニアジド（INH）やHBc抗体陽性患者における抗ウイルス薬（バラクルード®など）投与を考慮することも必要である。

腸管感染症と対策

- 検査対象：糞便，腸液，腸上皮組織，食品，血液など。

- 検査時期：化学療法前／後。
- 検査法の選択

　①血液学的：WBC，CRP，赤沈。

　②培養(細菌・真菌)：一般細菌と類似症状をきたす細菌に対する培養を，同時に依頼する。

　　ⅰ．非選択培地：血液寒天，ドリガルスキー培地。

　　ⅱ．選択培地：黄色ブドウ球菌(エッグ・ヨーク培地)，病原性大腸菌O-157(ソルビット・マッコンキー培地)，赤痢菌(SS培地)，腸炎ビブリオ(TCBS培地)，キャンピロバクター(スキロー培地)，*C.difficle*(CCFA培地)，エルシニア(SS培地)など。

　③顕微鏡的(細菌・真菌・原虫)：グラム染色，ギムザ染色，免疫化学。

　④電顕的(ウイルス)

　⑤免疫学的(ウイルス・リケッチア・毒素)：血中抗体価，ラテックス凝集法

　⑥遺伝子学的：PCR法

細菌性腸炎(表1)

①*C.difficle*

- 健常人の腸内細菌叢にも存在する。

表1　IBDに合併する腸管感染症

細菌
1) 細胞侵入性病原体 　　赤痢，サルモネラ，キャンピロバクター，腸チフス 2) 毒素産生病原体 　　① 産生毒素の摂取 　　　　黄色ブドウ球菌，MRSA　enterotoxin 　　② 腸内増殖後enterotoxin，細胞毒素産生 　　　　*Clostridium difficile*，コレラ，赤痢，サルモネラ，エルシニア，レウス菌，ウェルシュ菌，ボツリヌス菌，ナグビブリオ，キャンピロバクター，エルシニア・エンテロコリチカ，エロモナス・ヒドロフィラ，病原性大腸菌など

寄生虫感染症
1) 原生動物(protozoa：単一細胞動物，原虫) 　　根足虫類：アメーバ 　　鞭毛虫類：ランブル鞭毛虫 　　胞子虫類：クリプトスポリジウム，イソスポーラ 2) 後生動物(metazoa) 　　日本住血吸虫，糞線虫

ウイルス
サイトメガロウイルス(CMV) EBウイルス(EBV) ロタウイルス(冬季) 腸管アデノウイルス ノーウォークウイルス

Ⅵ　炎症性腸疾患に伴う合併症

- 抗菌薬投与による腸内細菌叢の菌交代現象による異常増殖。
- IBD患者ではステロイドや免疫調節薬投与による日和見感染として抗菌薬投与の有無にかかわらず，入院IBD患者の5％程度に*C.difficle*関連腸炎がみられ，注意が必要である。
- 便培養で診断可能であるが，嫌気培養が必要であり，便中の毒素を検出するkitを用いればトキシンA，Bが容易に測定できる。海外で増加している第3の毒素（binary toxin）をもつ変異株（NAP-A1）はわが国ではほとんど報告がない。

②キャンピロバクター腸炎

- *C.jejuni*がほとんどで，一部*C.coli*，*C.fetus*，*C.upsaliensis*，*C.lari*がみられる。
- *C.jejuni*は腸管粘膜侵入性があり，コレラ様の水様性下痢を惹起する易熱性腸管毒素（CJT）と赤痢様の血便をきたす細胞毒素（CCT）がある。
- 内視鏡的にはびまん性びらん，発赤，点状〜斑状出血，ときに潰瘍を認める。
- 病変は全結腸にわたることが多いが，回腸終末部に炎症が及ぶことがある。サルモネラ腸炎でもみられるが，回盲弁上の潰瘍が比較的特徴的である。
- 炎症は表層性であり，炎症性ポリープを形成することはなく，自然治癒傾向を認め，慢性例では潰瘍性大腸炎との鑑別は肉眼的には困難である。

③MRSA（メチシリン耐性黄色ブドウ球菌）腸炎

- 菌体外毒素：TSST-1（toxic shock syndrome toxin-1），Exfoliatinによる水様下痢と熱発を伴い，麻痺性イレウスが急速に進行し，死亡率は10％を占める。
- 診断には培養（要数日），内視鏡（偽膜性腸炎の否定），PCR（mecA）が有用である。

④病原性大腸菌

- 腸管病原性大腸菌（EPEC；O1，18，44，55，111，119，125，127）：持続性下痢
- 腸管組織侵入性大腸菌（EIEC；O28，124，136，144，164）：血性下痢
- 毒素病原性大腸菌（ETEC；O6，25，148，159，169）：旅行者，乳幼児下痢
- 腸管凝集付着性大腸菌（EAEC；O111）：小児慢性下痢
- 腸管出血性大腸菌（EHEC；O157，26，111，128）：血便，HUS

原虫・寄生虫感染症

- 診断：新鮮糞便中，腸上皮組織に顕微鏡的に原虫を確認。
  血清学的に抗体価測定：アメーバ赤痢抗体価など。

ウイルス感染症

①サイトメガロウイルス（CMV）

- DNAウイルスのヘルペスウイルス科に属する。
- 日本では，成人期での抗体保有率は高く，多くの人が幼児期に不顕性感染している。
  免疫力の低下している状態では，再活性化のリスクが増大する。
- 診断・検査法
- 抗体検査
  CMV-IgG：既感染者で陽性を示す。日本では成人の90％以上が陽性。
  CMV-IgM：初期感染・再活性化時に上昇を示す。

- 抗原検査

  C7-HRP：CMVのpp65抗原をペルオキシダーゼ標識ヒトモノクローナル抗体で染色し,鏡検下に細胞質が栓塞された好中球数を検索し評価していく。陽性細胞数1/好中球10万個以上あれば陽性とされるが,実数では5以上で有意とされる。
- ウイルス検査

  CMV-DNA：PCR法にてウイルス量を直接測定する。
- 治療

  抗ウイルス薬としては以下が用いられる。
- ガンシクロビル[Ganciclovir(Denosine：デノシン®]点滴製剤。
- バルガンシクロビル[Valganciclovir(Valixa：バリキサ®]経口内服製剤。
- ホスカルネット[Foscarnet(Foscavir：ホスカビル®]点滴製剤。適応はサイトメガロウイルス網膜炎のみ。
- シドフォビル[Cidofovir(Vistide：ビスタイド®]耐性ウイルスの場合に施行。現在日本では未承認。

② EBウイルス(Epstein-Barr virus；EBV)
- 初感染時に,滲出性扁桃腺炎などの症状をきたす。
- EBVは,感染したB細胞(Bリンパ球)を形質転換(transform)させ,増殖させる。
- EBVは他のヘルペス系ウイルスと同様に,体内に終生潜伏感染する。

③ A群ロタウイルス(冬季)・腸管アデノウイルス・ノーウォークウイルス
- 水溶性下痢,発熱,嘔吐症状。

予防法

IBD患者におけるワクチン接種に対する免疫反応

インフルエンザワクチンでの数例の悪化例,免疫調節薬や生物学的製剤(抗TNFα抗体)の使用中を除き,ワクチンに対する免疫反応は健常人と同程度。

わが国における法律にもとづく予防接種

生ワクチン：ポリオ,麻疹,風疹,BCG,ムンプス,水痘など。

不活化ワクチン・トキソイド：DPT,DT,ジフテリア,破傷風,日本脳炎,インフルエンザ,B型肝炎,肺炎球菌,A型肝炎,狂犬病など。

わが国で接種可能なワクチンの一覧(表2)

国立感染症研究所感染情報センター(IDSC：http://idsc.nih.go.jp/vaccine/vaccine-j)のホームページより引用したわが国における接種可能なワクチンの一覧。

IBD患者におけるワクチン接種
一般的な留意事項
①診断前にワクチン接種により予防可能な感染症の既往歴の聴取と,血中抗体価

表2 わが国で接種可能なワクチン

定期接種
生ワクチン 　　　BCG 　　　ポリオ 　　　麻疹風疹混合（MR） 　　　麻疹（はしか） 　　　風疹 不活化ワクチン 　　　DPT/DT 　　　日本脳炎 　　　インフルエンザ
任意接種
生ワクチン 　　　流行性耳下腺炎（おたふくかぜ） 　　　水痘 　　　黄熱 不活化ワクチン 　　　B型肝炎 　　　インフルエンザ 　　　破傷風トキソイド 　　　ジフテリアトキソイド 　　　A型肝炎 　　　狂犬病 　　　コレラ 　　　肺炎球菌（23価多糖体） 　　　肺炎球菌（7価結合型） 　　　ワイル病，秋やみ 　　　b型インフルエンザ菌（Hib） 　　　HPV（ヒトパピローマウイルス）
国家事業
不活化ワクチン 　　　A型インフルエンザHAワクチン（H1N1株）

　の測定の推奨。

　　抗体価測定の推奨：MMR，水痘，A型肝炎，B型肝炎など。
②免疫抑制薬使用の有無にかかわらず以下のワクチン接種が推奨される。
　　DPT（ジフテリア，百日咳，破傷風），HPV（ヒトパピローマウイルス），インフルエンザ，肺炎球菌，A型肝炎，B型肝炎，髄膜炎球菌など。
③免疫調整薬使用4〜12カ月前に，以下のワクチン接種が推奨される。
　　MR，ムンプス，水痘。
④インフルエンザワクチンは可能な限り接種すべきである。
⑤65歳以上の高齢者には肺炎球菌ワクチン接種も考慮すべきである。

IBD 患者の新生児への留意事項

- 妊娠中にステロイド，免疫調節薬，抗TNFα抗体により治療されていても，不活化ワクチンは健常人と同様のスケジュールで投与可能である。
- 抗TNFα抗体投与患者の新生児の場合，注意が必要。新生児に生後2〜4カ月の生ワクチン接種は禁忌（ロタウイルス，ポリオなど）。
- 生後1年に接種が推奨されている水痘やMMR生ワクチン接種は可能である。
- 生後3カ月から（90カ月まで）対象となっているジフテリア，百日咳，破傷風に対するDPTやDTは，接種後，有効な血中抗体価になっているか測定することを推奨する研究者もいる。

IBD 患者の旅行ワクチン接種

流行地域ごとに沿ってワクチン接種することが推奨されるが，免疫抑制状態にある場合には，生ワクチン接種は禁忌である。

文献

1) Irving P, Gibson PR: Infections and IBD. Nat Clin Pract Gastroenterol Hepatol 2008; 5: 18-27.
2) Mawdsley JE, Macey MG, Feakins RM, et al: The effect of acute psychologic stress on systemic and rectal mucosal measures of inflammation in ulcerative colitis. Gastroenterology 2006; 131: 410-9.
3) Felder JB, Korelitz BI, Rajapakse R, et al: Effects of nonsteroidal antiinflammatory drugs on inflammatory bowel disease: a case-control study. Am J Gastroenterol. 2000; 95: 1949-54.
4) Perencevich M, Burakoff R: Use of antibiotics in the treatment of inflammatory bowel disease. Inflamm Bowel Dis 2006; 12: 651-64.
5) Podolsky DK. Inflammatory bowel disease. N Engl J Med 2002; 347: 417-29.
6) Singh S, Graff LA, Bernstein CN: Do NSAIDs, antibiotics, infections, or stress trigger flares in IBD? Am J Gastroenterol 2009; 104: 1298-313.
7) Sands BE, Cuffari C, Katz J, et al: Guidelines for immunizations in patients with inflammatory bowel disease. Inflamm Bowel Dis 2004; 10: 677-92.
8) Lu Y, Jacobson D, Bousvaros A: Immunizations in patients with inflammatory bowel disease. Inflamm Bowel Dis 2009; 15: 1417-23.
9) Wasan SK, Baker SE, Skolnik PR, Farraye FA: A practical guide to vaccinating the inflammatory bowel disease patient. Am J Gastroenterol 2010; 105: 1231-8.
10) 岡崎和一ほか：炎症性腸疾患に伴う感染症の現状とその対策．免疫調整薬使用患者におけるワクチン接種の指針（案）の作成．厚生労働科学研究費補助金難治性炎症性腸管障害に関する調査研究．平成22年度総括・分担研究報告書，平成23年3月，p138-44.

6. 炎症性腸疾患に伴う合併症

炎症性腸疾患における発癌機構とサーベイランス

端山　軍，松田圭二，渡邉聡明　帝京大学医学部外科

POINT

- ◆炎症性腸疾患（IBD）は大腸癌のハイリスクであり，罹病期間・罹患範囲が主なリスクファクターである。
- ◆Step biopsyは，盲腸より直腸に至る全大腸にわたってdysplasiaが疑われた部位からだけでなく，dysplasiaが疑われない部位からも10cmごとに4カ所ずつ，あるいは合計30個以上生検標本を採取する方法である。それに対して狙撃生検はdysplasiaあるいは癌病変が疑われる部位からのみ生検組織を採取する。
- ◆Dysplasiaと診断された場合は，熟練した胃腸病理医間でさえ観察者間における診断の一致率が低く，別の病理学者による確認を要する。low grade dysplasiaが認められた場合の扱いに関しては，必ずしもコンセンサスは得られていない。high grade dysplasiaであれば外科手術適応となる。

● 発癌機構

潰瘍性大腸炎（UC）の癌化

　1925年，CrohnとRosenbergによってUC（ulcerative colitis）の癌化例が報告されたのが最初である。UCは大腸癌のhigh risk群であると以前から指摘されており，UCの罹病期間と罹患範囲がリスクファクターとされている。Eadenらのメタアナライシスによると，UC患者54,478人中，大腸癌は1,698人であり，UCにおける癌の有病率は3.7%，大腸癌累積率はUC罹病期間10年で2%，20年で8%と30年で18%であったと報告している[1]。潰瘍性大腸炎の罹患範囲によって大腸癌の相対危険度が変わる。潰瘍性大腸炎の全大腸炎型で14.8，左側大腸炎型で2.8，直腸炎型で1.7との報告がある[1]。

クローン病（CD）の癌化

　CD（Crohn's disease）患者における大腸癌のリスクを調べることは非常に難しいとされる。1992年のpopulation-based study[2]では，CD患者の大腸癌死亡は

背景人口と有意差がないと報告されている。多くのCD患者では大腸に病変がなく，CD大腸炎患者でも，病変が非連続性であるため罹患範囲を決定するのが困難であったり，過去に大腸切除を受けていたりするからである。

大腸に炎症をもつタイプに限った場合は，背景人口と比べて有意に大腸癌のリスクが上昇するという報告がある[3]。CD患者で大腸炎患者の大腸癌相対危険度が6.9〜23.8，CD患者のうちの大腸型の大腸癌の大腸癌相対危険度が5.6，小腸大腸型では3.2，小腸型では1.0との報告もある[4]。

IBD合併癌の分子生物学

通常の大腸癌発生に関与する遺伝子変異（APCやp53）は，IBD関連の大腸癌でも関わってくる。通常癌とIBD関連癌では，変異が起こるタイミングや配列が異なり[5]，より早い段階でp53異常が起こるとされている（図1）。またDNAマイクロアレイを用いた遺伝子発現の研究も報告されている。RUNX3は，さまざまな癌の発現において重要な役割を果たす癌抑制遺伝子である。UC患者の癌化した症例では，RUNX3の発現が有意に低下したとの報告があり[6]，DNAマイクロアレイを用いた遺伝子発現の研究は，癌合併のhigh risk群予測が可能であるとされ，今後期待される[7]。

サーベイランス

サーベイランスの対象

IBDは罹患期間が長くなれば癌化のリスクは高くなる[1]。IBDの罹患範囲は，全大腸型・左側大腸炎型は癌化が問題となるが，直腸炎型では癌化は問題とならないと考えられている。したがって，サーベイランスの対象は，全大腸型あるいは全大腸型と左側大腸炎型としているものが多い。

本邦の潰瘍性大腸炎の診療ガイドラインでは，「広汎な大腸炎を有する患者に

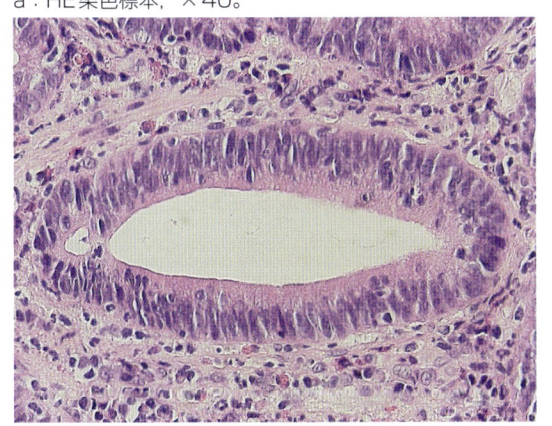

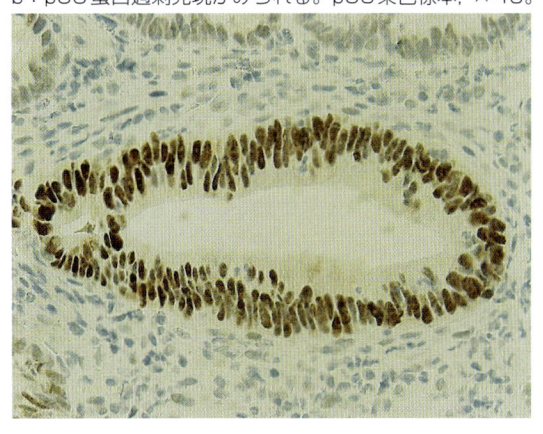

図1　UCに発生したdysplasia
a：HE染色標本，×40。
b：p53蛋白過剰発現がみられる。p53染色標本，×40。

対して，発症から8〜10年経過後に，1年または2年に1度大腸内視鏡と生検を行う」ことが推奨されている[8]。

CDの場合は，狭窄例を除いて潰瘍性大腸炎と同様にサーベイランスを行うことを推奨する論文もあるが，本邦ではCDに対するサーベイランス法はまだ確立されていないのが現状である[9]。

内視鏡の観察法
色素内視鏡・拡大内視鏡

通常内視鏡検査で，色調の変化や凹凸不整に注意して観察する。領域性のある変化は腫瘍性病変である可能性が高いため，色素（インジゴカルミン液）を散布して，表面微細構造を観察し生検を行う。インジゴカルミンは粘膜の変化を強調するコントラスト染料であるのに対して，メチレンブルーは正常粘膜に吸収されて染色し，炎症またはdysplasiaの領域は染色しない。色素内視鏡を用いると，通常の内視鏡を用いた場合よりも有意に高率に腫瘍性病変の発見が可能であったという報告がある[10]。色素内視鏡に拡大内視鏡を組み合わせると粘膜の詳細分析ができるようになり，良性と悪性の区別がしやすくなり，狙撃生検の有用性を報告している[11]。

NBI(narrow band imaging)

サーベイランスの狙撃生検を行ううえで，NBIの有用性が本邦から報告されている[12]。Matsumotoらは，NBIにより潰瘍性大腸炎の大腸粘膜の表面性状をhoneycomb-like pattern，villous pattern，tortuous patternに分類し，tortuous patternが腫瘍性病変の発見に重要であると報告している[13]。

AFI(auto fluorescence imaging)

特殊光を用いたAFIは，コラーゲンなどの蛍光物質からの自家蛍光を観察するために励起光(390〜470nm)と，血液中のヘモグロビンに吸収される波長(540〜560nm)の光を照射することにより，腫瘍性病変と正常粘膜を異なる色調で強調表示する画像強調内視鏡である。Broekらは，5例の潰瘍性大腸炎症例のサーベイランスに用いた結果，腫瘍性病変の拾い上げにAFIが有効であると報告している[13]。しかし，AFIは炎症程度によっても影響を受けるため，腫瘍性病変と炎症性病変の鑑別は困難である点も指摘されており，サーベイランスにおけるAFIの意義を確立するためには，今後の検討が重要と考えられる。

サーベイランスにおける生検採取方法
①Step biopsy

Step biopsyは欧米を中心に広く行われている。方法は，盲腸より直腸に至る全大腸よりdysplasiaが疑われた部位からだけでなくdysplasiaが疑われない部位からも10cmごとに4カ所ずつ，あるいは合計30個以上生検標本を採取する（図2）。Dysplasiaは癌ではなく前癌病変であり，内視鏡的に発見するのは困難という発想から，step biopsyは一定の区間で一定の個数の生検を採取する。Rubinらの報告では，90％の感度でdysplasiaを検出するには33個の生検が，95％の感

図2 Step biopsy

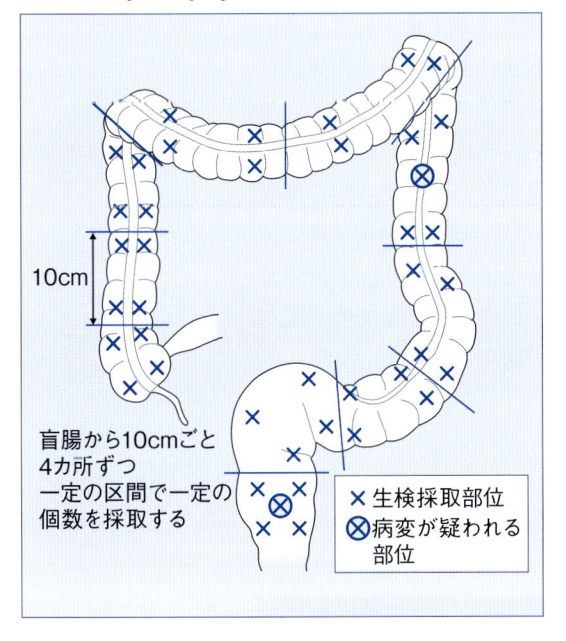

10cm
盲腸から10cmごと4カ所ずつ一定の区間で一定の個数を採取する
× 生検採取部位
⊗ 病変が疑われる部位

図3 狙撃生検

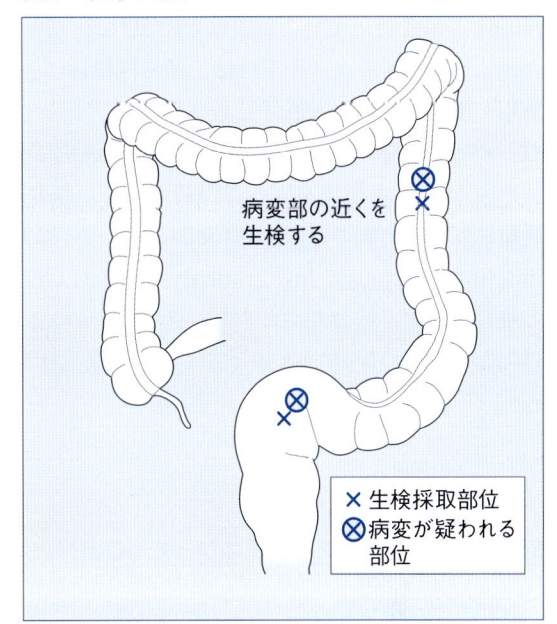

病変部の近くを生検する
× 生検採取部位
⊗ 病変が疑われる部位

度で検出するには64個の生検が必要だと報告している[14]。

問題点として，数十個におよぶ生検は，患者への侵襲が大きい点や労力がかかる点，医療経済の面から効率でない点が指摘されている。

② **狙撃生検**

Step biopsyに対して，"dysplasiaあるいは癌病変が疑われる部位からのみ生検組織を採取すれば，正確な診断ができるのではないか"という発想から，有所見部のみから生検を採取する狙撃生検の重要性が指摘されている（図3）。本邦では，2002年より厚生労働省の『難治性炎症性腸疾患障害に関する調査研究』班のプロジェクト研究で狙撃生検の有用性に関して検討が行われてきた。これは，多施設共同のprospective studyとして「狙撃生検によるサーベイランス法」の有用性を検討したものである。7年以上経過した，全大腸型および左側結腸型の潰瘍性大腸炎患者を対象に，有所見部と下部直腸からの生検を行い，1症例当たりの平均生検数は4～5個とした。その結果，colitic cancerおよびdysplasiaの検出率は3.8％で，欧米で行われているstep biopsyとほぼ同率の頻度で，腫瘍性病変の拾い上げが可能であった。

海外からも，狙撃生検の有用性が報告されている[10, 11, 15]。Hurlstoneらは，腫瘍性病変の発見率がstep biopsyで0.14％，狙撃生検で1.6％と狙撃生検のほうが頻度が高いと報告している。さらに，拡大内視鏡や色素内視鏡を用いるとstep biopsyでは0.16％，狙撃生検では8％と狙撃生検でさらに発見率が高くなることを示している[11]。Rutterらは，100例のサーベイランス例で2,904個のstep biopsyでは腫瘍性病変は発見されなかったが，狙撃生検では157個の生検で9個の腫瘍性病変発見されたことから，狙撃生検の有用性を報告している。

本邦でのサーベイランスの生検法をアンケート調査した報告によると，step biopsyのみを行っている施設は4%だけで，73%の施設が狙撃生検を施行していた[16]。サーベイランスの手段は，通常内視鏡に加えて拡大内視鏡や色素内視鏡を併用している施設が大部分であった。

サーベイランスで発見されたdysplasiaについて

　dysplasiaは粘膜固有層への浸潤がなく，基底膜に限定される上皮の明らかな腫瘍性変化と定義される。Riddellらによって導入されたdysplasia判定基準では，indefinite dysplasia, low grade dysplasia（LGD），high grade dysplasia（HGD）と癌にカテゴリー分類された[17]。dysplasiaの存在は，前癌病変としての意義だけでなく，癌のhigh risk群としても重要な意味をもつ（図4）。

図4　サーベイランスにて見つかったUC合併大腸癌
a：マッピング。深達度SM型の周りにdysplasiaが広く存在していた。

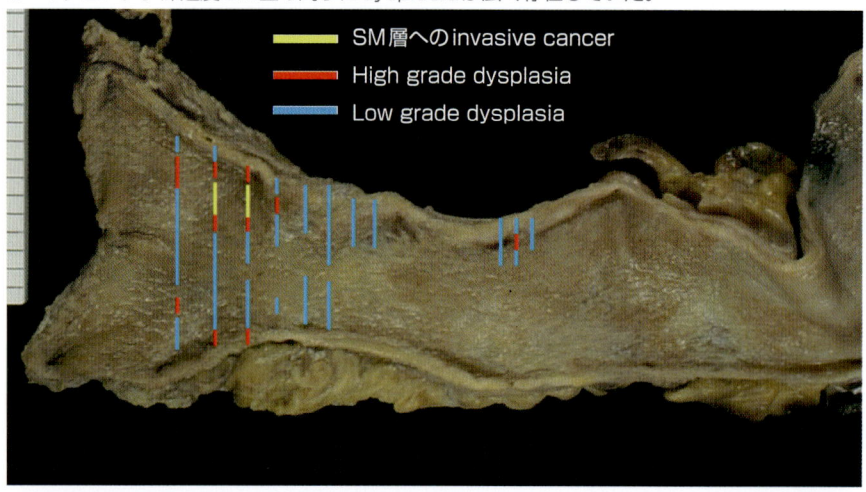

b：粘膜下層に浸潤した癌。HE染色標本，×20。

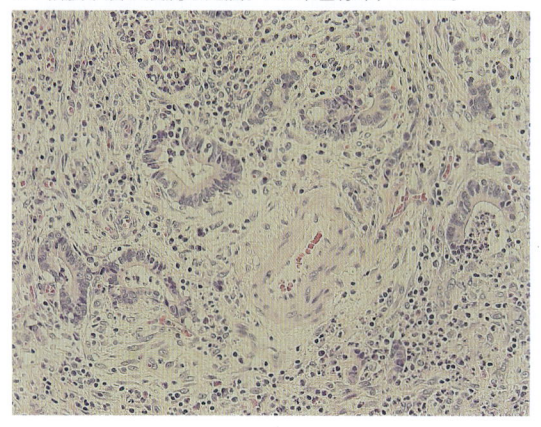

c：low grade dysplasia部。HE染色標本，×20。

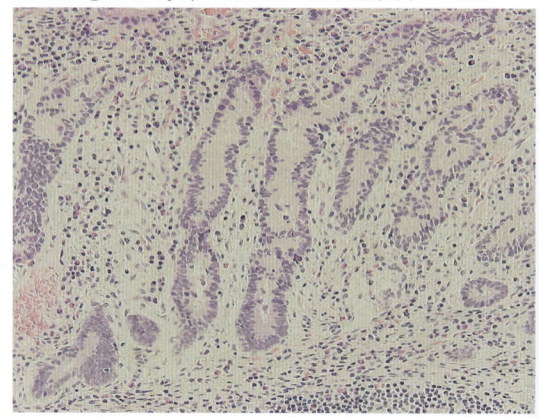

> **dysplasiaのポイント**
>
> dysplasiaと診断された場合は，熟練した胃腸病理医間でさえ観察者間の一致率が低いことから，別の病理学者による確認を要する。

　indefinite dysplasiaが発見された場合は，3〜6カ月ごとの短期間サーベイランスを行う。HGDであれば，43%に癌が合併するため基本的には外科手術適応となる[18]。しかし，LGDが認められた場合は，どのような治療方針とするかが問題となる。隆起性病変，いわゆるDALM (dysplasia associated lesion or mass) にLGDが認められた場合には，大腸のその他の部位に癌が合併している頻度が40%以上と報告されており，外科手術の適応とされている[18]。平坦粘膜にLGDが認められた場合の取り扱いに関しては論争中であり，短期間内の再検とする方針と手術適応とするものである。Bernsteinらは，LGDが認められた場合に大腸の他の部位癌のある頻度は19%で，5年間でHGDや浸潤癌に進行する確率は35〜50%と報告しており，LGDが認められた場合は手術適応であるとしている[18, 19]。これに対して，LGDは必ずしも手術適応とならないとする報告もある。Limらは，サーベイランスを施行した潰瘍性大腸炎症例の10年にわたる経過を解析した。その結果，LGDが認められた症例で10年後にHGDや浸潤癌に進行する確率は10%で，LGDを認めない症例で10年後にHGDや浸潤癌に進行する確率は4%で，両者に有意差はなかったと報告し，LGDが認められた場合でも保存的に経過観察をする可能性を除外すべきではないとしている[20]。平坦粘膜にLGDが認められた場合の取り扱いに関しては，問題点を熟知したうえで，インフォームドコンセントを得て治療方針を決定する必要がある。

　背景に炎症のない大腸において，腺腫に似た隆起性病変があれば，通常腺腫と同様に取り扱う。

文 献

1) Eaden JA, Abrams KR, Mayberry JF: The risk of colorectal cancer in ulcerative colitis: a meta-analysis. Gut 2001; 48: 526-35.
2) Ekbom A, Helmick CG, Zack M, et al: Survival and causes of death in patients with inflammatory bowel disease: a population-based study. Gastroenterology 1992; 103: 954-6.
3) Ekbom A, Helmick C, Zack M, et al: Increased risk of large-bowel cancer in Crohn's disease with colonic involvement. Lancet 1990; 336: 357-9.
4) Canavan C, Abrams KR, Mayberry J: Meta-analysis: colorectal and small bowel cancer risk in patients with Crohn's disease. Aliment Pharmacol Ther 2006; 23: 1097-104.
5) Kornbluth A, Sachar DB: Ulcerative colitis practice guidelines in adults (update): American College of Gastroenterology, Practice Parameters Committee. Am J Gastroenterol 2004; 99: 1371-85.
6) Watanabe T, Kobunai T, Ikeuchi H, et al: RUNX3 copy number predicts the development of UC-associated colorectal cancer. Int J Oncol 2011; 38: 201-7.
7) Watanabe T, Kobutani T, Toda E, et al: Gene expression signature and the prediction of ulcerative colitis-associated colorectal cancer by DNA microarray. Clin Cancer Res 2007; 13: 415-20.
8) エビデンスとコンセンサスを結合した潰瘍性大腸炎の診療ガイドライン, 難治性炎症性腸管障害に関する調査研究班プロジェクト研究チーム. 2006.
9) Zisman TL, Rubin DT: Colorectal cancer and dysplasia in inflammatory bowel disease. World J Gastroenterol 2008; 14: 2662-9.
10) Rutter MD, Saunders BP, Schofield G, et al: Pancolonic indigo carmine dye spraying for the detection of dysplasia in ulcerative colitis. Gut 2004; 53: 256-260.
11) Hurlstone DP, Sanders DS, Lobo AJ, et al: Indigo carmine-assisted high-magnification chromoscopic colonoscopy for the detection and characterisation of intraepithelial neoplasia in ulcerative colitis: a prospective evaluation. Endoscopy 2005; 37: 1186-92.
12) Matsumoto T, Kudo T, Jo Y, et al: Magnifying colonoscopy with narrow band imaging system for the diagnosis of dysplasia in ulcerative colitis: a pilot study. Gastrointest Endosc 2007; 66: 957-65.
13) van den Broek FJ, Fockens P, van Eeden S: Endoscopic tri-modal imaging for surveillance in ulcerative colitis: randomised comparison of high-resolution endoscopy and autofluorescence imaging for neoplasia detection; and evaluation of narrow-band imaging for classification of lesions. Gut 2008; 57: 1083-9.
14) Rubin CE, Haggitt RC, Burmer GC, et al: DNA aneuploidy in colonic biopsies predicts future development of dysplasia in ulcerative colitis. Gastroenterology 1992; 103: 1611-20.
15) Hurlstone DP, Sanders DS, McAlindon ME, et al: High-magnification chromoscopic colonoscopy in ulcerative colitis: a valid tool for in vivo optical biopsy and assessment of disease extent. Endoscopy 2006; 38: 1213-7.
16) 五十嵐正広: colitic cancer. サーベイランスと症状の実態－アンケート結果より. 渡邉聡明, 味岡洋一, 五十嵐正広ほか編, colitic cancer. 日本メディカルセンター, 東京, 2006, p135-48.
17) Riddell RH, Goldman H, Ransohoff DF, et al: Dysplasia in inflammatory bowel disease: standardized classification with provisional clinical applications. Hum Pathol 1983; 14: 931-68.
18) Bernstein CN, Shanahan F, Weinstein WM, et al: Are we telling patients the truth about surveillance colonoscopy in ulcerative colitis? Lancet 1994; 343: 71-4.
19) Bernstein CN: Ulcerative colitis with low-grade dysplasia. Gastroenterology 2004; 127: 950-6.
20) Lim CH, Dixon MF, Vail A: Ten year follow up of ulcerative colitis patients with and without low grade dysplasia. Gut 2003; 52: 1127-32.

VII
炎症性腸疾患患者の管理の実際

7. 炎症性腸疾患患者の管理の実際

妊娠を希望する患者

国崎玲子　横浜市立大学附属市民総合医療センター・炎症性腸疾患（IBD）センター
高橋恒男　横浜市立大学附属市民総合医療センター・総合周産期母子医療センター

POINT

- 炎症性腸疾患（inflammatory bowel disease；IBD）は妊娠可能な若年者に好発するため，妊娠・授乳時にどのように治療を行い安全に出産・授乳をさせるが重要な課題となる。
- IBD合併妊娠では，早産，低出生体重児，先天奇形のリスクがわずかに増加する。これらはIBDの寛解期には増加せず，活動期に増加し，現時点ではIBD合併妊娠の妊娠合併症増加の最大の危険因子は，疾患活動性と考えられている。
- 一般に，6カ月以上寛解を維持した状態で妊娠すれば妊娠中IBDが増悪する危険は低く，妊娠中，寛解を維持していれば妊娠合併症の増加もなく，安全に妊娠・出産が可能と考えられる。
- IBD治療薬の妊娠・授乳中における投薬の安全性のエビデンスは，本邦では少ないが海外では蓄積され，疾患が管理されているという有益性が投薬のリスクを上回り，IBDに対する治療は妊娠中も継続すべきと考えられている。臨床の場では，患者に十分な説明のうえで話し合いながら，適切なinformed choiceを決定すべきである。

IBD合併妊娠の考え方

- IBD合併妊娠に関するエビデンスの多くは，海外の限られた後ろ向きデータであり，日本人に関する十分なデータはまだない。しかし海外では，妊娠中の母体および胎児へのリスクが最も大きいのはIBDの疾患活動性で，治療に使用される薬剤ではないと考えられ，妊娠中のIBD再燃・増悪時には非妊娠時と同様の治療を選択すべきとする意見が主流である。
- したがって，妊娠可能年齢のIBD患者を診療にあたる際，日頃から安全で適切な妊娠時期について主治医と患者が話し合い，計画的な出産を考え，周産期管理については消化器内科医と産科医が密に協力して診療にあたる必要がある。

IBDの遺伝と不妊

- IBD患者の児がIBDを発症する確率は数〜10％程度，一般の2〜13倍とされ

る[1]。一方，日本のIBD患者の児のIBD発症率は1％未満と低率であるが，国内でのIBD発病率の増加を考慮すると，今後増加する可能性がある。これらの増加が遺伝的素因によるのか環境因子によるのかは明確にされていないが[1]，IBDはいわゆる遺伝疾患ではないと考えられている。

- IBD患者の不妊率は，IBDの寛解期では増加しないが，活動期で増加すると報告されている[2]。
- サラゾスルファピリジン（SASP：サラゾピリン®）服用中の男性患者では，精子の運動性・数が低下し受胎能力が低下する。これは容量依存性で，葉酸補充の影響を受けない。上記の影響は可逆性で，内服を中断すれば2〜3カ月で正常に戻る。
- 潰瘍性大腸炎（UC）の手術（回腸肛門吻合術）後，不妊率が48％に増加したことが報告され，クローン病（CD）の腸管手術後も，癒着により卵管通過障害による不妊を生じる可能性が示唆されている。しかしこれらの場合でも，卵巣機能に異常はないので，人工授精などにより十分妊娠が可能である。

妊娠が疾患に与える影響

- 寛解期妊娠では，妊娠中IBDの再燃率は増加しない[3]。
- 活動期に妊娠すると，2/3の患者で疾患活動性が持続し，うち2/3が悪化する[4]。現時点ではIBD妊娠の妊娠合併症の最大の危険因子は疾患活動性と考えられていることから，寛解期に妊娠するよう患者に助言することが重要と考えられる。一般に，6カ月（〜1年）以上の寛解維持期間をおくべきとする報告が多い。
- 周産期におけるIBD増悪の原因は，母体のホルモンバランスの変化，胎盤からのACTH産生を介した内因性コルチコステロイドの変化などが要因と推測され，妊娠中のIBDの再燃時期は，妊娠初期と産褥期に多いとされる。

IBDと妊娠合併症

- IBD合併妊娠では，早産，低出生体重，先天奇形の合併リスクが，健常者に比べてわずかに増加すると報告されている。これら妊娠異常の合併頻度は寛解期では増加せず，活動期で増加する[5]。この増加の原因が疾患活動性によるものか治療薬によるものか，厳密に区別し解析することは困難であるが，現時点では妊娠中の母体および胎児へのリスクが最も大きいのはIBDの疾患活動性で，治療薬ではないとするのが一般的な見解である。

妊娠中の薬物治療

- 妊娠中の薬物投与による胎児への影響については，一般に，国際的に米国食品医薬局（Food and Drug Administration：FDA）分類が用いられている（表1）[6]。
- 本邦の産科ガイドライン[7]に記載されている妊娠中に配慮すべき薬剤の中に，

表1 UC治療薬の妊娠に対する安全性（FDA分類）[Safety of drugs during pregnancy]

A	動物・妊婦での研究を十分行った結果，胎児に危険性がない	
B	おそらく危険性はなく安全	メサラジン（ペンタサ®，アサコール®など） サラゾスルファピリジン（サラゾピリン®） メトロニダゾール（フラジール®） プレドニン注腸（プレドネマ®） H₂受容体拮抗薬（ガスター®など） 抗TNFα抗体（レミケード®，ヒュミラ®）＊
C	危険とも安全とも明白でなく，有益性が危険性を上回る場合に注意して投与	ステロイドホルモン剤（プレドニン®） シクロスポリン（サンディミュン®） シプロフロキサシン（シプロキサン®） ベタメサゾン（リンデロン座薬®，ステロネマ®） ビスホスホネート製剤（骨粗鬆症治療薬） タクロリムス（プログラフ®）
D	危険性の証拠があるが，緊急時には妊婦に投与することで利益があり容認されうる	アザチオプリン（イムラン®，アザニン®） メルカプトプリン（ロイケリン®）
X	動物人体実験とも胎児への有害性が証明され投与は原則的に避けるべき	メトトレキセート（メソトレキサート®） サリドマイド

＊：妊娠後期の投与の安全性は不明

本邦で一般的に使用されているIBD治療薬は含まれていない．また，CD合併妊娠に対する海外のガイドラインとして，ヨーロッパのガイドライン[8]も有用で参考になる．

- 1日3gまでのメサラジン（5ASA：ペンタサ®）は妊娠中安全に使用できる．SASP（サラゾピリン®）は，核黄疸の危険因子と考えられていたが，実際には発生頻度の増加は認められていない．ただし妊娠の可能性のある女性では，妊娠前から妊娠3カ月までは1日2mgの葉酸補給が推奨される．
- ステロイド剤は口蓋口唇裂と早産のわずかな増加が報告されているが，プレドニゾロン（PSL）は胎盤を通過しても胎盤内で速やかに代謝されるため，一般にPSL 30mgまでの投与は，必要時妥当と考えられている．
- チオプリン製剤（AZA/6MP）はFDA評価Dであるが，最近の複数の検討では，IBD女性患者で明らかな妊娠合併症の増加を認めず[9]，ECCOのガイドラインでも妊娠女性への投与は必要なら適切とされている．
- 抗TNFα抗体製剤（infliximab）は，高分子量であるが胎盤を通過する．adalimumabのデータは乏しいが，動物実験のデータからFDA分類Bとされる．奇形などの合併症増加の報告はないが，特に妊娠後期にIgG₁抗体が胎盤関門を通過することから，最近では妊娠末期には投与を避けるべきとされている．最近，infliximabの投与を受けていた妊婦が出産した児が，BCG接種後に死亡した事例が報告された．
- 栄養療法中は，ビタミンAの過剰摂取に注意する（妊娠前3カ月〜初期3カ月はレチノール当量上限：3,000 μgRE，エレンタール®1包：216 μgRE）．

IBDの男性患者と妊娠

- IBDの男性患者で，疾患や手術が原因で，明らかに不妊や奇形が増加する報告はない。
- 治療薬の影響については，前述のとおりSASPによる男性不妊に留意が必要である。メサラジン，ステロイド，抗TNFα抗体製剤[infliximab(レミケード®)，adalimumab(ヒュミラ®)]は，男性患者の妊娠に問題ないとされる。チオプリン製剤[AZA(イムラン®)/6MP(ロイケリン®)]は，最近の報告では男性患者における妊娠関連合併症のわずかな増加が報告されている[9]。

IBD患者の授乳

- 母乳哺育は児にとって生物，栄養，神経学的に優れ，感染防御にも有利で母子間の絆を深めるなどの利点がある。また，母乳で育てられた子供は，将来のIBD発症頻度が低いことも知られている。
- 治療薬の乳汁移行と児に対する影響を実際に検討したデータはわずかで，日本人のデータはほとんどない。母体に投与された薬剤のほとんどは，程度の差はあれ乳汁中に分泌され児に摂取されるが，多くの薬剤は児に移行してもわずかであることから，海外では禁忌とされる例外を除いて授乳を中止させるほど問題にならないと考えられている。授乳による児への薬の影響について，米国小児科学会(AAP)の分類がある(表2)。
- メサラジン製剤はごく微量ながら乳汁に移行し，5ASA，SASPで各1例ずつ乳児でのアレルギーによる下痢の報告があるものの，授乳期に服用しても一般に安全と考えられている。PSLも乳汁に少量移行するが，児の摂取する量は母体の投与量の0.1％以下で影響は少ない。チオプリン製剤(AZA/6MP)のデータは乏しいが，乳汁中で検出不能であるか微量に検出されるが新生児で代謝物

表2 UC治療薬の授乳への安全性(Safety of drugs during breast feeding)

●比較的安全	メサラジン(ペンタサ®，アサコール®など) サラゾスルファピリジン(サラゾピリン®) ステロイドホルモン剤(プレドニン®) ロペラミド塩酸塩(ロペミン®) H₂受容体拮抗薬(ガスター®など) 抗TNFα抗体(レミケード®，ヒュミラ®)
●データが少なく不明	アザチオプリン(イムラン®，アザニン®) 6MP(ロイケリン®)
●好ましくない	シクロスポリン(サンディミュン®) シプロフロキサシン(シプロキサン®) メトロニダゾール(フラジール®) ビスホスホネート製剤(骨粗鬆症治療薬) タクロリムス(プログラフ®)

が検出不能だったため，授乳してよいとされている．抗TNFα抗体製剤は，乳汁中で検出できないため容認可能である．一方，メトロニダゾール，シプロフロキサシン，シクロスポリン，タクロリムスは乳汁中に排泄され，授乳期は専門医による新生児の厳重な観察下での投与が必要とされる．

- 厚生労働省の事業として，国立成育医療センター内に「妊娠と薬情報センター」ホームページが公表され[10]，患者が直接電話相談することもできるので，これを利用することも勧められる（2011年9月現在）．

文献

1) Orholm M, Fonager K, Sørensen HT. Risk of ulcerative colitis and Crohn's disease among offspring of patients with chronic inflammatory bowel disease. Am J Gastroenterol 1999; 94: 3236-8.
2) Fonager K, Sørensen HT, Olsen J, et al: Pregnancy outcome for women with Crohn's disease: a follow-up study based on linkage between national registries. Am J Gastroenterol 1998; 93: 2426-30.
3) Reddy D, Murphy SJ, Kane SV, et al: Relapses of inflammatory bowel disease during pregnancy: in-hospital management and birth outcomes. Am J Gastroenterol 2008; 103: 1203.
4) Alstead EM: Inflammatory bowel disease in pregnancy. Postgrad Med J 2002; 78: 23-6.
5) Cornish J, Tan E, Teare J, et al: A meta-analysis on the influence of inflammatory bowel disease on pregnancy. Gut 2007; 56: 830.
6) Administration FDA. Regulations 1980; 44: 37434-67.
7) 日本産科婦人科学会／日本産婦人科医会編：産婦人科診療ガイドライン産科編2011．日本産科婦人科学会，2011．
8) Van Assche G, Dignass A, Reinisch W, et al: The second European evidence-based Consensus on the diagnosis and management of Crohn's disease: Special situations. J Crohns Colitis 2010; 4 : 63-101.
9) Coelho J, Beaugerie L, Colombel JF, et al: Pregnancy outcome in patients with inflammatory bowel disease treated with thiopurines: cohort from the CESAME Study. Gut 2011; 60: 198-203.
10) http://www.ncchd.go.jp/kusuri/index.html

7. 炎症性腸疾患患者の管理の実際

小児

余田　篤　大阪医科大学小児科

POINT　小児期IBDの特徴
◆一般に成人より重症例が多く，病変部位もより広範である。
◆発育途上にあり，成長障害に注意し，身長・体重・二次性徴・骨年齢などの成長を定期的に確認する。
◆成長障害がある場合には治療内容の変更を検討する。
◆生物製剤の適応は原則として従来の内科治療に抵抗する例であり，適応については悪性疾患の合併の可能性も考慮して，検討する。
◆思春期に特徴的な心理的，社会的問題が存在し，専門的カウンセリングも含めた心理的サポートを考慮する。

潰瘍性大腸炎

● 成人と異なり，発症時，診断時に全大腸炎型が多く，左側大腸炎型や直腸炎型は少ない（表1）。また，短期間に全大腸炎型に伸展しやすく，病変の広範囲化・重症化がみられやすい[1~7]。さらに，病理組織所見を含めて，直腸が軽症，もしくは正常（rectal spearing）である頻度も多い。したがって，下部消化管内視鏡で遠位部の観察のみで，遠位大腸炎型もしくは左側大腸炎型と診断されている例がみられるが，可能な限り全大腸の観察が望まれる。全大腸の観察が困難な例では，腹部CTや超音波検査で病型を検索する。病型を決めることで，成人と同様に，局所投与か経口投与かの治療法が決定される。

表1　小児期発症潰瘍性大腸炎の病型分類（%）

病　型	Ishige (n=1,112)	Limbergen (n=95)	自験例 (n=47)	Ishige (成人n=13,219)
直腸炎型	14.0	4.2	8.5	22.7
左側大腸炎型	32.1	21.1	10.6	34.2
全大腸炎型	53.6	74.7	80.8	43.1

表2 小児期クローン病の発症時病型分類(%)

病 型	Ishige (n＝322)	Vernier (n＝280)	自験例 (n＝37)	Ishige (成人n＝2,536)
L1	25.8	9.6	21.6	28.7
L2	19.3	11.7	18.9	25.6
L3	44.4	42.3	40.5	39.6
L1＋L4	3.7	4.3	5.4	1.0
L2＋L4	0.9	5.0	2.7	1.0
L3＋L4	5.3	26.7	10.8	4.0

L1：小腸，L2：大腸，L3：小腸大腸，L4：上部消化管

表3 小児期クローン病の病型別推移(%)

病 型	Vernier，診断時 (n＝280)	Vernier，最終 (n＝281)	自験例，診断時 (n＝37)	自験例，最終 (n＝37)
L1	9.6	4.3	21.6	16.2
L2	11.7	5.7	18.9	16.2
L3	42.3	42.3	40.5	48.6
L1＋L4	4.3	4.3	5.4	5.4
L2＋L4	5.0	3.5	2.7	2.7
L3＋L4	26.7	39.9	10.8	10.8

L1：小腸，L2：大腸，L3：小腸大腸，L4：上部消化管

- 一般に寛解期には脂肪などの食事制限は必要なく，普通食でよいといわれているが，脂肪制限を中止し，普通食に変更して，臨床的にも再燃する例もよく経験する．実際に小児では再燃寛解型や慢性持続型が多いので，寛解の診断は臨床寛解だけでなく，内視鏡での粘膜治癒を確認するほうがより確実で，治療内容も臨床症状と内視鏡所見と併せて考慮することが望まれる．
- 小児では重症例でも大腸全摘術が遅れる傾向にあり，内科治療抵抗性の重症や劇症例では，手術適応を考慮する．成人に比較して，本人だけでなく，患児の両親も手術を希望されない例が多い．しかし，実際に大腸全摘術を施行した後に患児とその両親にQOLを含めた日常生活について，再度質問するとほとんどが，「手術をしてよかった」，あるいは「もっと早くすればよかった」という返事が多い[8]．

クローン病

- 小児期に発症するクローン病の病型は成人のクローン病の病型と異なり，受診時の病変分布がより広範で，診断後病変が拡大する(表2, 3)ことが知られている[2, 3, 6]．

- 表2にも示すように成人に比較して，小腸大腸型が多く，上部消化管病変も合併しやすい．自験例でも70％以上が診断時に小腸病変を有していた．したがって，乳幼児を含めた小児でも，診断時の検査は下部消化管内視鏡検査だけでなく，上部消化管内視鏡検査と，小腸狭窄の有無の検索として小腸病変の画像診断も必要である．
- 消化管管外症状も合併しやすく，発症時に管外症状で発症する率も成人より多い．管外症状では肛門周囲病変，口内炎，発熱だけでなく，関節炎，成長障害[8～11]，貧血などもあり注意する．関節炎で若年背関節リウマチとして治療されていたクローン病患児も数名経験している．
- 小児では診断時にすでに成長障害を合併しやすい．さらに，診断時だけでなく治療中も身長，体重，成長率，骨密度の定期的な評価をするべきである．特に小腸型で腹部不快感などの軽微な消化器症状で診断が遅れやすく，診断時には著しい低身長を呈していることもある．

> **12歳，女児：9歳時発症で3年経過した小腸型クローン病．**
> 当科受診時は元気に通学していた．しかし，12歳時の身長は131.1cm（－3.3 s.d.）で，治療内容を変更後2年間で，身長は－1.1 s.d.までcatch-up．

- 成人に比較して小児では罹病期間がより長期で，しかも成長過程であり，成分栄養剤による経腸栄養療法は，成人以上に重要な治療法である．経腸栄養療法はわが国では治療法として確立されているが，欧米では食習慣や味覚の問題で，受容が困難で否定的な意見もある．しかし，近年ヨーロッパの小児消化器病専門医の間では，小児に対する経腸栄養療法の重要性が再評価されてきている[12, 13]．

成長と栄養の評価

　治療開始時に必ず身長，体重，骨密度を測定し，栄養状態，身長の伸び，体重増加を成長曲線に照らし合わせて正確に評価する必要がある．さらに，治療開始時だけでなく治療中も栄養状態と成長率を評価する．小児科が併設されている医療機関であれば，必ず日本人の男女別の年齢に応じた身長と体重の成長曲線のグラフが容易に手に入る．この成長曲線を発症前，発症時，治療中もプロットすることで，低身長だけでなく，身長の伸び率も含めた成長評価が可能である．

　臨床症状が消失した寛解期でも，身長の伸び率の低下を含めて，発育遅延がみられた場合には，腸管の炎症の持続，吸収不良，あるいは腸管からの蛋白漏出があり，低栄養状態になっていることが多い．このような例では治療内容を再検討して，変更も考慮する．また，思春期に入り骨端線が閉鎖すると最終身長となり，それ以上の身長の伸びは期待できない．したがって，可能であれば骨端線が閉鎖する前に大腸全摘術などの手術を施行することが望ましい．骨年齢や骨端線の閉鎖（およその目安は男14歳，女12歳）の評価は，可能であれば小児内分泌専門医

と相談するのがよい．

　クローン病のほうが，初診時の骨密度はより低い傾向にあるが，潰瘍性大腸炎では骨密度が正常かというと決してそうとは限らず，両疾患で骨密度を定期的に測定し，骨密度の低下があれば，ビタミンD製剤やその他の骨強化薬も考慮して，病的骨折を防ぐ必要がある．同時に鉄以外の微量元素，ビタミンなどの欠乏にも注意する．特にクローン病では骨密度の低下もしばしばあり，二重エネルギーX線吸収測定法（dual energy X-ray absorptiometric scan；DEXA）などの定期的な計測を必要とする．

　一般に寛解時には栄養療法が軽視されることが多い．しかし，成人に比較し，小児のほうが成人より寛解維持が困難な症例が多くみられ，このような症例では暴飲暴食が再燃の危険因子であり，食生活をよく把握し，患児と両親に食事療法の重要性を認識してもらう必要がある．特にクローン病では栄養療法は寛解導入時だけでなく，寛解維持療法でも有用である．消化管出血，炎症，食思不振などの多因子を原因として，炎症性腸疾患に罹患している患児では健常児より必要栄養量（約120～150％）が増加することが知られている．

◎ ◎ ◎

　成長期にある小児期炎症性腸疾患の病型，自然史は成人とは異なる経過をとる．したがって，診断だけでなく，治療内容も成人の縮小版ではなく，二次性徴を含めた正常な成長を確保し，心理的サポートも考慮しながら[1]，小児に適切な治療を必要とする．

文献

1) Kugathasan S, Judd RH, Hoffmann RG, et al: Epidemiologic and clinical characteristics of children with newly diagnosed inflammatory bowel diseases in Wisconsin; A statewide population-based study. J Pediatr 2003; 143: 525-31.
2) Sawczenko A, Sandhu B: Presenting features of inflammatory bowel disease in Great Britain and Ireland. Arch Dis Child 2003; 88: 995-1000.
3) Van Limbergen J, Russell RK, Drummond HE, et al: Definition of phenotypic characteristics of childhood-onset inflammatory bowel disease. Gastroenterology 2008; 135(4): 1114-22.
4) Mir-Madjlessi SH, Michener WM, Farmer RG: Course and prognosis of idiopathic ulcerative proctosigmoiditis in young patients. J Pediatr Gastroenterol Nutr 1986; 5: 571-5.
5) Ishige T, Tomomasa T, Takebayashi T, et al: Inflammatory bowel disease in children: epidemiological analysis of the nationwide IBD registry in Japan. J Gastroenterol 2010; 45(9): 911-7.
6) Vernier-Massouille G, Balde M, Salleron J, et al: Natural history of pediatric Crohn's disease: a population-based cohort study. Gastroenterology 2008; 135(4): 1038-41.
7) 牛島高介, 内田恵一, 余田篤ほか：本邦における小児期発症の潰瘍性大腸炎の外科治療の現状. 日本小児科学会雑誌 2009; 113: 43-9.
8) Motil KJ, Grand RJ, Davis-Kraft L, et al: Growth failure in children with inflammatory bowel disease: a prospective study. Gastroenterology 1993; 105: 681-91.
9) Heuschkel R, Salvestrini C, Beattie RM, et al: Guidelines for management of growth failure in childhood inflammatory bowel disease. Inflamm Bowel Dis 2008; 14: 839-49.
10) Newby EA, Sawczenko A, Thomas AG, Wilson D: Interventions for growth failure in childhood Crohn's disease. Cochrane Database Syst Rev 2005; 20(3): CD003873.
11) Shamir R, Phillip M, Levine A: Growth retardation in pediatric Crohn's disease: pathogenesis and interventions. Inflamm Bowel Dis 2007; 13(5): 620-8.
12) Heuschkel RB, Menache CC, Megerian JT, Baird AE: Enteral nutrition and corticosteroids in the treatment of acute Crohn's disease in children. J Pediatr Gastroenterol Nutr 2000; 31: 8-15.
13) Takagi S, Utsunomiya K, Kuriyama S, et al: Effectiveness of an 'half elemental diet' as maintenance therapy for Crohn's disease: A randomized-controlled trial. Aliment Pharmacol Ther 2006; 24: 1333-40.
14) van der Zaag-Loonen HJ, Grootenhuis MA, Last BF, Derkx HH: Coping strategies and quality of life of adolescents with inflammatory bowel disease. Qual Life Res 2004; 13: 1011-9.

7. 炎症性腸疾患患者の管理の実際

高齢者

高本俊介, 三浦総一郎　防衛医科大学校内科

POINT
- 高齢者IBD患者の診断では, 感染症や薬剤性腸炎, 虚血性腸炎などとの鑑別診断が重要である。
- 高齢者IBD患者では, 既往症や合併症を考慮して薬剤を選択し, 栄養状態の低下などに留意しながら治療を進める。
- 手術適応は若年者IBD患者と相違ないが, 周術期の管理では静脈血栓症などの発症に特に注意する必要がある。

　炎症性腸疾患（IBD）は一般的に若齢者に多くみられる疾患であるが, 高齢者にも少なからずみられる疾患である。また, 若齢者と高齢者の間で, その臨床的特徴に大きな違いはみられないが, 鑑別すべき疾患や起こりうる合併症の種類, 術後成績, 基礎疾患の有無や投与されている薬物との相互作用など, 高齢者の治療にあたって考慮すべき点も多く, 本章ではそれらについて述べていきたい。

疫学および臨床的特徴

疫学
- 潰瘍性大腸炎（ulcerative colitis；UC）, クローン病（Crohn's disease；CD）とともに若齢者に多い疾患であることはよく知られているが, 両疾患とも約10～15％の患者が60歳を過ぎてから診断されている。
- 従来IBD患者の年齢分布は二峰性であるといわれてきたが, 最近の研究ではこの傾向がみられなくなっている。またCDでは, 幼児期および超高齢を除く全年齢層で発症率が増加していることが報告されている[1]。

臨床的特徴（表1）
- 臨床症状は高齢者と若年者でいくつかの点を除いて相違はみられない。カナダからの報告では, 1,000名以上のCD患者のデータから, 高齢者で大腸限局型が多いと述べている[2]。

277

表1 若年者と高齢者IBDの特徴

	高齢者	若年者
罹患部位	CDでは大腸限局型が多い UCでは遠位型が多い	CDでは小腸大腸型が多い UCでは全結腸型が多い
病態	CDで穿通，瘻孔ができることは少ない	CDで穿通，瘻孔ができやすい
腹痛の有無	腹痛は起こりにくい	腹痛が起こりやすい
下血，下痢の有無	起きやすい	比較的少ない
初発時の症状	重症が多い	比較的重症は少ない

(Hussain SW, et al: Inflammatory bowel disease in the elderly. Drugs Aging 2010; 27: 617-24. より引用)

- 日本のFujimotoらは844名のUC患者データから，60歳を超えて発症した患者では，30歳未満での発症者に比較して軽症，直腸炎型が多く，男性の比率，発作が1回のみの人の割合，ステロイド投与をされていない人の割合が多いことを報告している[3]。
- 高齢患者のIBD診断においては，感染症（*Clostridium difficile*，*E.coli* O-157，Cytomegalovirus，結核など）や憩室炎（特にsegmental colitis associated with diverticular diseases；SCADにおいて），放射線性腸炎，NSAIDsなどの薬剤起因性腸炎，虚血性腸炎や大腸癌など，併存疾患や投与されている薬剤と関連する鑑別疾患が多く，注意が必要である。
- 臨床経過で特徴的なのは，若年者と比較して静脈血栓症の合併や栄養状態の悪化を招きやすく，また下痢・血便などの症状で日常生活の制限をきたしやすいので，早めに入院加療することが望ましい。また，著者らの成績では，高齢者UCでステロイド投与されている患者では，サイトメガロウイルス感染の合併頻度が高い傾向にあった[4]。

治療

高齢患者の治療において，ステロイドや免疫調節薬，生物学的製剤の投与，手術適応を含め，若年者との本質的な違いはないが，留意すべき点についてここで述べたい。

薬物療法
- ステロイド剤（コルチコステロイド）はUC，CDとも原則的に5-ASA製剤の効果が不十分な場合に用いられ，寛解維持に有効でないのは若年者と同様であるが，骨塩量の減少，高血糖，感染症，副腎機能低下，精神神経症状などの副作用が，高齢者では特に強く出現することがあるので，これらへの対策が重要である。
- 薬物相互作用に注意すべき組み合わせとして，5-ASA製剤によるワルファリンやジゴキシンの効果減弱，メトロニダゾールによるワルファリンの効果増強などが挙げられる。

- インフリキシマブに代表される生物学的製剤も，結核や悪性腫瘍の既往などに留意すれば若年者と同様に投与できると考えられているが，Cottoneらは65歳以上の高齢者への抗TNFα製剤の投与により，重症感染症の発症と死亡率が上昇すると報告しており[5]，さらなる研究が待たれる。

手術療法

- Triantafillidisらは高齢者CDへの手術適応や選択される術式，術後経過について若年者と有意差はない，と報告している[6]。一方，Pageらは高齢者IBDで術後合併症の発生率増加や入院期間・手術時間の延長がみられ，特に出血および瘻孔形成を手術理由としている場合は，術後合併症が増加していると報告している[7]。
- 高齢者IBD患者への手術についてはさまざまな報告がみられるが，これは高齢者への手術をできるだけ避けるということではなく，周術期の管理，特に静脈血栓症の発症や栄養状態の悪化に留意して，タイミングを逸することなく，手術適応を的確に判断しなければならないということである。

難治性疾患克服研究事業における臨床個人調査票を基にした筆者らの調査[8]では，UCにおいては中心静脈栄養の施行率，ステロイド投与率，入院率および手術施行率が高齢者で有意に高く，CDにおいても中心静脈栄養の施行率が高かった。いずれの疾患でも重症度や術後合併症の発生率に有意差はみられないなど，従来の報告と異なる傾向もみられたが，高齢者ではより栄養状態が悪化しやすいという点は共通しており，高齢者IBD治療における栄養管理の重要性を示唆する調査結果である。

○ ○ ○

高齢者IBDの診断，治療はいくつかの例外を除いて若年者との相違はないと考えられているが，高齢者のみを対象とした臨床試験や治験はこれまで行われていない。ここで述べた高齢者IBDの特徴を踏まえながら，診断・治療を進めることが重要である。

文献

1) Hussain SW, Pardi DS: Inflammatory bowel disease in the elderly. Drugs Aging 2010; 27: 617-24.
2) Freeman HJ: Age-dependent phenotypic clinical expression of Crohn's disease. J Clin Gastroenterol 2005; 39: 774-7.
3) Fujimoto T, Kato J, Nasu J, et al: Change of clinical characteristics of ulcerative colitis in Japan: analysis of 844 hospital-based patients from 1981 to 2000. Eur J Gastroenterol Hepatol 2007; 19: 229-35.
4) 三浦総一郎，高本俊介，渡辺知佳子ほか：下部消化管疾患の治療ガイドラインと高齢者への適応．日本高齢消化器病学会誌 2011; 13: 7-12.
5) Cottone M, Kohn A, Daperno M, et al: Advanced age is an independent risk factor for severe infections and mortality in patients given anti-tumor necrosis factor therapy for inflammatory bowel disease. Clin Gastroenterol Hepatol 2011; 9: 30-5.
6) Triantafillidis JK, Emmanouilidis A, Nicolakis D, et al: Crohn's disease in the elderly: clinical features and long-term outcome of 19 Greek patients. Dig Liver Dis 2000; 32: 498-503.
7) Page MJ, Poritz LS, Kunselman SJ, et al: Factors affecting surgical risk in elderly patients with inflammatory bowel disease. J Gastrointest Surg 2002; 6: 606-13.
8) 三浦総一郎，高本俊介，朝倉敬子ほか：高齢者炎症性腸疾患診療の現状把握－臨床個人調査票による検討－．難治性炎症性腸管害に関する調査研究．平成22年度総括・分担研究報告書（研究代表者　渡辺守）．2011, p152-153.

7. 炎症性腸疾患患者の管理の実際

食事および生活指導

山本章二朗，三池　忠，山路卓巳　宮崎大学医学部内科学講座消化器血液学分野

POINT
◆潰瘍性大腸炎とクローン病では食事療法の考え方が異なる。
◆寛解期の潰瘍性大腸炎において有効な食事制限はない。
◆クローン病では病状や病変部位に応じて食事指導を行い，活動期の食事は低脂肪・低残渣・高蛋白・高カロリーが基本である。
◆炎症性腸疾患に対する飲酒の影響は不明であるが，活動期には禁酒させる。
◆クローン病においては積極的に禁煙を勧める。

炎症性腸疾患（IBD）の発症や活動度は，さまざまな生活習慣との因果関係が報告されている。その生活習慣には食事，飲酒，喫煙，腸内細菌，虫垂切除，衛生状態，母乳栄養などがある。本項ではIBDにおける食事，飲酒，喫煙の影響について概説する。

食事とIBD

IBDは消化管が病変の主座であるため，消化管を利用する食事の影響を少なからず受ける。このため，IBDの食事療法は多くの指導書に記載されているが，本邦における治療指針案やガイドラインにおいて，明確な基準は示されていない[1, 2]。また摂取により潰瘍性大腸炎（Ulcerative colitis；UC）やクローン病（Crohn's disease；CD）が改善する食事はなく，あくまでも食事による病態の悪化を避けることが食事療法の目的となる。UCとCDでは異なっており，また病状や病変部位なども考えて，食事指導に取り組む必要がある。

UC

寛解期のUCにおいて，食事が病気の再燃に影響を及ぼすということは証明されていない。UC寛解期では，食事制限，成分栄養や消化態栄養剤による栄養療法の寛解維持に対する有効性は知られておらず，むしろ過度な食事制限が栄養素

の欠乏やQOLの低下につながることが多い[1]。ただし，ある一定の食べ物が下痢や腹痛などを起こす場合は，それらを避けるように指導すべきであり，何を食べてどういう反応を示したかの記録は，指導に際して参考になる。つまり寛解期には暴飲暴食をしないよう指導するだけで十分であり，特異的な食事指導は不要である。なお，りんごやバナナ，桃などに含まれるペクチンなどの水溶性食物繊維は寛解維持効果もあり，摂取を勧めるとよい。

UC活動期においては，過度な動物性脂肪や乳製品は下痢を助長しやすいので控える。ただ明確な基準量はない。また魚油脂肪酸栄養補助剤や経口GBF（germinated barley foodstuff）は臨床研究では有効性を示しており，補助的な治療として用いるのもよい[3]。重症以上の状態では絶食，TPN（total parenteral nutriton）管理となるが，その目的は腸管合併症の予防や脱水の改善であり，腸管の安静に直接的な寛解導入効果はない。

CD

UCと比較してCDにおける食事療法の重要性は従来から指摘されてきたが，一次的な治療効果が科学的に証明された食事療法はなく，暴飲暴食や刺激物，不規則で偏った食生活を避けるといった程度の食事指導が望ましいと考えられている[2]。大腸型CDは，経口摂取に伴い病状が悪化する例では適切な食事療法を施行すべきであるが，多くは薬物療法で良好なコントロールが得られるため，厳格な食事指導は不要である[4]。そのため，食事療法のメインは小腸病変を有する場合となる。その場合も寛解期においては厳密な食事制限は不要である。しかし，日本で行われた症例対照研究では脂肪がCDのリスク因子であることが知られているため，可能なら低脂肪食を勧める[5]。活動期には低脂肪・低残渣・高蛋白・高カロリーが食事指導の基本であり，脂肪は動物性脂肪を控え，1日30g以下がよい。狭窄のある例では生野菜や海藻，キノコ類などの食物繊維を避けるべきである。

またIBDでは乳糖不耐症の割合が多いため，そのような患者では牛乳や乳製品の摂取を避ける必要があるが，そうでない場合は適量なら摂取しても問題ない。

飲酒とIBD

飲酒がIBDの病状に与える影響に関する報告はない。アルコールは腸管粘膜に傷害を及ぼし，また腸粘膜の透過性を亢進する。一般的にCDでは腸粘膜透過性が亢進しているので，飲酒によりさらに腸管粘膜が亢進し，食事抗原の侵入が容易となり，CDの病状自体が悪化する可能性があるため，特に小腸病変を有する場合では寛解期でも控えたほうがよいと思われる。一方，UCでは寛解期であれば下痢などを助長しなければ，また毎日でなければ，ごく少量は問題ないと考えられる。活動期では両疾患とも禁酒させる。

喫煙とIBD

UC, CDにおける喫煙の影響は異なっている[6]。

1976年に，UC患者では健常者に比べ喫煙者が少ないことが初めて報告されて以来，UCは喫煙によって発病率や病状悪化のリスクが低下する，数少ない疾患の1つとして知られている。非喫煙者と比べて現喫煙者でのUCの発症は半減し（オッズ比：0.41－0.58）[7,8]，中高年のUCでは禁煙後の数年以内に発症した例が多い。喫煙者より非喫煙者では再燃率やステロイドの必要性，手術率が高いことなども報告されている[9]。若年からの喫煙や小児期の受動喫煙とUCの発症率には一定の傾向はない[10]。一方，喫煙者UCでは，シクロスポリンなどの治療効果の減少や骨塩量の低下を起こすという負の面もある。喫煙者UCの総死亡率は非喫煙者UCより高く，総合的に考えると，過度な禁煙指導は不要であるが，可能なら禁煙することが望ましく，CCFAなどのガイドラインでも健康面より禁煙を勧めている。

一方，CDではUCと見解が相違している。22の論文のメタ解析では喫煙がCD発症に関連するという結果であった（オッズ比：1.64－1.79）[8]。出生前の母親の喫煙や乳幼児期の受動喫煙は，CDの発症率を高くする（オッズ比：2.04）[11]。禁煙と再燃率をみたコホート研究では，喫煙者CDで46%，非喫煙者で30%，禁煙者で23%と有意に喫煙者で再燃率が高く[12]，CDでは喫煙者で再燃率，手術率，肛門病変合併率が有意に高率である[6]。臨床像も喫煙により，炎症型から狭窄型・瘻孔型へ進行する例が多い。インフリキシマブの維持治療効果も喫煙により低下する。以上よりCDにおいて喫煙は発病率の上昇，病状の悪化を引き起こし，全くいいところはなく，積極的に禁煙指導すべきである。

ニコチンの作用として，サイトカイン産生（IL-1β, IL-10, TNFα）を抑制すること，ニコチンやその代謝物が腸粘膜透過性を低下させること，血流低下や内皮細胞の傷害などが知られている[13]。しかし病態や治療法などのよく類似したUCとCDで，喫煙において臨床データが全く異なることを的確に説明できる作用機序は，いまだ不明である。

文 献

1) 上野文昭, 日比紀文: エビデンスとコンセンサスを統合した潰瘍性大腸炎の診療ガイドライン. 難治性炎症性腸管障害に関する調査研究班プロジェクト研究グループ, 2006.
2) 日本消化器病学会編: クローン病診療ガイドライン. 南江堂, 東京, 2010.
3) Mitsuyama K, Saiki T, Kanauchi O, et al: Treatment of ulcerative colitis with germinated barley foodstuff feeding: a pilot study. Aliment Pharmacol Ther 1998; 12: 1225-30.
4) Esaki M, Matsumoto T, Nakamura S, et al: Factors affecting recurrence in patients with Crohn's disease under nutritional therapy. Dis Colon Rectum 2006; 49: 868-74.
5) Sakamoto N, Koho S, Wakai K, et al: Epidemiology Group of the Research Committee on inflammatory bowel disease in Japan, Dietary risk factors for inflammatory bowel disease:a multicenter case-control study in Japan. Inflamm Bowel Dis 2005; 11: 154-63.
6) Scherl E, Dubinsky MC: The Changing World of Inflammatory Bowel Disease. SLACK, USA, 2009.
7) Calkins BM: A meta-analysis of the role of smoking in inflammatory bowel disease. Dig Dis Sci 1989; 34: 1841-54.
8) Mahid SS, Minor KS, Stromberg AJ, et al: Smoking and inflammatory bowel disease: a meta-analysis.Mayo Clin Proc 2006; 81: 1462-71.
9) Heide F, Dijkstra A, Weersma RK, et al: Effects of active and passive smoking on disease course of Crohn's disease and ulcerative colitis.Inflamm Bowel Dis 2009; 15: 1199-207.
10) Jones DT, Osterman MT, Bewtra M, et al: Passive smoking and inflammatory bowel disease:a meta-analysis. Am J Gastroenterol 2008; 103: 2382-93.
11) Mahid SS, Minor KS, Stevens PL, et al: The role of smoking in Crohn's disease as defined by clinical variables. Dig Dis Sci 2007; 52: 2897-903.
12) Cosnes J, Carbonnel F, Carrat F, et al: Effects of current and former cigarette smoking on the clinical course of Crohn's disease. Aliment Pharmacol 1999; 13: 1403-1411.
13) Aldhous MC, Prescott RJ, Roberts S, et al: Does nicotine influence cytokine profile and subsequent cell cycling apoptotic responses in inflammatory bowel disease? Inflamm Bowel Dis 2008; 14: 1469-82.

7. 炎症性腸疾患患者の管理の実際

アメリカにおける炎症性腸疾患治療の実際

桜庭　篤　The University of Chicago – Inflammatory Bowel Disease Center

POINT

- 米国には100万人以上の炎症性腸疾患患者がいるといわれ，それによる労働力損失や薬剤費等も含めた経済コストのため，対策は社会問題となっている。
- アメリカの炎症性腸疾患の治療の特徴として，豊富な薬剤を背景にいろいろな治療が行われている。特に生物製剤は最も進んでいる分野である。
- 早期に免疫抑制薬が導入される傾向にあり，抗TNFα製剤導入の際も免疫抑制薬を併用することが多い。
- 外科治療では，狭窄症状が出現すると直ちに切除術が選択される傾向にある。

- 米国には100万人以上の炎症性腸疾患患者がいるといわれており，それによる外来受診や入院加療による労働力損失や薬剤費等も含めた経済コストのため，その対策は社会問題となっている。
- 米国では日本よりも難治性疾患の診療の集約化が進められているが，広大であるため，炎症性腸疾患の専門医が不足している地域・州がいまだに存在している。シカゴ大学は中西部イリノイ州に位置し，ミネソタ州ロチェスターのメーヨークリニック，マサチューセッツ州ボストンのマサチューセッツジェネラルホスピタル，ニューヨークのマウントサイナイ病院，カリフォルニア州ロスアンジェルスのシーダースサイナイメディカルセンターと並び，数少ない炎症性腸疾患専門医養成プログラムを有している施設である。臨床，研究，治験等で最先端を行っており，シカゴ，イリノイ州にとどまらず，全米から紹介患者を受けており，病院が海外の患者の診療にも力を入れているため，海外からのセカンドオピニオンも頻繁にある。
- 本項では米国の中でも炎症性腸疾患の診療のリーダー的存在であるシカゴ大学で行われている診療について，日本における既存治療と比較しながら概説したいと思う。

アメリカにおける炎症性腸疾患治療薬

- アメリカにおける炎症性腸疾患の治療の特色として，豊富な薬剤を背景にいろいろな治療が行われているということがまず第一に挙げられる(表1)。

5-アミノサリチル酸製剤

- 炎症性腸疾患の治療薬のうち，最も基本となるのは5-アミノサリチル酸製剤であるが，日本で使用可能なのはsulfasalazine(サラゾピリン®)とmesalamine(ペンタサ®，アサコール®)のみである。
- アメリカではこれに加え，2種のmesalamine製剤(Apriso®，Lialda®)と二合体であるolsalazine(Dipentum®)，prodrugであるbalsalazide(Colazal®)が使用可能である。
- 大腸への薬剤到達が多い新規mesalamine製剤がいくつも使用可能なため，sulfasalazineは関節症状を合併している患者か，自己負担が高いmesalamine製剤を使用できない患者への投与に限られている。Apriso®の特徴は1日1回投与ですむことであり，患者のコンプライアンス向上につながるといわれている。Lialda®はMulti Matrix System(MMX)技術を用いたmesalamine製剤であり，親油性基材と親水性基材にmesalamineを含有させて錠剤とし，アルカリ環境下で溶ける特殊なアクリル系の樹脂でコーティングしてある。他のmesalamine製剤より大腸での放出に優れているといわれ，錠剤数が少ないこともあり，潰瘍性大腸炎に対する臨床効果，内服コンプライアンス共に良好である[1,2]。また，日本ではmesalamineの注腸製剤は存在するものの坐剤は市販されていないが，アメリカでは坐剤(Canasa suppository®)も使用可能であり，直腸型の潰瘍性大腸炎の患者に繁用されている。

表1 日米における炎症性腸疾患治療薬の比較

	日本	アメリカ
Mesalamine製剤	sulfasalazine, ペンタサ®, アサコール®, mesalamine注腸	sulfasalazine, Pentasa®, Asacol®, Apriso®, Lialda®, olsalazine, balsalazide, mesalamine enema, Canasa suppository®
免疫抑制薬	azathioprine, mercaptopurine, methotrexate, cyclosporine, tacrolimus	azathioprine, mercaptopurine, thioguanine, methotrexate, cyclosporine, tacrolimus
ステロイド	prednisolone等各種	prednisolone等各種, budesonide
生物製剤	infliximab, adalimumab	infliximab, adalimumab, certolizumab pegol, natalizumab
C. difficileに対する抗生剤	metronidazole, vancomycin	metronidazole, vancomycin, fidaxomicin
その他	白血球除去療法，ATM療法	thalidomide

青字は主に日本あるいはアメリカでのみ使用されている薬剤

ステロイド
- 上記の5-アミノサリチル酸製剤が無効の患者はステロイドの使用が必要となるが，全身投与可能なステロイドはbudesonide（Entocort EC®）を除いて日本と大きな違いはない。
- Entocort EC®はpH依存型徐放剤で，クローン病の病変が多い回腸末端や上行結腸で薬剤を放出するように設計されており，体内吸収後は肝臓における初回通過代謝により分解され，他のステロイド製剤のような全身性の副作用が少ないのが特徴である[3,4]。クローン病における効果は3カ月前後までであり，長期の寛解維持効果はないはずであるが，年余に渡り投与されている患者がいるのは気がかりなところである。
- Entocort EC®はmicroscopic colitisに対する第一選択薬としても使用されており，またMMX技術により大腸全体へ薬剤を放出する製剤も開発され，潰瘍性大腸炎に対する臨床治験も終えており，今後ますますbudesonideの使用は増えると思われる。

免疫抑制薬
- シカゴ大学は難治性の患者が多く紹介され，上記のステロイド，5-アミノサリチル酸製剤に抵抗性の患者が多く受診するのが特徴である。その次のステップの治療法としては患者の重症度により免疫抑制薬か生物製剤が選択されるが，免疫抑制薬と生物製剤が使用できるようになってからかなり経過してきたこともあり，紹介前にすでに使用済みのことが多いが，やはり専門医でないと効果的に使用できていないようである。
- 免疫抑制薬は日本でも使用できるthiopurine系のazathioprineとmercaptopurine，およびmethotrexateに加えて，thioguanineが選択できるのが特徴である。
- azathioprineとmercaptopurine使用における特徴としては，使用前に薬剤代謝の重要酵素であるthiopurine methyltransferase（TPMT）の代謝活性が商業ベースで計測できることが挙げられる。当然，効果発現および肝機能障害の指標となる6-thioguanine nucleotide（6-TGN），6-methylmercaptopurine nucleotides（6-MMPN）も計測でき，臨床上頻繁に利用されている[5]。
- thioguanineはazathioprineとmercaptopurineの代謝経路の下流にある効果発現のメインとなる代謝物であり，これを直接投与する製剤である。肝臓において結節性再生性過形成を起こすという報告もあり，第一選択とはなりえないが，azathioprine/mercaptopurineが副作用で使用できない際には考慮されている[6,7]。
- azathioprineとmercaptopurineは日本でも繁用されているが，methotrexateはリウマチに比べて炎症性腸疾患ではさほど使用されていないのが現状である。azathioprineとmercaptopurineは薬剤代謝における酵素活性の違いにより副作用が出現したり，アレルギー症状で使用困難な患者が少なからず存在するが，その際にmethotrexateはセカンドラインの免疫抑制薬として使用さ

れている。特にクローン病に対する緩解導入，維持効果が証明されており[8, 9]，免疫抑制薬使用症例の1/3はmethotrexateが占めている印象がある。副作用もさほどなく，長期使用における肝機能障害も当初報告されていたほど多くなく，抗TNFα製剤との併用においても中心的な役割を担ってきている。

生物製剤

- 生物製剤は最もアメリカが進んでいる分野といえる。抗TNFα製剤のinfliximab(Remicade®)，adalimumab(Humira®)は日本でも使用でき，その高い治療効果は認知されているが，アメリカではそれに加えcertolizumab pegol(Cimzia®)が使用でき，infliximab，adalimumabにおける効果減弱症例で繁用されている。
- infliximabは臨床応用されてから10年以上が経過し，アメリカにおいても炎症性腸疾患治療薬の中心的存在であるが，血中濃度と抗infliximab抗体を測ることによって効果減弱の際の判断材料とすることが一般的となっている[10]。
- 関節リウマチに使用可能となったgolimumab(Simponi®)も，関節症状を合併する症例に使用することがあり，抗TNFα製剤の選択肢が広いのは臨床医として心強い限りである。
- また$α_4$-integrin阻害薬であるnatalizumab(Tysabri®)も市販されてからかなり経過し，抗TNFα製剤抵抗性のクローン病患者に対して高い治療効果を呈している[11]。natalizumabは開発段階においてJC virusによる進行性多発性白質脳症の発生が危惧されていたが，最近血中JC virus抗体の測定が商業ベースで可能となり，今後のリスク軽減に役立つと思われる[12]。
- 欧米では乾癬も頻度の高い自己免疫疾患の1つであり，炎症性腸疾患と同様，生物製剤が有効な疾患である。抗IL-12/23抗体のustekinumab(Stelera®)も乾癬を合併した患者に使用することがあるが，至適投与量の違いにより期待したほど効果はないようである。
- クローン病おける臨床試験も進んでおり，近いうちに炎症性腸疾患に対する至適投与量・経路が判明すれば，さらに治療の選択肢が広がると思われる。

シクロスポリン(cyclosporine)

- 劇症・重症の潰瘍性大腸炎症例に対するcyclosporineの治療効果は広く認められているが，長期的成績がさほど高くないこともあり，アメリカでは一般病院でも大学病院でもあまり使用されていないのが現状である。シカゴ大学は最初にcyclosporineを潰瘍性大腸炎に使用した施設であったため，豊富な経験があり，今でも劇症例に使用が続いており，安全性，有効性について多数の報告をしている[13, 14]。
- また日本で開発された同じcalcenurin阻害薬であるtacrolimus(Prograf®)も症例によっては選択されることがあり，外来で管理可能な中等～重症例に今後使用が広まる可能性がある。
- まれではあるがthalidomideもクローン病の難治例に神経症状等に注意しなが

ら使用されることがあり，特殊な作用機序により驚くほど有効である症例も散見される。

アメリカにおける炎症性腸疾患治療の実際

- Top down治療という概念が，炎症性腸疾患の分野において提唱されてから久しいが，実際の治療はやはりstep up的に行われている。ただし随所において途中段階を飛ばして，より強力な治療法を選択することは頻繁に行われている。
- 潰瘍性大腸炎でもクローン病でも，初発時の症状が重症でステロイド治療が必要となった症例は寛解導入後の維持治療は免疫抑制薬が使われ，5-ASA製剤は上乗せ効果はないことからほとんど使用されていない。特に潰瘍性大腸炎においては，ステロイドが必要となった時点で将来の手術リスクが増えるという報告があり，早期に免疫抑制薬が導入される傾向にある。
- 一部の症例では，azathioprine/mercaptopurineを代謝する際に6-MMPN優位に代謝が進んでしまい，有効成分である6-TGNが十分形成されない事象が起きるが，xanthine oxidase阻害薬であるallopurinolを併用することにより，6-TGNの生成を増やすという工夫も頻繁に行われており，かなり有効性がある[15]。これも日常的に6-TGN/6-MMPNを計測できるから行える術であり，日本でも早期に商業ベースで代謝物測定を導入すべきである。
- 抗TNFα製剤が導入となった患者も，免疫抑制薬を併用しているほうが治療効果がやや高いということから，導入と同時に免疫抑制薬を併用とすることが多い。若年男性の場合はhepatosplenic T cell lymphomaのリスクを考慮し，methotrexateが併用される傾向にある。前述のようにinfliximab効果減弱例では，血中infliximab濃度およびantibody to infliximabを計測し，次の治療の選択の指標としているが，adalimumabおよびcertolizumab pegolにおいても，同様のアッセイが近々導入される予定である。
- いずれの薬剤においても効果減弱例が多く，特に潰瘍性大腸炎では投与量増量や間隔短縮によっても長期に緩解維持できる症例は少ない印象がある。クローン病においては免疫抑制薬，抗TNFα製剤が無効であった場合はnatalizumabが使用できるが，単剤投与にもかかわらず緩解導入および維持効果がかなり高く，治験中のα4β7-integrin阻害薬とともに日本への導入が望まれる薬剤の1つである。
- 潰瘍性大腸炎，クローン病いずれにおいてもmucosal healingが得られた症例のほうが長期的予後がよいという報告に基づき，mucosal healingを目指した治療が行われることが多い。
- 術後再燃はクローン病の治療における問題点の1つであるが，以前より口側回腸病変の再燃防止に対してエビデンスのあるmetronidazoleとazathioprineは術後ルーチンで使用され，術後6カ月の時点で内視鏡的に再燃が認められる際に，抗TNFα阻害薬を併用しはじめるというスタンスが，現在のところと

られている。再燃リスクは症例によって異なっているため，近年あった報告のように術後すべての症例に闇雲に抗TNFα阻害薬を使用するということは行われていない[16]。

- *Clostrodium difficile*感染症は欧米で大きな問題となっており，特に炎症性腸疾患は*Clostrodium difficile*感染症のリスクファクターでもあり，症状の増悪があった際はまず第一に鑑別する要因となっている[17]。診断法は便中毒素の検出よりも感度，得意度が高いと報告されいる便中PCRが主流となっている。metronidazole，vancomycinに加えfidaxomicin（Dificid®）が臨床応用されるようになり治療の選択肢は多いが，反復感染が依然として問題となっている。
- 欧米は日本よりも深部静脈血栓症，肺動脈塞栓症の頻度が高いこと，および炎症性腸疾患は深部静脈血栓症のリスクが高いことより，入院症例では全例ヘパリンあるいは低分子ヘパリンによる予防がルーチンで行われているが，それでも入院中に血栓症を発症する患者は後を絶たないのが現状である[18]。
- 潰瘍性大腸炎および大腸病変を有するクローン病に対する大腸癌サーベイランスは，全大腸からの20〜30カ所に及ぶrandom biopsyに，適宜疑わしい病変からのtarget biopsyを加えるという手法が用いられている。色素内視鏡やnarrow band imagingも疑わしい病変があった際には適宜使用されるているが，target biopsyのエビデンスが確立されるまではrandom biopsyが継続されると思われる。

外科手術

- シカゴ大学の外科には炎症性腸疾患を専門にする外科医が4名おり，消化器内科と連携してチーム医療に当たっている。
- 外科手術の術式は日本とアメリカで大きな違いはないが，アメリカではやはり他の疾患同様，腹腔式の手術がメインである。近年，特に潰瘍性大腸炎の症例に対して単孔式の手術が行われるようになっている[19]。美容面で優れており回復期間が短いということもあり，今後炎症性腸疾患の手術の中心となると思われる。
- 手術の判断時期は日米で最も異なる点である。アメリカではクローン病に対して経腸栄養は患者が自主的に栄養補給目的で使用する以外は全く行われておらず，狭窄症状が出現すると直ちに切除術が選択される傾向にある。その影響か短腸症候群に陥り，一生，在宅IVHを必要とする患者が圧倒的に日本より多い印象である。Pittsburg大学など一部の施設では，短腸症候群の症例に対し積極的に小腸移植も行っており，一定の成績を挙げている。難治性の痔瘻や重症の大腸病変を有するクローン病症例では大腸全摘，永久回腸人工肛門造設術も早期に行われており，患者のQOL向上につながっている。日本では手術を引き伸ばす傾向にあり，長期の痔瘻のためにQOLが損なわれたり痔瘻癌を発症する患者がおり，日本でもこの術式はもっと積極的に考慮してもよいと感じている。

- 潰瘍性大腸炎における手術の判断も早期に行われ，入院患者の場合はステロイド投与3〜5日目，cyclosporine投与5日目あたりが決断時となっている。ステロイド投与を引き伸ばしても長期的な成績に変わりはないというエビデンスに基づいた判断であるが，患者も長期の苦痛や頻回の入退院に身体的・経済的に耐えられないため，医療者・患者ともに早期の手術を決断することに異論はないようである。
- 潰瘍性大腸炎に対する手術は，日本同様ⅠからⅢ期的手術が患者の全身状態により選択されるが，シカゴ大学の外科医はやや保守的なようである。

◎　◎　◎

　アメリカにおける炎症性腸疾患治療の最先端を行く施設の1つである，シカゴ大学で行われている治療について概説した。医療システムや医療保険制度の違いもあり，一概に日本とアメリカの診療を比べるわけにはいかないが，先端の大学病院に受診できる医療保険を持ち合わせている患者にとっては，多種の薬剤を用いた最高レベルの医療を受けられるというアメリカのシステムは合っているのであろう。一流教育病院の炎症性腸疾患専門医に限ればほとんどが均質な上級レベルに到達しており，日本ではドラッグラグの解消やエビデンスのある治療法の開発にとどまらず，今後アメリカより優れた教育制度や専門医育成制度を導入し，より高いレベルの医療を患者に提供する必要があると考える。

文　献

1) Hoentjen F, Sakuraba A, Hanauer S: Update on the Management of Ulcerative Colitis. Curr Gastroenterol Rep 2011; 13(5): 475-85.
2) Oliveira L, Cohen RD: Maintaining remission in ulcerative colitis - role of once daily extended-release mesalamine. Drug Des Devel Ther 2011; 5: 111-6.
3) Greenberg GR, Feagan BG, Martin F, et al: Oral budesonide for active Crohn's disease. Canadian Inflammatory Bowel Disease Study Group. N Engl J Med 1994; 331: 836-41.
4) Lofberg R, Rutgeerts P, Malchow H, et al: Budesonide prolongs time to relapse in ileal and ileocaecal Crohn's disease. A placebo controlled one year study. Gut 1996; 39: 82-6.
5) Wusk B, Kullak-Ublick GA, Rammert C, et al: Therapeutic drug monitoring of thiopurine drugs in patients with inflammatory bowel disease or autoimmune hepatitis. Eur J Gastroenterol Hepatol 2004; 16: 1407-13.
6) de Boer NK, Zondervan PE, Gilissen LP, et al: Absence of nodular regenerative hyperplasia after low-dose 6-thioguanine maintenance therapy in inflammatory bowel disease patients. Dig Liver Dis 2008; 40: 108-13.
7) Dubinsky MC, Vasiliauskas EA, Singh H, et al: 6-thioguanine can cause serious liver injury in inflammatory bowel disease patients. Gastroenterology 2003; 125: 298-303.
8) Feagan BG, Rochon J, Fedorak RN, et al: Methotrexate for the treatment of Crohn's disease. The North American Crohn's Study Group Investigators. N Engl J Med 1995; 332: 292-7.
9) Feagan BG, Fedorak RN, Irvine EJ, et al: A comparison of methotrexate with placebo for the maintenance of remission in Crohn's disease. North American Crohn's Study Group Investigators. N Engl J Med 2000; 342: 1627-32.
10) Afif W, Loftus EV Jr, Faubion WA, et al: Clinical utility of measuring infliximab and human anti-chimeric antibody concentrations in patients with inflammatory bowel disease. Am J Gastroenterol 2010; 105: 1133-9.
11) Ghosh S, Goldin E, Gordon FH, et al: Natalizumab for active Crohn's disease. N Engl J Med 2003; 348: 24-32.
12) Verbeeck J, Van Assche G, Ryding J, et al: JC viral loads in patients with Crohn's disease treated with immunosuppression: can we screen for elevated risk of progressive multifocal leukoencephalopathy? Gut 2008; 57: 1393-7.
13) Lichtiger S, Present DH, Kornbluth A, et al: Cyclosporine in severe ulcerative colitis refractory to steroid therapy. N Engl J Med 1994; 330: 1841-5.
14) Cohen RD, Stein R, Hanauer SB: Intravenous cyclosporin in ulcerative colitis: a five-year experience. Am J Gastroenterol 1999; 94: 1587-92.
15) Sparrow MP, Hande SA, Friedman S, et al: Allopurinol safely and effectively optimizes tioguanine metabolites in inflammatory bowel disease patients not responding to azathioprine and mercaptopurine. Aliment Pharmacol Ther 2005; 22: 441-6.
16) Regueiro M, Schraut W, Baidoo L, et al: Infliximab prevents Crohn's disease recurrence after ileal resection. Gastroenterology 2009; 136: 441-50.
17) Ananthakrishnan AN, Issa M, Binion DG: Clostridium difficile and inflammatory bowel disease. Gastroenterol Clin North Am 2009; 38: 711-28.
18) Irving PM, Pasi KJ, Rampton DS: Thrombosis and inflammatory bowel disease. Clin Gastroenterol Hepatol 2005; 3: 617-28.
19) Fichera A, Zoccali M, Gullo R: Single incision ("scarless") laparoscopic total abdominal colectomy with end ileostomy for ulcerative colitis. J Gastrointest Surg 2011; 15: 1247-51.

潰瘍性大腸炎治療指針（平成22年度改訂）

潰瘍性大腸炎治療指針（平成22年度改訂）（H23.3.3）

本治療指針の対象と位置づけ

この治療指針は、一般の医師が潰瘍性大腸炎患者を治療する際の標準的に推奨されるものとして、文献的なエビデンス、日本における治療の現況、保険適応などをもとに、本研究班に参加する専門家のコンセンサスを得て作成された。また、患者の状態やそれまでの治療内容・治療への反応性などを考慮して、治療法を選択（本治療指針記載外のものを含めて）する必要がある。本治療指針に従った治療で改善しない特殊な症例については、専門家の意見を聞くあるいは紹介するなどの適切な対応が推奨される。

本治療指針は、毎年必要な改訂を行う。

治療原則

重症度や罹患範囲・QOL（生活の質）の状態などを考慮して治療を行う。活動期には寛解導入治療を行い、寛解導入後は寛解維持治療を長期にわたり継続する。なお、寛解の判定は臨床症状や内視鏡を用いるが生検結果は参考にとどめる。

重症例や全身障害を伴う中等症例に対しては、入院のうえ、脱水、電解質異常（特に低カリウム血症）、貧血、低蛋白血症、栄養障害などに対する対策が必要である。また、**内科治療への反応性や薬物による副作用あるいは合併症などに注意し、必要に応じて専門家の意見を聞き、外科治療のタイミングなどを誤らないようにする。**

劇症型は急速に悪化し生命予後に影響する危険があるため、内科と外科の協力のもとに強力な治療を行い、短期間の間に手術の要、不要を決定する。

小児例では、短期間に全大腸炎型に進展しやすい、重症化しやすいなどの特徴があり、成長障害にも配慮した治療が必要である。薬用量等については、小児治療指針を参照のこと。

高齢者では、治療薬剤による副作用の影響などが出現しやすいことから、治療効果判定などを早期に行う必要がある。

ステロイド抵抗例などの難治例や重症例では、・血球成分除去療法やシクロスポリン点滴静注・タクロリムスの経口投与・インフリキシマブの点滴静注などの選択肢があるが、必要に応じて専門家の意見を聞くことが望ましい。特に強い免疫抑制を伴う治療の重複使用においては、感染症などのリスクを考慮し慎重に行う。

手術法など外科治療の詳細については、外科治療指針を参照のこと。

薬物療法

薬物療法は、主として重症度と罹患範囲に応じて薬剤を選択する。寛解導入後も、再燃を予防するため寛解維持療法を行う。

治療継続中に急性増悪を起こした場合や寛解維持療法中に再燃を起こした場合には、前回の活動期と同一の治療法が奏効しないことや、より重症化することが多いので、これらの点を参考にして治療法を選択する。重症例、難治例は専門家に相談するのが望ましい。

寛解導入療法

1. 直腸炎型

5-ASA（5-アミノサリチル酸）製剤（ペンタサ®・サラゾピリン®・アサコール®）による治療を行う。これで改善がなければ、製剤（経口剤、坐剤、注腸剤）の変更や追加、あるいは成分の異なる局所製剤への変更または追加を行う。

局所製剤：5-ASA製剤では、坐剤としてはサラゾピリン®坐剤1日1〜2gあるいは注腸剤としてはペンタサ®注腸1日1.0gを使用する。

ステロイドを含む製剤ではリンデロン®坐剤1日1〜2mgまたはステロイド注腸（プレドネマ®注腸1日20〜40mg、ステロネマ®1日3〜6mg）を使用する。

経口剤：ペンタサ®錠1日1.5〜4.0g〈注1〉またはサラゾピリン®錠1日3〜4g〈注2〉、あるいはアサコール錠®1日2.4〜3.6gを使用する〈注1〉。

上記の治療法が奏効した場合にはリンデロン®坐剤、ステロイド注腸を減量した後にこれらを中止し、寛解維持療法に移行する。

※ ステロイドを含む製剤は、長期投与で副作用の可能性があるので、症状が改善すれば漸減中止が望ましい。

※ 以上の治療を最大限行ったにもかかわらず、寛解導入に至らない場合には、左側大腸炎・全大腸炎の中等症に準じるが、副腎皮質ステロイド剤の全身投与（特に大量投与）は安易に行うべきではない。また、軽度の症状が残る場合、追加治療のメリットとデメリットを考慮し、経過観察するという選択肢もある。

※ 小児では短期間に全大腸炎型に進展しやすい。

2. 左側大腸炎型・全大腸炎型

A. 軽症

ペンタサ®錠1日1.5〜4.0g〈注1〉またはサラゾピリン®錠1日3〜4g〈注2〉、あるいはアサコール錠®1日2.4〜3.6g〈注1〉を経口投与する。ペンタサ®注腸を併用すると効果の増強が期待できる〈注3〉。左側大腸の炎症が強い場合はステロイド注腸の併用が有効な場合がある。

2週間以内に明らかな改善があれば引き続きこの治療を続け、可能ならステロイド注腸は漸減中止する。寛解導入後は後述の寛解維持療法を行う。

改善がなければ以上に加えて中等症の(1)の治療を行う。

※ 左側大腸炎型は罹患範囲が脾彎曲を超えないものと定義されている。

B．中等症

基本的には軽症に準じてよいが、

(1) 炎症反応や症状が強い場合は、軽症の治療に加えてプレドニゾロン1日30〜40mgの経口投与を初期より行ってもよい。

また軽症に準じた治療で2週間以内に明らかな効果がない場合や途中で増悪する場合もプレドニゾロン1日30〜40mgの経口投与を併用する。

これで明らかな効果が得られたら、20mgまで漸次減量し、以後は2週間毎に5mg程度ずつ減量する。ステロイド注腸はプレドニゾロンの経口投与を中止するまで続けても良い。その後は軽症に準じて治療継続を原則とする。

(2) プレドニゾロンの減量に伴って増悪または再燃が起こり離脱も困難な場合（ステロイド依存例）は、難治例の(2)の【ステロイド依存例】の治療を行う。

(3) プレドニゾロンの経口投与を行っても、1〜2週間以内に明らかな効果が認められない時は、原則として入院させ重症の(1〜2)または難治例の(1)の【ステロイド抵抗例】の治療を行う。

C．重　症

(1) 入院のうえ全身状態の改善に対する治療を行う。常に手術治療の適応に注意し、必要に応じて外科医等と連携して治療に当たる。

(2) 薬物療法としては、当初よりプレドニゾロン1日40〜80mg(成人においては1〜1.5mg/kgを目安とする)の経口投与あるいは点滴静注を追加する。さらに症状や状態に応じてペンタサ®錠1日1.5〜4.0gまたはサラゾピリン®錠1日3〜4gの経口投与やアサコール錠®1日2.4〜3.6g、及び注腸剤を併用しても良い。

これで明らかな効果が得られたら、プレドニゾロンを漸次減量し40mgで寛解導入を期し、その後は30mg、20mgと2週間以内を目安に病態に応じて減量し、以後は中等症の(1)、(2)に準じた治療を行う。発熱や白血球増多が著明な期間は、広域スペクトル抗生物質を短期間併用する。必要と思われる症例には、当初より難治例の(1)の【ステロイド抵抗例】の治療を行ってもよい。

(3) 前項の治療を行っても1〜2週間程度で明らかな改善が得られない場合（ステロイド抵抗例）は、劇症の(1)に従いステロイド強力静注療法、あるいは難治例の(2)に従い血球成分除去療法・シクロスポリン（サンディミュン®）静注療法・タクロリムス（プログラフ®）経口投与・インフリキシマブ（レミケード®）の点滴静注のいずれかの治療法を行う。

(4) 以上の治療でも明らかな改善が得られない、または改善が期待できない時は、すみやかに手術を考慮する。

※ 重症度にかかわらず、ステロイドの使用は漠然と投与することを避ける。

※ 重症例・ステロイド抵抗例の治療は専門知識を要するため、可能な限り専門家に相談することが望ましい。

D．劇症型（急性劇症型または再燃劇症型）

劇症型は、急速に悪化し生命予後に影響する危険があるため、外科医との密接な協力のもと、緊急手術の適応を考慮しつつ、次のように取り扱う。

(1) 強力静注療法を行う〈注4, 5〉。この際、経口摂取を禁じ、経静脈的栄養補給を行う。強力静注療法の効果判定は、外科医等と連携の上、手術時機を失することの無いよう早期に行う。

(2) 以上の治療で激烈な症状のほとんどが消失した場合は、この時点から重症の(1,2)に従いステロイド大量投与による治療に移行する。

(3) (1)の治療を行っても症状が悪化する場合、あるいは早期に症状の明らかな改善が得られない場合は血球成分除去療法〈注6〉、シクロスポリン持続静注療法〈注7〉を試みてもよいが、改善の無い例または改善が期待できない例では時期を失することなく緊急手術を行う。

※ 重症例、特に劇症型では中毒性巨大結腸症や穿孔を起こしやすいので、腹部所見（膨隆、腸雑音など）に留意し、適宜腹部単純X線撮影などによる観察を行う。

E．難治例

適正なステロイド使用にもかかわらず、効果が不十分な場合（ステロイド抵抗例）と、ステロイド投与中は安定しているがステロイドの減量に伴い再燃増悪するステロイド依存例等よりなる。難治例の治療に当たっては、これまで投与した薬物による副作用、病態や治療による患者QOLの状態などによる手術適応を考慮し、それぞれのメリット・デメリットなどを患者と相談の上で治療法を選択する。

(1) ステロイド抵抗例

ステロイドによる適正な治療にもかかわらず、1〜2週間以内に明らかな改善が得られない場合である。

重症度が中等症以上では血球成分除去療法やタクロリムスの経口投与〈注8〉・インフリキシマブの点滴静注〈注9〉・シクロスポリンの持続静注が選択可能である。

中等症で重症度が高くない例では白血球除去療法が推奨される。重症度が高く経口摂取が不可能な劇症に近い症例ではシクロスポリンの選択が推奨される。これらで寛解導入された場合は寛解導入療法の項に示すようにアザチオプリンや6-MPによる寛解維持療法に移行する。なお、インフリキシマブの点滴静注で寛解に導入された場合は8週毎の投与による寛解維持療法が選択可能である。

ステロイド抵抗例のなかに、クロストリジウム感染やサイトメガロウイルス感染の合併による増悪例が存在する。サイトメガロウイルス腸炎の合併症例に対しては抗ウイルス剤の併用が有効な場合がある。

※ サイトメガロウイルス感染合併例の典型的内視鏡所見として下掘れ状の円形潰瘍を形成する。診断には末梢血による診断(アンチゲネミア：C7-HRP等によるウイルス感染細胞数の測定)、生検病理所見による核内封入体の証明や免疫染色によるウイルス抗原の同定、あるいはPCRによるウイルスの検出が行われるが判断基準は議論がある。

(2) ステロイド依存例
　プレドニゾロンの減量に伴って増悪または再燃が起こり離脱も困難な場合である。通常、免疫調節薬であるアザチオプリン(イムラン®など) 50～100mg/日または6-MP(ロイケリン®) 30～50mg/日を併用する〈注10〉。これらの効果発現は比較的緩徐で、1～3ヶ月を要することがある。
　これが有効で副作用がない時は、上記の免疫調節薬を開始して1～2ヶ月後に経口プレドニゾロンを徐々に減量、中止する。寛解導入後は副作用に注意し適宜採血などを行いながら寛解維持療法としての投与を続ける。
　上記で効果不十分あるいは免疫調節薬不耐例で活動期には、血球成分除去療法〈注6〉やタクロリムス経口投与〈注8〉やインフリキシマブの点滴静注〈注9〉も考慮する。

(3) これらの治療で効果が不十分、あるいはQOL(生活の質)の低下した例では手術を考慮する。

(4) 小児では成長障害がみられる例においても手術を考慮する。

F. 中毒性巨大結腸症
　重篤な症状を伴って、結腸、特に横行結腸の著明な拡張を起こした状態である。直ちに緊急手術を行うか、外科医の協力のもとに、短期間劇症の強力な治療を行い、所見の著明な改善が得られない場合は緊急手術を行う(外科療法の項参照)。

※ 仰臥位腹部単純X線撮影で、横行結腸中央部の直径が6cm以上の場合は本症が考えられる。

寛解維持療法
　以下の 5-ASA 製剤の経口剤投与または局所治療の単独または併用を行う。直腸炎型の寛解維持では局所治療の単独あるいは併用も有用である。

経口剤：ペンタサ®錠 1 日 1.5～2.25〈注 11〉またはアサコール錠® 1 日 2.4g あるいはサラゾピリン®錠 1 日 2g を投与する。

局所治療：ペンタサ®注腸 1 日 1.0g〈注 11〉またはサラゾピリン®坐剤 1 日 0.5g～1g を使用する。
　なお、ステロイド抵抗例や依存例などでの難治例では原則として免疫調節薬による寛解維持治療を行う。また、インフリキシマブで寛解導入を行った例では 8 週ごとのインフリキシマブ投与による寛解維持療法を行っても良い。

※ ステロイドには長期の寛解維持効果が乏しいことが知られている。

〈注1〉 寛解導入療法としてペンタサ®錠は国内外の報告より、高用量の効果が高いことから、1日4.0g投与が望ましい。また、アサコール錠®では1日3.6gが望ましい。小児でも高用量の効果が高いことが知られている。

〈注2〉 サラゾピリン®錠の副作用として発疹が起きる時は、1日1mgから始めて徐々に増量すると、多くの場合は脱感作に成功する。消化器症状や頭痛がある時は1日各々0.25g、0.5gから始め、数週間かけて増量する。このほか、サラゾピリン®錠は溶血や無顆粒球症、肝機能障害なども起こり得るので、定期的に血液検査や肝機能検査を行う。また、男性の場合には精子の抑制作用も報告されている。

〈注3〉 ペンタサ®経口投与とペンタサ®注腸を併用する場合には、経口4.0gと注腸1.0gの併用が望ましい。

〈注4〉 強力静注療法
① 経口摂取を禁ずる。
② 水溶性プレドニゾロン40～80mg(成人では1～1.5mg/kgを目安とする)。
　小児では水溶性プレドニゾロン1日 1.0～2.0mg/kgを目安とし、最大で1日60～80mg程度とする。
③ 広域スペクトル抗生物質を適宜併用する。
④ 輸液、電解質特にカリウムの補給、経静脈的栄養補給、血漿蛋白製剤、輸血
⑤ 小児ではメチルプレドニゾロンのパルス療法が選択されることもある。
⑥ 強力静注療法の効果判定は、手術時機を失することの無いように注意して行う。

〈注5〉 血球成分除去療法
　アダカラム®を用いて顆粒球・単球を吸着除去する顆粒球除去療法(GMA)とセルソーバ®を用いて顆粒球・単球・リンパ球を除去する白血球除去療法(LCAP)がある。
　中等症では計10回、重症・劇症では計11回まで保険適応である。通常週1回行うが、症状の強い症例などでは週2回行ったほうが効果が高い。治療中に増悪する症例や無効と判断した症例は、手術や他の治療法へ変更する。重症例に行う場合には、

比較的早い時期から併用すべきであり、有効性の判定も早期（**2週間程度**）に行なうべきである。なお、本治療は専門施設で行うのが望ましい。

〈注7〉シクロスポリン持続静注療法(*)

シクロスポリン1日量2～4mg/kgを24時間持続静注投与で開始し、血中濃度を頻回に測定しながら、400ng/mL前後に維持するよう投与量を調節する。改善が見られないときや病状が増悪したり、重篤な副作用（感染症、腎不全）が出現したりする際は、手術や他の治療法へ変更する。
投与後1週間以内に明らかな改善効果を認めた場合は、最大14日間まで静注を継続する。静注中止後は、原則としてアザチオプリンあるいは6-MP(*)の経口投与を直ちに開始し寛解維持療法に移行する。

本治療は、血中濃度の厳密な管理が必要であること、重篤な感染症や腎不全の副作用がありうることから、専門施設で行うのが望ましい。

〈注8〉タクロリムス経口投与

タクロリムスを用いる際は当初は高トラフを目指す（10～15ng/mL）がその後は低トラフ（5～10ng/mL）にする。寛解導入後は、アザチオプリンや6-MPによる寛解維持治療に移行する。腎障害・手指振戦などの副作用に注意する。なお、本治療は専門施設で行うのが望ましい。

〈注9〉インフリキシマブ点滴静注

インフリキシマブは初回投与後さらに第2週、第6週に投与し、有効な場合は維持療法として以後8週間の間隔で投与が可能である。事前に感染症のチェック等を十分行い、投与時反応に対する処置が可能な状態で5mg/kgを2時間以上かけて点滴静注する。投与時反応とは、投与中あるいは投与終了後2時間以内に出現する症状で、アナフィラキシー様の重篤な時は投与を中止し、全身管理を行う。インフリキシマブの副作用として、免疫抑制作用による結核菌感染の顕性化、敗血症や肺炎などの感染症、肝障害、発疹、白血球減少などが報告されている。

なお、本治療は専門施設で行うのが望ましい

〈注10〉アザチオプリンや6-MP(*)の副作用として、白血球減少、胃腸症状、膵炎、肝機能障害などが起こり得る。通常アザチオプリンでは50mg/日程度、6-MPでは30mg/日程度より開始し、副作用や効果をみながら適宜増減する。

上記のような副作用は投与開始後早期に起こることがあるため、投与開始早期は頻回に血液検査を行い（投与開始後1～2週間を目安にし、その後は数週間おき）、白血球数減少やその他の異常が発現した場合程度に応じて減量、または一時中止する。

〈注11〉ペンタサ®錠1日1.5～2.25gによる寛解維持の場合、コンプライアンスを改善するために1日1～2回に分けて投与してもよい。また、ペンタサ®錠とペンタサ®注腸1日1.0gの2～3日に1回の間欠投与や週末2日間の併用投与も有用である。

小児ではペンタサ®錠 30～60mg/kg/日を，ペンタサ注腸®は1日1.0gを使用する。

(*)　現在保険適応には含まれていない。

（松本譽之：潰瘍性大腸炎治療指針改訂案．難治性炎症性腸管障害に関する調査研究平成22年度研究報告書．2011. p60-63. より引用）

クローン病治療指針（平成22年度改訂）

クローン病治療指針（平成22年度改訂）（H23.3.3）

本治療指針の対象と位置づけ

　この治療指針は、一般の医師がクローン病患者を治療する際の標準的に推奨されるものとして、文献的なエビデンス、日本における治療の現況などをもとに、研究班に参加する専門家のコンセンサスをえて作成された。また、また、患者の状態やそれまでの治療内容・治療への反応性などを考慮して、治療法を選択（本治療指針記載外のものを含めて）する必要がある。本治療指針に従った治療で改善しない特殊な症例については、経験豊富な医師の意見を聞くあるいは紹介するなどの適切な対応が推奨される。

　本治療指針は、毎年必要な改訂を行う。

Ⅰ．治療原則

　未だクローン病を完治させる治療法はない。治療の目的はクローン病の活動性をコントロールし、患者のQOLを高めることにある。また、狭窄や瘻孔形成などの合併症は、患者QOLに影響するので、その治療や予防が重要である。最近の治療法の進歩により内視鏡的寛解も期待できるようになってきた。治療にあたっては患者にクローン病がどのような病気であるかをよく説明し、患者個々の社会的背景や環境を十分に考慮した上で、医師が治療法を選択し、エビデンスとともに患者に提示して話し合い決定する。治療法の決定には、重症度が重要であるが、重症度は活動度、合併症、疾患パターン（炎症型、狭窄型、瘻孔型）と炎症度合いを加味して決定される。さらに、寛解期であっても継続的に治療を行うことが重要である。また、発症早期や再発早期に積極的に治療を行うことは重要と考えられている。

　クローン病においても、長期経過により大腸癌（痔瘻癌を含む）・小腸癌が報告されているので注意する。

　小児例では、成長障害や薬物の影響などに配慮した治療が必要である（詳細については、小児治療原則を参照のこと）。なお、合併症が複雑になる前の適切なタイミングでの外科治療が有用であるが、手術法など外科治療の詳細については、外科治療指針を参照のこと。また、**強い免疫抑制を伴う治療の重複使用においては、感染症などのリスクを考慮し慎重に行う**。

Ⅱ．初発・診断時および活動期の治療

　初発・診断時や活動期には寛解導入を目的とした治療を行い、いったん寛解が導入されたら長期に寛解を維持する治療を行なう。治療法には薬物療法、栄養療法などの内科的治療法と外科的治療法があり、単独であるいは組み合わせて治療法が選択される。小児では原則として、最初に栄養療法を中心に治療法を選択する（詳細については小児治療原則を参照）。多くの患者では外来治療により日常生活や就学・就労が可能であるが、重症あるいは頻回に再燃し、外来治療で症状の改善が得られない場合には入院や外科的治療を考慮する。

1．活動期の治療

(1) 軽症～中等症

　重篤な副作用が少なく投与しやすいことから5-ASA（5-アミノサリチル酸）製剤（ペンタサ®〔3gまで保険適応〕、大腸型ではサラゾピリン®〔4gまで保険適応〕でも良い）が第一選択薬として用いられる。**また、患者の受容性がある場合には、栄養療法も有用で通常900Kcal／日程度が使用される**。これらで効果が不十分な場合は、(2) 中等症～重症に準じて治療するが、治療法の選択に際しては病状と治療効果・副作用のバランスに注意し、場合によっては従来の治療による経過観察という選択肢もある。

(2) 中等症～重症

● 薬物療法を中心とする場合

　上記(1)の治療の他、経口ステロイド（プレドニゾロン40mg／日程度（重症例では40-60mg／日）を投与する。また、メトロニダゾール（フラジール®）1日750mgやシプロフロキサシン（シプロキサン®）1日400mg～800mgを試みる方法もある。ステロイドは強力な抗炎症作用を有し寛解導入効果に優れるがとくに長期投与で副作用が問題となるため、寛解導入を目的として投与したのち漸減中止する。

　ステロイドの減量・離脱が困難なときには、アザチオプリン（イムラン®）を1日50-100mg（1-2mg/kg）程度併用するのもひとつの方法である。効果発現までに3-4ヶ月を要することもある。副作用の発現には十分注意する。アザチオプリンのかわりに6-MP（ロイケリン®）（*）を用いることも出来る。

　ステロイドや栄養療法（詳細は後記）等の寛解導入療法が無効な場合はインフリキシマブ（レミケード®）あるいはアダリムマブ（ヒュミラ®）の投与を考慮する。インフリキシマブやアダリムマブにはステロイドの減量・離脱効果もある。インフリキシマブは初回投与後2週、6週に投与し、寛解維持療法として以後8週間の間隔で投与を行なう。効果発現は迅速で、2週間後に炎症所見の軽減や症状の改善がみられ、数週間持続する。投与時反応に対する処置が可能な状態で5mg/kgを2時間以上かけて点滴静注し、副作用の発現に注意する。一方、アダリムマブは初回160mgの皮下注射を行い、2週間後に80mgの皮下注射を行う。その後は40mgの皮下注射を2週間ごとに寛解維持療法として行う。条件が満たされれば、患者自身による自己注射も可能である。

● 栄養療法を中心とする場合

　経腸栄養療法を行う。経腸栄養剤は成分栄養剤（エレンタール®）でも消化態栄養剤（ツインライン®等）でも

よい。経鼻チューブを用いて十二指腸～空腸に投与する。副作用としての下痢に注意しながら投与量を漸増し、数日で維持量に移行する。1日の維持投与量として理想体重1kgあたり30kcal以上を投与する。病状と患者の受容性やQOLに配慮して適宜投与量の増減や経口法の併用を行っても良い。

成分栄養剤を用いる場合には10-20%脂肪乳剤200-500mLを週1-2回点滴静注する。

小児では原則として、栄養療法を先行して行い、治療効果が不十分な症例においてステロイド、免疫調節薬などの投与を検討することが望ましい。

●血球成分除去療法の併用

栄養療法及び既存の薬物療法が無効又は適用できない、大腸の病変に起因する明らかな臨床症状が残る中等症から重症の症例に対しては、寛解導入を目的としてアダカラム®による顆粒球吸着療法(GMA)を、一連の治療につき基本的に週1回×5週を1クールとして、2クールを限度に施行できる。尚、潰瘍性大腸炎では治療間隔の指定なく認可されているがクローン病では認められていない。

(3) 重症(病勢が重篤、高度な合併症を有する場合)

外科的治療の適応の有無を検討した上で下記の内科治療を行う。

●薬物療法を中心とする場合

感染症の合併がないことを確認したのちにステロイドの経口投与または静脈投与(プレドニゾロン 40-60mg/日)を行う。ステロイド抵抗例ではインフリキシマブの投与を考慮する。

●栄養療法を中心とする場合

著しい栄養低下、頻回の下痢、広範な小腸病変の病勢が重篤な場合、腸管の高度狭窄、瘻孔、膿瘍形成、大量出血、高度の肛門部病変などを有する場合や通常の経腸栄養療法が困難あるいは効果不十分な場合は、絶食の上完全静脈栄養療法を行う。通過障害や膿瘍などがない場合は、インフリキシマブを併用してもよい。

Ⅲ. 寛解維持療法

活動期に対する治療によりいったん寛解が導入されたら、長期に寛解を維持する治療を行なう。穿孔型あるいは肛門部病変を合併した患者、腸管切除を受けた患者、寛解導入時にステロイド投与が必要であった患者は再燃しやすいので注意が必要である。

寛解維持療法としては、在宅経腸栄養療法、薬物療法(5-ASA製剤、アザチオプリン、インフリキシマブ、アダリムマブ等)が用いられる。アザチオプリンは、腸管病変の他肛門部病変の寛解維持にも有効である。またインフリキシマブやアダリムマブにより寛解導入された後は、それぞれの定期的投与が寛解維持に有効である。寛解維持治療中に効果が減弱する症例があり、その場合は投与間隔の短縮や増量(インフリキシマブでは 10mg/kg まで海外のエビデンスがある)が有用である(*)。在宅栄養療法では、1日摂取カロリーの半分量以上に相当する成分栄養剤や消化態栄養剤の投与も寛解維持に有用であるが、栄養剤の投与や選択にあたっては患者個々のQOLやADL・受容性などを考慮すべきである。短腸症候群など、在宅経腸栄養法でも栄養管理が困難な症例では、在宅中心静脈栄養法を考慮する。

在宅経腸栄養療法は、小児の寛解維持にも有用である。

Ⅳ. 肛門部病変に対する治療

腸管病変の活動性を鎮め寛解導入すべく、内科的治療に努める。外科医・肛門科との連携の下に病態を把握し治療法を選択する。痔瘻・肛門周囲膿瘍に対しては、必要に応じドレナージなどを行い、さらにメトロニダゾールや抗菌剤・抗生物質等で治療する。インフリキシマブによる治療は、上記により膿瘍がコントロールされたことを画像検査で確認したうえで考慮する。裂肛、肛門潰瘍に対しては腸管病変に準じた内科的治療を選択する。肛門狭窄については、経肛門的拡張術を考慮する。難治例に関しては、専門の外科医・肛門科などの専門医との連携がのぞましい。

Ⅴ. 狭窄の治療

内視鏡が到達可能な箇所に通過障害症状の原因となる狭窄を認める場合は、内科的治療で炎症を鎮静化し、潰瘍が消失・縮小した時点で、内視鏡的バルーン拡張術を試みてもよい。改善がみられたら定期的に狭窄の程度をチェックして、本法を繰り返す。穿孔や出血などの偶発症には十分注意し、無効な場合は外科手術を考慮する。

Ⅵ. 外科手術後の再発予防

Ⅲ.の寛解維持療法に準じて行われる。5-ASA製剤、免疫調節薬(アザチオプリン・6-MP)、メトロニダゾールは術後再発を予防する可能性があると考えられているが、現状では術後再発予防の治療法は確立されていない。インフリキシマブ、栄養療法の術後再発予防効果があるという報告はあるが、良い適応や実際の投与法についてはなお検討が必要である。

〈注1〉 寛解状態とは、IOIBDスコアが0または1、CRP陰性、血沈正常の状態をいう。

〈注2〉 サラゾピリン®に比較してペンタサ®は安全性は高いが、発疹、発熱、下痢、白血球減少、腎機能障害、肝機能障害などの副作用が報告されている。

〈注3〉 プレドニゾロンの長期投与は、骨粗鬆症などの副作用を発症させることがあるので、極力避けなければならない。

〈注4〉 アザチオプリンや6-MP(*)の副作用として、白血球減少、胃腸症状、膵炎、肝機能障害などが起こり得る。このような副作用は投与開始後早期に起こることがあるため、投与開始早期は頻回に血液検

査を行い(投与開始後1〜2週間を目安にし、その後は数週間おき)、白血球数減少やその他の異常が発現した場合程度に応じて減量、または一時中止する。

〈注5〉 投与時反応とは、投与中あるいは投与終了後2時間以内に出現する症状で、アナフィラキシー様の重篤な時は投与を中止し、全身管理を行う。インフリキシマブの副作用として、免疫抑制作用による結核菌感染の顕性化、敗血症や肺炎などの感染症、肝障害、発疹、白血球減少などが報告されている。

〈注6〉 メトロニダゾール(*)の副作用として、末梢神経障害、味覚障害、中枢神経障害(めまい、ふらつき)などがある。

〈注7〉 感染罹患歴および予防接種の接種歴を確認し、定期的あるいは任意接種のワクチンを適宜接種すべきである。ステロイド、免疫調節薬、生物学的製剤等の投与中は、生ワクチンの投与は原則禁忌となる。

(*) 現在保険適応には含まれていない。

(松本譽之:クローン病治療指針改訂案.難治性炎症性腸管障害に関する調査研究平成22年度研究報告書.2011, p69-71.より引用)

索　引

あ行

悪性腫瘍・・・・・・・・・・・・・・・・・・・・・・・・・20, 23, 208
アサコール®・・・・・・・・・・・・・・・・・・・・・・・146, 285
アザチオプリン・・・・・・・・・・・・・・・・・・・・・・・・162
アダリムマブ・・・・・・・・・・・・・・・・91, 181, 184, 287
アナフィラキシー・・・・・・・・・・・・・・・・・・・・・・・187
アフェレシス・・・・・・・・・・・・・・・・・・・・・・・・・・174
アフタ様病変・・・・・・・・・・・・・・・・・・・・・・・・・・・81
アミノサリチルサン製剤・・・・・・・・・・・・・・・・・146
アミロイドーシス・・・・・・・・・・・・・・・・・・・・・・252
アメーバ性大腸炎・・・・・・・・・・・・・・・・・・103, 104
易出血性・・・・・・・・・・・・・・・・・・・・・・・・・・・67, 68
遺伝因子・・・・・・・・・・・・・・・・・・・・・・・・・・26, 42
陰窩萎縮・・・・・・・・・・・・・・・・・・・・・・・・・・・・・116
陰窩膿瘍・・・・・・・・・・・・・・・・・・・・・・・・・・・・・115
飲酒・・・・・・・・・・・・・・・・・・・・・・・・・・・・・・・・281
インフリキシマブ・・・・・・・・・・・・・・・・・・・・・・・・・
　　　　　164, 178, 181, 182, 216, 243, 270, 287
インフリキシマブ・アザチオプリン併用療法・・・・184
衛生仮説・・・・・・・・・・・・・・・・・・・・・・・・・・・・・・36
栄養の評価・・・・・・・・・・・・・・・・・・・・・・・・・・・275
栄養療法・・・・・・・・・・・・・・・・・・・・・・・・・・・・・152
壊疽性膿皮症・・・・・・・・・・・・・・・・・・・・・・・・・247
エルシニア腸炎・・・・・・・・・・・・・・・・・・・・104, 105
エレンタール®・・・・・・・・・・・・・・・・・・・・・・・・・152
炎症性腸疾患
　————合併妊娠・・・・・・・・・・・・・・・・・・・268
　————の疫学・・・・・・・・・・・・・・・・・・・・・・12
　————の鑑別診断・・・・・・・・・・・・・・・・・102
　————の治療指針・・・・・・・・・・・・・・・・・196
　————の病理診断・・・・・・・・・・・・・・・・・111
炎症性ポリープ・・・・・・・・・・・・・・・・・・・・・・・・・83
横行結腸穿孔・・・・・・・・・・・・・・・・・・・・・・・・・214
オートファジー・・・・・・・・・・・・・・・・・・・・・・・・・31

か行

回腸狭窄・・・・・・・・・・・・・・・・・・・・・・・・・・・・・206
回腸嚢炎・・・・・・・・・・・・・・・・・・・・・・・・・・・・・・65
回腸嚢肛門管吻合術・・・・・・・・・・・・・・・・217, 218
回腸嚢肛門吻合術・・・・・・・・・・・・・・・・・・217, 218
潰瘍・・・・・・・・・・・・・・・・・・・・・・・・・・・・・・・・・72
潰瘍性大腸炎
　————患者の特性・・・・・・・・・・・・・・・・・・14
　————診断基準改訂案・・・・・・・・・・・・・・60
　————治療指針・・・・・・・・・・・・・・・・・・292
　————治療指針改訂案・・・・・・・・・・・・・132
　————の癌化・・・・・・・・・・・・・・・・・・・・260
　————の鑑別診断・・・・・・・・・・・・・・・・・102
　————の外科治療・・・・・・・・・・・・・・・・・213
　————の外科治療指針・・・・・・・・・・・・・213

　————の重症度・・・・・・・・・・・・・・・・・・・58
　————の重症度分類・・・・・・・・・・・・・・・・61
　————の診断基準・・・・・・・・・・・・・・・・・58
　————の長期経過・・・・・・・・・・・・・・・・・19
　————の治療・・・・・・・・・・・・・・・・・・・130
　————の治療指針・・・・・・・・・・・・・・・・197
　————の内科治療・・・・・・・・・・・・131, 198
　————の内科治療指針・・・・・・・・・・・・・133
　————の内視鏡診断・・・・・・・・・・・・・・・66
　————の病型分類・・・・・・・・・・・・・・・・・67
　————の標準化死亡率・・・・・・・・・・・・・・21
　————の病態分類・・・・・・・・・・・・・・・・・61
潰瘍瘢痕・・・・・・・・・・・・・・・・・・・・・・・70, 82, 83
拡大内視鏡・・・・・・・・・・・・・・・・・・・・・・・・・・・262
拡張術に伴う偶発症・・・・・・・・・・・・・・・・・・・・209
家族内発症・・・・・・・・・・・・・・・・・・・・・・・・・・・・17
カプセル内視鏡・・・・・・・・・・・・・・・・・・・・・・・・・88
顆粒球単球吸着除去療法・・・・・・・・・・・・・・・・・175
カルシニューリン・・・・・・・・・・・・・・・・・・・・・・169
カルプロテクチン・・・・・・・・・・・・・・・・・・・・・・126
寛解維持・・・・・・・・・138, 153, 154, 158, 166, 199, 200
寛解期潰瘍性大腸炎の内視鏡像・・・・・・・・・・・・135
寛解期妊娠・・・・・・・・・・・・・・・・・・・・・・・・・・・269
寛解導入療法・・・・・・・・・・・・・・・・・・・・・136, 197
環境因子・・・・・・・・・・・・・・・・・・・・・・・・・・33, 42
肝細胞癌・・・・・・・・・・・・・・・・・・・・・・・・・・・・・251
患者の特性・・・・・・・・・・・・・・・・・・・・・・・・・・・・14
感受性遺伝子・・・・・・・・・・・・・・・・・・・・・・26, 27
乾癬・・・・・・・・・・・・・・・・・・・・・・・・・・・・・・・・248
感染症・・・・・・・・・・・・・・・・・・・・・・・・・・・・・・254
感染性腸炎・・・・・・・・・・・・・・・・・・・103, 113, 243
肝脾T細胞リンパ腫・・・・・・・・・・・・・・・・165, 187
カンピロバクター腸炎・・・・・・・・・・104, 105, 256
喫煙・・・・・・・・・・・・・・・・・・・・・・・・・35, 144, 282
機能的端々吻合・・・・・・・・・・・・・・・・・・・・・・・229
偽ポリポーシス・・・・・・・・・・・・・・・・・・・・・・・・・70
キメラ型モノクローナル抗体・・・・・・・・・・・・・181
急性期・活動期大腸炎の生検診断アルゴリズム・・・112
急性期蛋白・・・・・・・・・・・・・・・・・・・・・・・・・・・122
狭窄・・・・・・・・・・・・・・・・・・・・・・・・・・・・・・・・223
狭窄形成術・・・・・・・・・・・・・・・・・・・・・・・・・・・224
狭窄像・・・・・・・・・・・・・・・・・・・・・・・・・・・・・・・83
強直性脊椎炎・・・・・・・・・・・・・・・・・・・・・・・・・249
虚血性腸炎・・・・・・・・・・・・・・・・・・・・・・・・・・・113
クレアチニン上昇・・・・・・・・・・・・・・・・・・・・・・172
クローン病
　————患者の特性・・・・・・・・・・・・・・・・・・15
　————肛門病変・・・・・・・・・・・・・・・・・・230
　————のCT像・・・・・・・・・・・・・・・・・・・・85
　————のEBD治療・・・・・・・・・・・・・・・・202

――――のMRI像 …………………………… 97
――――の画像診断 ………………………… 93
――――の癌化 ……………………………… 260
――――の寛解率 …………………………… 183
――――の鑑別診断 ………………………… 102
――――の狭窄病変 ………………………… 205
――――の外科治療 ………………………… 222
――――の重症度 …………………………… 72
――――の手術適応 ………………………… 223
――――の小腸内視鏡検査 ………………… 86
――――の上部消化管病変 ………………… 84
――――の診断基準 ………………………… 72
――――の大腸内視鏡検査 ………………… 79
――――の長期経過 …………………… 21, 142
――――の治療 ……………………………… 140
――――の治療指針 …………………… 199, 296
――――の内科治療 ………………………… 201
――――の標準化死亡率 …………………… 23
――――の病理診断 ………………………… 119
――――の腹部超音波 ……………………… 99
――――の臨床症状 ………………………… 73
経口避妊薬 …………………………………… 36
憩室性腸炎 ……………………………… 108, 109
経腸栄養剤 …………………………………… 152
結核 …………………………………………… 187
血球成分除去療法 ………………… 174, 216, 243
血清C反応性蛋白 …………………………… 123
血清抗体 ……………………………………… 125
結節性紅斑 …………………………………… 247
血沈 …………………………………………… 123
結膜炎 ………………………………………… 249
ケモカイン …………………………………… 46
原虫感染症 …………………………………… 256
原発性硬化性胆管炎 ………………………… 250
抗Cbir1抗体 ………………………………… 125
抗CD3抗体 ………………………………… 194
抗I2抗体 …………………………………… 125
抗IFN-γ抗体 ……………………………… 191
抗IL-12p40抗体 ……………………… 190, 191
抗IL-17A抗体 ……………………………… 192
抗OmpC抗体 ……………………………… 125
抗Saccharomyces cerevista抗体（ASCA）…… 125, 127
抗TNFα抗体製剤
　　142, 144, 175, 178, 181, 189, 247, 259, 270, 287
抗好中球細胞質抗体 ………………………… 124
虹彩炎 ………………………………………… 249
抗生物質 ……………………………………… 36
好中球 ………………………………………… 48
候補遺伝子解析 ……………………………… 26
肛門潰瘍 ……………………………………… 231

肛門狭窄 ……………………………………… 231
肛門病変 ………………………………… 200, 230
高齢者 …………………………………… 220, 277
骨髄－腸管連関 ……………………………… 53
骨髄間葉系幹細胞 …………………………… 51
骨髄抑制 ……………………………………… 163
骨粗鬆症 ……………………………………… 160

さ行

サーベイランス ……………………………… 260
細菌性腸炎 ……………………………… 70, 255
サイトカイン ………………………………… 46
サイトカインストーム ……………………… 49
サイトメガロウイルス感染症 ………… 69, 256
サイトメガロウイルス腸炎 …………… 106, 107
細胞内細菌処理異常 …………………… 29, 30
杯細胞減少 ……………………………… 113, 117
サラゾスルファピリジン …………………… 269
サラゾピリン® ………………… 146, 150, 269, 285
敷石像 ……………………………… 74, 82, 83
色素内視鏡 …………………………………… 262
シクロスポリン ………………… 169, 216, 287
自然史 ………………………………………… 18
疾患関連遺伝子 ……………………………… 26
シプロフロキサシン ………………………… 242
重症潰瘍性大腸炎 ……………… 170, 215, 220
縦走潰瘍 ………………………… 69, 74, 82, 88
樹状細胞 ……………………………………… 46
授乳 …………………………………………… 271
消化管上皮バリア異常 ……………………… 30
小腸型クローン病 …………………………… 275
小児 …………………………………………… 273
小児期クローン病 …………………………… 274
小児期発症潰瘍性大腸炎 …………………… 274
上皮細胞 ……………………………………… 48
食事療法 ……………………………………… 280
食生活の欧米化 ……………………………… 35
痔瘻 …………………………………………… 232
痔瘻癌 ………………………………………… 233
腎アミロイドーシス ………………………… 253
腎機能障害 …………………………………… 172
シングルバルーン小腸内視鏡 ……………… 87
人工肛門 ………………………… 235, 236, 237
新生児 ………………………………………… 259
膵炎 …………………………………………… 250
スコア化生検診断基準 ………………… 114, 115
ステロイド ……………… 20, 157, 242, 247, 286
ステロイド依存例 …………………………… 138
ステロイド強力静注療法 …………………… 214
ステロイド性骨粗鬆症 ……………………… 160

ステロイド抵抗例	138
ストレス	37
スルファサラジン	146, 285
生活指導	280
制御性T細胞	47
生検標本に添付すべき臨床情報	114
成長の評価	275
赤沈	123
セデーション	205
線維性直腸肛門狭窄	236
全ゲノム相関解析	27
穿孔	213, 223
腺腫様DALM	120
仙腸関節炎	249
双生児	43
狙撃生検	263

た行

大腸癌	264
大腸全摘術	218
大量出血	213
ダイレーター	206
タクロリムス	169, 170, 216
竹の節状外観	85
脱毛	163
ダブルバルーン小腸内視鏡	87
単核細胞浸潤	117
単純性潰瘍	107
胆石症	251
チオプリンメチルトランスフェラーゼ	162
遅発性過敏症	187
虫垂切除	34
中毒性巨大結腸症	214, 223
腸管関連リンパ組織	47
腸管Behçet病	107, 108
腸管外合併症	246
腸管感染症	34, 255
腸管関連リンパ組織	34
腸管狭窄	72
腸管上皮細胞	51, 52
腸管粘膜	45
腸管免疫	45, 50
腸管免疫異常	49
長期予後	18
腸結核	106
腸切除術	228
腸内細菌	33, 40
腸内細菌叢	41
腸内フローラ	41
直腸切断術	235

通過障害	79
テトミラスト	194
トラフ値	171
トレランス	45

な行

内視鏡的バルーン拡張術	202
ナタリズマブ	192, 287
難治性pochitis	243
難治例の寛解導入治療	137
肉芽腫	115, 117
日米における炎症性腸疾患治療薬	285
尿道瘻	232
妊娠	268
妊娠合併症	269
粘液癌	233
粘膜再生治療	54
粘膜修復再生	53
粘膜組織所見	112
粘膜治癒	142
膿性粘液	67
膿瘍	232

は行

バイオマーカー	122
肺クリプトコッカス症	221
発癌機構	260
白血球除去療法	175
パネート細胞化生	116
バルーン内視鏡	86, 90
非乾酪性類上皮細胞肉芽種	74, 115
非ステロイド性抗炎症薬	36
ヒト化$\alpha_4\beta_7$インテグリン抗体	193
ヒト化抗α_4インテグリン抗体	192
非特異性多発性小腸潰瘍症	107
被曝の影響	99
皮膚粘膜病変	247
ヒュミラ®	181
病原性大腸菌	256
病理診断	111
ファゴゾーム	31
深掘れ潰瘍	215
副腎皮質ステロイド	157
腹部膨満	79
浮腫	72
不整形潰瘍	81
ブデソニド	157, 286
プレドニゾロン	163, 214
プレドニゾン	157
プロバイオティクス	243

糞便バイオマーカー······························126, 128
ベーチェット病······································247, 248
ペンタサ® ·································146, 270, 285
母乳栄養··35

ま行
マクロファージ··46
末梢性関節炎··248
無名溝··116
メサラミン（メサラジン）···············148, 151, 270, 285
メトロニダゾール··242
メモリーT細胞··47
免疫異常··48
免疫学的リセット··53
免疫寛容··45
免疫抑制薬··258, 286
モントリオール分類································76, 77

や・ら・わ行
薬物治療と栄養療法··································156
有病率··13
ラクトフェリン··127
ラコール®··153
罹患同胞対連鎖解析····································26
罹患率··12
リソゾーム··31
裂溝··80, 84
裂肛··231
レミケード®··181
瘻孔··72, 84, 85
ワクチン····································36, 257, 258

A
adalimumab··91
AG-011··195
AgileTM Patency Capsule ··························89
AJM-300··193
antineutrophil cytoplasmic antibodies（ANCA）······
··124, 127
AP-1451··194
apilimod mesylate····································192
ATG16L1··30
auto fluorescence imaging（AFI）···············262
azathioprine（AZA）··································162

B
B細胞··48
Baronの内視鏡分類····································64
basal plasmacytosis··································116
Behçet病··247
briakinumab··190
budesonide······································157, 286

C
C-reactive protein（CRP）··························123
C. difficile··256, 289
calcineurin··169
calprotectin···126
cavitating ulcer··231
CCX282-B··193
clinical activity index·································63
Clostridium···43
CO_2送気···209
cobblestone appearance······················82, 83
colitic cancer·······························70, 120, 121
collagenous colitis······························108, 109
comb sign···95
Crohn's disease activity index（CDAI）······75, 76
Crohn's disease endoscopic index of severity（CDEIS）
··77, 78
crypt base columnar（CBC）細胞··················52
crypt-associated granuloma······················117
CT enterography··96
cytapheresis（CAP）··································174

D
delmitide acetate·····································194
dendritic cell（DC）····································46
Direct法··203, 204
discrete ulcer··81
disease activity index score（DAI score）·······62
disease pathway··································28, 32

diverticular colitis ····································· 108
diverting stoma ·· 235
double Heineke-Mikulicz法····················225, 227
dysbiosis ···42
dysplasia ························ 120, 121, 216, 261, 264
dysplasia-associated lesion or mass(DALM) 120, 265

E・F

EBウイルス感染症 ····································· 257
E. coli ···43
endoscopic balloon dilatation(EBD) ············· 202
Enterobacteria··43
enteroclysis ··94, 95
enterography ······································94, 96
erythrocyte sedimentation rate(ESR) ·········· 123
etiprednol dicloacetate ······························ 194
familial adenomatous polyposis(FAP) ·········· 238
Finney法 ···225, 226
fontolizumab ·· 191

G・H

golimumab ·· 189
granulocyte/monocytapheresis(GMA) ········· 175
gut-associated lymphatic tissue(GALT) ····34, 47
half-LCAP·· 176
Hartmann手術··· 219
Heineke-Mikulicz法···································· 225
hepato-splenic T cell lymphoma(HSTL) ······· 165

I・J

IL23シグナル異常 ··29
imunomodulation ······································ 144
indeterminate colitis ························ 59, 81, 127
index of inflammatory bowel disease(IOIBD) ······
 15, 76, 77
infliximab(IFX) ·· 164
IRGM1 ··30
irritable pouch syndrom(IPS) ····················· 242
Jaboulay法 ·······································225, 226

L・M

lactoferrin ··· 127
leukocytapheresis(LCAP) ·························· 175
Lgr5幹細胞 ···52
Lichtiger index ···63
lymphoid tissue inducer(LTi)細胞··················47
mesenchymal stem cell(MSC) ······················51
monocyte phagocyte system(MPS)細胞 ···46, 48
MRSA腸炎·· 256
MSC-conditioned medium ····························54

N・O

narrow band imaging(NBI)························ 262
natalizumab ····································192, 287
NK細胞··48
NOD2 ···29
NSAIDs··36
NSAIDs潰瘍 ··· 110
NSAIDs起因性腸炎···································· 109
nuclear factor of activated T cell(NFAT) ······ 169
OPC-6535 ·· 194
Over the wire法 ·································203, 204

P・R

Pillcam® ··89
pouch disease activity index(PDAI) ·····239, 240
pouchitis ·· 65, 238
primary sclerosing cholangitis(PSC) ··········· 250
Rachmilewitz' score ····································63
Rachmilewitzの内視鏡分類 ···························64
remestemcel-L ··· 195
Ruminocuccus··43

S・T

S状結腸粘液瘻造設術 ·······························219, 220
SeoのUC活動性指標(UCAI) ·························62
seton法ドレナージ ···································· 235
side-to-side isoperistaltic strictureplasty ······225, 227
step biopsy ··· 263
teduglutide ··· 194
thiopurine methyltransferase(TPMT) ·········· 162
Thought the scope法 ·························203, 204
Top-Down療法 ··································142, 184
transition of small bowel lesion in patients with
 Crohn's disease(TSL-CD) ·······················91
T細胞···48
Treg細胞···47
Truelove and Witts' criteria ·························15
Twin study ··43

U・V

ulcerated edematous pile ·························· 231
ulcerative colitis(UC) ··································58
ustekinumab ·· 191
vedolizumab ·· 193
visilizumab ·· 194

数字

5-ASA製剤 ························146, 242, 270, 285
6-mercaptopurine(6MP) ··························· 162

IBD（炎症性腸疾患）を究める

2011年11月1日　第1版第1刷発行

■編　集	渡辺　守	わたなべ　まもる
■発行者	浅原実郎	
■発行所	株式会社 メジカルビュー社	
	〒162-0845　東京都新宿区市谷本村町2-30	
	電話　03（5228）2050（代表）	
	ホームページ　http://www.medicalview.co.jp/	
	営業部　FAX 03（5228）2059	
	E-mail　eigyo@medicalview.co.jp	
	編集部　FAX 03（5228）2062	
	E-mail　ed@medicalview.co.jp	
■印刷所	株式会社 廣済堂	

ISBN978-4-7583-1172-4 C3047

©MEDICAL VIEW, 2011. Printed in Japan

・本書に掲載された著作物の複写・複製・転載・翻訳・データベースへの取り込みおよび送信（送信可能化権を含む）・上映・譲渡に関する許諾権は，（株）メジカルビュー社が保有しています．
・JCOPY〈（社）出版者著作権管理機構　委託出版物〉
本書の無断複写は著作権法上での例外を除き禁じられています．複写される場合は，そのつど事前に，（株）出版者著作権管理機構（電話 03-3513-6969，FAX 03-3513-6979，e-mail：info@jcopy.or.jp）の許諾を得てください．

・本書をコピー，スキャン，デジタルデータ化するなどの複製を無許諾で行う行為は，著作権法上での限られた例外（「私的使用のための複製」など）を除き禁じられています．大学，病院，企業などにおいて，研究活動，診察を含み業務上使用する目的で上記の行為を行うことは私的使用には該当せず違法です．また私的使用のためであっても，代行業者等の第三者に依頼して上記の行為を行うことは違法となります．